매일 잘 자고 싶은
사람들을 위한 책

Hello

매일 잘 자고 싶은
사람들을 위한 책

제이드우 지음 | **제효영** 옮김

Sleep

시심

과학의 길로 이끌어주신 아버지,

그리고 글쓰기를 가르쳐주신 어머니께.

잠은 평생 함께할 친구다

케이트는 처음 만났을 때 눈빛이 아주 사나웠다. 듀크대학교의 행동수면의학 클리닉에는 무슨 일로 찾아왔냐고 묻자, 그는 갈라지는 음성으로 이렇게 대답했다. "잠을 못 자서요. 그래서 정말 너무, 너무 피곤해요."

40대 중반인 케이트는 보는 사람까지 편안해지는 따뜻한 미소와 풍성한 금발을 지닌 자그마한 체구의 여성이었다. 나는 상황이 얼마나 심각한지 단번에 알아챘다. 케이트는 병원 문이 열리기도 전에 도착해서 노트북과 두툼한 서류철을 안고 진료 시간을 기다렸다. 영화 〈에린 브로코비치〉의 주인공이 까다로운 재판을 앞두고 만반의 준비를 하는 모습 같았다. 그 주인공보다 체구만 더 작을 뿐이었다.

케이트는 생활도 탐정 일을 하듯 했다. 낮에는 소프트웨어 엔지니어로 일하고, 밤만 되면 잠을 훔쳐 가는 도둑 잡기에 매진했다. 그가 들고 온 서류철에는 자신의 잠과 관련된 각종 통계와 매일 먹고 마신 음식, 스트레스 지수 변화, 일일 활동량 기록 등 4개월간 모은 다양한 데이터가 정리되어 있었다. 그래프와 요약 통계까지 완비된, 정말 인상적인 증거 자료집이었다. 도대체 왜 잠을 잘 수가 없는지, 그 비밀을 풀어줄 패턴이나 사소한 단서라도 찾으려는 노력이

고스란히 담겨 있었다. 나는 너무 마음이 쓰였다. 이렇게나 애쓰다니! 하지만 케이트 탐정의 조사는 막다른 골목에 이른 상태였다.

케이트는 4년 전쯤, 직장에서 스트레스가 극히 심했던 시기가 있었다고 이야기했다. 제멋대로인 상사가 밤 11시에 이메일을 보내더라도 무조건 답장해야 했고, 팀 내부에 경쟁이 이루 말할 수 없이 심해서 언제든 쫓겨날 수 있다고 생각하면서 일했다. 자려고 누워도 다음 날 해야 할 일들을 머릿속으로 정리하느라, 또 회사 동료에게 들은 기분 나쁜 말이 자꾸 떠올라서 쉽게 잠들지 못했다. 그사이 쥐도 새도 모르게 '불면증'이 케이트의 삶에 슬쩍 끼어들고 말았다.

케이트는 결국 이직을 결심했고, 새 직장에서 자신의 가치를 인정받으며 창의력을 마음껏 발휘하고 서로서로 돕는 팀 분위기 속에서 즐겁게 일했다. 그런데도 밤에 잠을 이루지 못하는 상황은 점점 나빠지기만 했다.

나와 처음 만났을 때 케이트는 최소 1~2시간이 지나야만 잠드는 일이 거의 매일 반복된다고 말했다. 이제 밤에 일 걱정은 하지 않지만, 머릿속은 늘 갖가지 이유로 혼란스러웠다. 똑같은 크리스마스캐럴을 속으로 열일곱 번쯤 반복해서 불러봐도 소용없었다. 이리저리 뒤척이며 생각을 멈추려고 안간힘을 쓰다가 마침내 잠들어도 겨우 3시간쯤 자다 다시 깨기 일쑤였고 그 이후에는 1시간 단위로 자다 깨는 상황이 반복됐다. 아침이 되면 트럭에 치이기라도 한 듯 녹초가 된 기분으로 일어났다.

이런 일을 케이트 혼자만 겪는 건 아니다. 데이터를 모으고 정리하는 헌신적인 노력만큼은 케이트가 월등할지 몰라도, 케이트가 밤마다 겪는 잠 못 드는 고통에 공감할 사람은 무수히 많다. 불면증은 인간이 경험하는 외로움 중에서도 손에 꼽을 정도로 큰 외로움을 안기는 일인 동시에 굉장히 보편적인 현상이다. 누구나 살다 보면 잠을 못 자는 때가 있다. 몇 년씩, 때로는 몇십 년씩 불면증에 시달리는 사람도 놀라울 만큼 많다.

　이 책을 읽는 여러분 중에도 만성적으로 잠을 못 이루는 이가 있을 것이다. 한밤중 컴컴한 어둠 속에서 홀로 덩그러니 남은 기분이 들면 외롭다고 느끼겠지만, 사실 미국의 성인 2,450만 명[1]이 같은 심정으로 밤을 지새우며 이러다 정말 미쳐버리는 건 아닐까, 혹시 뇌에서 수면을 담당하는 영역이 망가진 건 아닐까 걱정한다. 그들 대다수가 날이 밝으면 하루를 어찌어찌 보내긴 하지만 꼭 진흙탕 속에서 발을 질질 끌며 걷는 듯 고되고 머릿속에 끈적한 물질이 가득 찬 듯 흐릿해진 기분을 느낀다. 여러분 중에도 케이트처럼 불면증의 영향으로 벌컥 화를 내는 일이 잦고 신경이 날카로워져서 의도치 않게 자녀에게 짜증을 부리고 온종일 피로감과 죄책감에 시달리는 사람이 있을지도 모른다.

　불면증을 겪는 사람들은 잠에게 배신당한 기분이 든다고 이야기하곤 한다. 어쩌면 이 책을 읽고 있는 여러분도 같은 마음일 것이다. 케이트는 첫 번째 상담에서 양손을 내저으며 한탄했다.

　"제일 어이가 없는 건 낮잠도 못 잔다는 거예요! 견딜 수 없을 만큼 피곤해서 딱 10분만 어디 누워 있고 싶을 때가 있거든요. 딱 10분이요. 그 정도면 욕심부리는 것도 아니잖아요? 하지만 막상 누우면 잠이 멀리 달아나버려서 잠들려고 용쓰다가 그냥 일어나고 말죠."

　"피곤한데도 낮에 정신이 계속 긴장 상태군요?"

　"정확해요. 저녁에도 그렇고요. 소파에서 TV를 보다가 꾸벅꾸벅 졸 때가 있어요. 이 상태로 조심조심 침대로 가면 되겠다, 그러면 뇌가 이대로 쭉 잠들겠지, 이렇게 생각하지만 소용없어요. 침대에 눕자마자 누가 스위치라도 켠 듯 정신이 말짱해져요. 그때부터 머릿속은 생각, 생각, 또 생각으로 분주해지죠. 제 뇌가 대체 저한테 왜 이러는 걸까요?"

이유가 뭘까? 케이트가 (그리고 여러분이) 대체 뭘 어쨌다고 이런 고생을 겪을까? 잘 시간이 되면 잠자리에 들고, 카페인이 들어간 음료는 아침에만 마시고 오후부터는 그 근처에도 가지 않고, (잠을 못 자서 생기는 스트레스를 제외한) 스트레스도 최대한 관리하는데도 말이다. 어떤 식단 관리 규칙에도 뒤지지 않을 만큼 엄격한 수면 위생 규칙도 잘 따르고, 값비싼 매트리스도 사고, 멜라토닌도 세 가지 브랜드로 바꿔가며 이용해봤을지도 모른다. 앰비엔Ambien이나 루네스타Lunesta 같은 수면제를 처방받아서 복용해본 사람도 있을 것이다. 명상도 목숨이 달린 일처럼 열심히 실천하고 있으리라.

정말 그렇게까지 노력해야 할까? 잠이 이렇게 힘든 일이면 안 되는 것 아닐까?

이유가 무엇이든 잠을 통제하는 능력을 잃었다면, 케이트처럼 왜 어쩌다 이런 일이 일어났는지, 무엇보다 어떻게 해야 다시 제자리로 돌아갈 수 있는지 궁금할 것이다. 저녁 8시부터는 전자기기 화면을 보지 말아야 할까? (스포일러: 그럴 필요 없다) 아니면 백색소음을 만들어낸다는 특수한 장치나 히말라야 소금으로 만든 램프, 라벤더 미스트, 몸에 착용하고 생활하는 최신 수면 추적기를 사야 할까? (그렇지 않다. 그랬다가 오히려 역효과만 생긴다) 매일 밤 정해진 시각에 반드시 잠자리에 들어야 할까? (절대 안 된다. 이 또한 역효과만 생긴다) 멜라토닌을 다시 먹어야 할까? (그래도 되지만 별로 도움은 안 된다)

그렇다면 정답은 뭘까? 어떻게 해야 해결될까? 지금부터 차차 알게 될 테니 걱정하지 마라! 다만, 정답은 그리 간단하지 않다. 질문이 잘못됐기 때문이다. 다시 시작해보자.

잠 때문에 고민할 일이 없었던 때를 기억하는가? 잠자리에 들면 쉽게 잠들어서 잠에 관해서는 따로 생각하지도 않았던 때가 있었을 것이다. 또는 그렇게 '쉽게' 잠든 적이 한 번도 없는 자신과 달리 아무렇지 않게 낮잠을 자는 사람, 매일 밤 옆에서 죽은 듯이 쿨쿨 자는 사람을 보면서 그런 놀라운 일이 가능하다는 걸 알고 있을 것이다(잠 못 드는 게 어떤 건지 보여주고 싶어서 팔꿈치로 쿡쿡 찔러 상대를 깨우고 싶은 옹졸한 마음이 솟구칠 때도 있으리라).

그렇다면 잠과의 관계가 언제부터 깨진 걸까? 언제부터 잠이 즐거운 일에서 고생스러운 일로 바뀌었나? 상황이 어그러진 게 정확히 언제부터였는지 천천히 생각해보자.

개개인이 경험한 수면 질의 변화는 우리 사회와 잠의 관계가 나빠진 과정과 일치할 가능성이 있다. 산업화 이전에는 잠이 자연적인 현상, 즉 숨쉬기나 사랑을 나누는 행위처럼 따로 배우지 않아도 누구나 아는 현상으로 여겨졌고 즐거운 일이었다. 자고 싶을 때 자고, 자연의 알람 시계인 해가 뜨고 닭이 울면 일어났다. 그 시절에 잠은 어쩐지 민망하게 느껴지는 사적인 현상이나 생물학적으로 꼭 필요한 현상이기보다 사회적인 경험이자 유대감을 형성하는 기회였다.

낮잠이 거의 신성시되던 때도 있었다. 역사가 로저 에커치Roger Ekirch가 〈잃어버린 잠: 산업화 이전 영국제도의 잠Sleep We Have Lost: Pre-Industrial Slumber in the British Isles〉[2] 이라는 논문에서 설명한 대로, 과거에는 자다가 새벽 2시에 깨면 자질구레한 집안일을 하거나 노래를 부르다가 다시 잠자리에 들어서 '두 번째 잠'을 자는 걸 아무렇지 않게 여겼다. 자려고 굳이 애쓸 필요가 없었다. 잠에는 리듬과 느낌이 있고, 인간은 본능적으로 언제 어떻게 자야 하는지 알고 있었다.

그러다 인공조명이 발명됐다. 24시간 가동되는 공장도 생겨났다. 다음 순서는 경제의 세계화였다. 산업화와 자본주의로 인류 대다수의 몸이 생산에 필요한 도구가 되었고, 인체의 생물학적·심리적 리듬도 '기계 장치'의 기어 역할을 할 수 있도록 바뀌어야 했다.

그 과정에서 우리는 몇 가지 본능을 잃어버렸다. 어디가 북쪽인지, 언제 어떻게 자야 하는지와 같은 선천적인 지식은 사라졌다. 역사가 벤저민 라이스Benjamin Reiss의 저서 《야생의 밤: 잠을 길들이고 얻은 불안한 세상Wild Nights: How Taming Sleep Created Our Restless World》[3]에는 산업화 이후 유럽인들이 "문명화된" 사람들(즉, 유럽의 백인들)의 수면에 문제가 생겼음을 깨닫기 시작했다는 내용이 나온다. 그 시기의 의학 저술가들은 불면증이 만연하는 원인을 문명사회의 발전과 뛰어난 지성인들의 특징으로 여겨지던 "과민한 신경" 탓으로 돌렸다. 라이스의 글에는 유럽인들이 수면 문제를 깨달은 시기에 제국주의 정신을 수면에도 담으려는 아이러니한 시도를 했다는 내용이 나온다. "야만인들(자신들이 식민지로 삼은 곳에 원래 살던 사람들)"에게 사방에서 훤히 보이는 곳에서 잠을 자지 말고 사적인 공간에서 자야 한다고 가르친 것도 그런 예 중 하나다. 이런 식으로 잠에 도덕적·정치적인 차원을 부여하는 희한한 일이 벌어졌다. 아마도 과거의 이런 시도 때문에 우리가 지금 수면 '위생'을 거론하며 잠은 특정한 방식으로 자야 하고 이를 어기는 것은 비위생적이거나 예의에 어긋난다고 평가하는지도 모른다.

여기까지 알고 나면 해답은 단순해 보인다. 잠의 천국이었던 먼 옛날로 되돌아가면 된다. 매일 낮잠을 자고, 전자기기는 치우고, 일을 너무 오래 하지 말고, 아이들에게도 촛불 아래에서 책을 읽어주면 되지 않을까?

안타깝게도 그러기엔 너무 늦었다. 이 책은 해가 지고 나면 인공조명을 절대 사용하지 않는 구석기식 수면 관리나 식단 관리로 숙면을 되찾는 방법 같은 건 다루지 않는다. 그런 방법은 전혀 현실성이 없을 뿐만 아니라 문제의 핵심과도 아무 관련이 없다. 사람마다 몇 개월 또는 몇 년 단위로 잠과의 관계가 달라지듯이 잠과 우리의 사회적 관계도 계속 진화한다. 지금 우리가 겪는 불면증은 불빛이나 스트레스, 바이오리듬이 깨지는 것에 국한되지 않는다. 불면증에도 그 나름의 고유한 역사가 있다.

수면에 대한 우리의 '생각'과 수면에 관련된 '행동'도 우리와 수면의 관계를 갈라놓는 요소다. 신문 헤드라인에는 수면 부족이 수명을 갉아먹는다거나 치매를 일으킨다는 주장이 나오고(1장과 14장에서 이게 왜 틀린 주장인지 설명한다), 신제품 기기를 활용하면 수면을 '한층 더' 최적화할 수 있을 것이라는 광고가 즐비하고, 쉰두 가지쯤 되는 '꿀팁'을 잘 지키기만 하면 베개에 머리를 대자마자 5분 내로 잠이 쏟아질 거라는 식의 솔깃한 정보가 사방에서 쏟아진다. 하지만 이런 위협과 보장 때문에 우리는 잠과 냉정하게 거리를 두고, 냉철하고 객관적인 시선으로 잠을 응시하며 불면증을 공학적으로 해결할 방법만 찾게 된다.

수면 산업이 이보다 더 좋았던 적이 없을 만큼 호황을 누리는 이유도 거기에 있을 것이다. 매트리스만 하더라도 산업 규모가 무려 300억 달러다. 실리콘밸리 투자자들은 스타트업이 개발하는 수면 문제의 참신한 해결책에 뜨거운 관심을 보인다. 2020년 812억 달러였던 수면 보조제 시장 규모는 2025년 1,127억 달러에 이를 것으로 전망된다.[4]

이런 기술들이 엄청난 속도로 발전했으니 우리는 쉽게 잘 자던 본능을 조금이라도 되찾았을까? 현재 우리는 본능에 따르기보다는 정해진 특정 방식을 잘 지켜서 자려고 한다. 하지만 여러분은 정말 궁금한 적이 없는가? 수면 추적 애플리케이션이나 앰비엔 같은 수면제, 숙면에 좋다는 음악을 틀어주는 기계, 250달러짜리 묵직한 이불, 라벤더 향이 나는 디퓨저, 이집트 피라미드보다 더 뛰어난 기술이 들어간 듯한 특수 매트리스가 존재하지 않았던 시절의 사람들은 잠을 어떻게 관리했을까? 요약하면, 과거에는 돈이 들지도 않았고, 수월했고, 즐거웠던 일이 이제는 사회에서 가장 시급하고 돈도 많이 드는 문제가 되었다. 잠과 우리의 '관계'는 엉망진창이 되었다.

몇 년 전까지만 해도 잠은 스트레스가 아닌 늘 곁에 있고 편안함을 주는 친구였을 것이다. 좀 별난 구석이 있어도 기꺼이 받아들일 수 있는 가까운 친구 같은 존재였다. 하지만 이제 사람들은 잠을 목적지로 가려면 싫어도 억지로 타야 하는 낡은 자동차처럼 여긴다. 타고 다니면서도 승차감이 별로라고 투덜대고, 공구를 사고, 정비 설명서도 열심히 읽으면서 고쳐보려고 한다. 전문가에게 가져가서 이곳저곳 확인해보고 고쳐달라고 부탁하기도 한다. 이 얼마나 서글픈 변화인가! 친구는 잃고 고쳐야 할 문제만 남았다. 케이트도 바로 그렇게 문제를 고치려고 했다. 케이트는 자신의 지성을 가차 없이 휘둘러서 잠이라는 문제를 '처리'하려고 했다. 수면과 관련된 데이터를 차곡차곡 모으면 잠을 통제할 알고리즘을 찾아낼 수 있으리라고 생각했다.

하지만 케이트가 얻은 건 잠은 '통제할 수 없다'는 뼈아픈 결론이었다. 성욕이 없는데 있는 척하거나 별로 놀라지 않았는데 진심으로 놀란 척하는 게 불가능하듯, 잠도 자고 싶다고 해서 수면 버튼을 눌러 마음대로 잘 수 있는 게 아니다. 그런 버튼은 없다.

잠은 너무나 복잡하다. 그리고 잠은 그렇게 접근하기에는 너무나 멋진 현상이다. 이 책을 다 읽고 나면 여러분도 공감하게 되기를 바란다. 과학자들은 수백 년 전부터 잠을 연구했지만 우리는 아직도 잠을 '제대로' 알지 못한다. 잠이 정확히 어떻게 기능하는지는 더 말할 것도 없다.

기초적인 수면 연구에서 나온 결과들을 살펴보면 과학자들이 처음 그런 사실을 알게 됐을 때 "우와! 정말 놀라워!"라고 외쳤을 법한 내용이 많다. 예를 들어 우리가 깨어 있을 때도 뇌는 잠깐씩 깊은 잠에 빠진다는 사실이나, 뇌파가 뇌 표면을 횡단할 때 나타나는 파형을 연못에 퍼지는 잔물결처럼 실제로 볼 수 있다는 이야기를 들어본 적이 있는가(1장에서 설명한다)? 수면 단계가 빠른 안구 운동 Rapid eye movement(렘REM수면)에서 다음 단계로 넘어가는 과정에 살짝 문제가 생길 수 있는데, 이것이 악마와 관련된 수많은 전설과 외계인 납치

설 같은 음모론의 시초가 되었다는 사실(16장에서 다룬다)은 어떤가? 정교한 과학 연구로 밝혀진 결과가 없어도 우리는 수면의 경이로움을 충분히 느낄 수 있다. 잠이란 뇌가 기억의 운명을 결정하고 가장 내밀한 감정을 주무르는 동안 생생한 환각을 경험하는 일이다. 이것보다 더 놀라운 게 있을까? 나는 잠이 얼마나 멋진지 하루 종일 이야기할 수 있다.

이렇게 반박하는 사람이 있을지도 모른다. "다 좋은데요, 잠이 통제할 수 없는 현상이라면 잠의 그 모든 장점을 어떻게 해야 누릴 수 있죠?"

잠은 통제할 수 없다. 이걸 잊으면 안 된다. 이 책에 잠을 통제하는 방법은 없다. 대신 반가운 소식이 있다. 잠을 통제해야만 잠과 건강한 관계를 평생 유지할 수 있는 건 아니라는 사실이다.

잠은 생물학적인 현상인데 잠과의 '관계'라는 표현까지 써 가면서 마치 의식이 있는 존재처럼 대하는 게 좀 우스꽝스러울 수도 있다. 하지만 나는 이 은유를 계속 사용할 것이다. 잠은 정말로 사람 같은 면이 있다. 예측할 수 없고, 고집이 세고, 성질도 더럽다(그렇지 않고서야 사람들이 불면증에 시달릴 리가 있나!). 게다가 잠도 사람처럼 통제받는 걸 좋아하지 않는다. 가장 친한 친구를 떠올려보라. 그 친구와 언제, 몇 시간을 함께 보낼지 혼자 다 정해놓고 친구가 그 일정에 완벽하게 따라주지 않았다고 화를 낸다면 어떻게 될까? 게다가 친구의 '성과'를 매일 평가하고, 친구의 신체 치수와 체형을 비판적으로 점검하고, 피곤한 날에는 다 그 친구 탓이라고 비난한다면? 친구가 혼자 편히 있을 시간을 허락하지 않고, 낮이고 밤이고 온종일 뭘 하고 있는지 확인하고, 친구가 나를 위해 기꺼이 베푸는 큰 호의를 전혀 고마워하지 않는다면? 친구에게 필요한 건 없는지 한 번도 물어보지 않는다면? 이러는데도 그 친구는 나와 계속 친하게 지내려고 할까? 잠을 이런 식으로 대한다면 곁에 머물려고 하지 않는 게 당연한 결과 아닐까?

지금 당장은 내 말이 귀에 들어오지 않을 수도 있다. 하지만 한 가지 사실은 분명하다. 우리 모두 잠자는 방법, 즉 어떻게 해야 잘 자는지 알고 있다. 우리가 해야 하는 건 잠을 '고치는' 방법을 찾지 않는 것이다. 잠은 고장 난 적이 없다. 잠을 '최적화'할 수 있다는 각종 팁을 찾아서 모으는 것도 그만둬야 한다. 잠을 꾸준히 건강하게 잘 수 있는 완벽한 조건 같은 건 필요하지도 않을뿐더러 그런 조건이 갖추어진다고 해서 정말로 수면건강이 유지되는 것도 아니다.

우리가 해야 하는 건 수면과 다시 돈독한 우정을 키우는 일이다. 그러려면 잠을 잘 챙겨주되 너무 멋대로 휘두르려고 하면 안 된다. 어느 정도 거리를 두고 경계를 유지해야 하며, 규칙을 엄격하게 정해서 매일 밤 철저히 지키려고 하면 안 된다. 숙면으로 자신이 얻고 싶은 것만 생각하지 말고 잠이 무엇을 필요로 하는지 알아야 한다. 이 책은 임상수면과학의 최신 정보를 토대로 잠과의 관계 회복을 도울 것이다.

1부 '서로 알아가는 단계'에서는 건강한 수면이란 무엇이고 불면증이란 무엇인지를 비롯한 기초 지식을 탄탄한 과학적 근거와 함께 설명한다. 이 지식을 갖추면 구글 박사님이 제시하는 정보들을 자신 있게 골라낼 수 있게 된다 (스포일러 주의: 구글 박사님이 알려주는 정보들은 틀린 게 많다!). 또한 1부에서는 불면증 임상시험에서 수면 위생이 위약 조건으로 활용되는 이유와(스포일러 주의: 불면증에 도움이 안 되기 때문이다!), 수면 전문가들이 권장하는 불면증 해소 방법을 소개한다.

2부 '잠과의 관계 되돌리기(재설정)'에서는 생리학적인 수면 상태와 생체시계를 원점으로 되돌려서 잠과 처음부터 다시 건강한 관계를 맺는 방법을 설명한다. 이어 3부 '더 깊은 관계로 만들기'에서는 우리가 잠을 생각하는 방식과 수면 관련 행동을 더 깊이 파헤치고, 수면에 도움이 안 되는 습관을 속속들이 파악하는 법을 소개한다. 이 책의 '핵심'인 2부와 3부에서는, 당연하게 여겨지는 '8시간' 수면의 틀에서 벗어나 각자에게 잘 맞는 수면을 찾는 방법을 제시한다. 잠과 좋은 관계를 되살리는 실용적인 방법을 배우면 더 수월하게 잠들고 깨지 않고 쭉 잘 수 있을 뿐만 아니라 낮에도 몸이 훨씬 가뿐해진다.

4부에는 나이가 들면서 생기는 수면의 변화와 여성들이 겪는 수면 문제(임신, 출산 후, 완경기), 신체질환이나 정신질환이 있을 때 고려할 점들, 불면증이 아닌 다른 수면장애 등 많은 문제에 대한 궁금증을 해소해줄 내용이 추가로 담겨 있다.

이 책에서 소개하는 개념과 방법은 모두 수면과학과 행동수면의학, 일주기과학(생체 시계가 기능하는 방식) 분야에서 나온 최신 연구 결과를 토대로 한다. 특히 현재 가장 효과적인 불면증치료법인 불면증인지행동치료Cognitive Behavioral Therapy for Insomnia, CBT-I의 원리를 가장 많이 참고했다. 이 치료법은 미국내과학회가 모든 성인 불면증 환자에게 적용할 수 있는 가장 우수한 치료법이라고 오래전에 인정했다. 나는 공인 행동수면의학 전문가로 일하면서 이 치료법의 효과를 직접 확인했고, 잠이 엉망이 되어 찾아온 무수한 환자들이 새로운 삶을 살 수 있도록 도와주었다(혹시 불면증인지행동치료를 이미 시도해보았고 별로 효과가 없었더라도 이 책을 꼭 읽어보길 권한다. 전문가마다 이 치료법의 실행 방식이 다르기도 하지만 이 치료의 중요한 부분을 아직 시도해보지 않았을 가능성도 있기 때문이다).

하지만 이 책은 불면증인지행동치료를 단계별로 안내하는 설명서가 아니다. 개인적인 의견으로는, 숙련된 전문가와 일대일로 시도하지 않는 이상 이 치료법은 형식적인 시도로 끝날 수 있다(게다가 미국 샌프란시스코에 거주하고 1회당 45분 치료에 300달러 정도를 부담 없이 낼 수 있는 형편이 아니라면 실제로 전문가의 치료를 접하기 어렵다). 무엇보다 모든 변화는 그 방법과 이유를 명확히 이해하지 않으면 오래 지속될 수 없다고 믿는다.

따라서 나는 이 책을 내가 실제 치료 과정에 적용하는 표준 절차대로가 아니라, 불면증과 관련하여 사람들이 궁금해하는 점과 그에 대한 답을 제시하는 방식으로 구성했다. 해파리나 태양계에 관한 과학책을 볼 때처럼 이 책도 각자 원하는 대로 필요한 부분을 찾아서 보거나 중간에 건너뛰어도 좋다. 하지만 불면증을 극복하는 체계적인 지침서로 이 책을 활용하고 싶다면 처음부터 순서대로 읽어보길 권한다. 6~10주간 이 책의 프로그램(2부와 3부)을 성실하게 실천해보라. 각 장에 일주일 정도를 할애해서 기초적인 개념과 기술을 완전히 이해한 후 실행에 옮기고 다음 장으로 넘어가길 추천한다. 단, 4부의 각 장은 '선택 메뉴'와 같은 정보이므로 언제든 필요할 때 읽어보면 된다.

친구 사귀는 법에 관한 책 한 권을 다 읽었다고 해서 무조건 친구를 사귈 수 있는 게 아니듯, 책 한 권으로 불면증에서 벗어날 수는 없다. 잠과의 관계가 달라지려면, 책에서 소개하는 개념을 머리로 완벽하게 이해하는 것에 그치지 않고 행동으로 실천해야 한다. 그러므로 이 책에 나오는 과제를 성실히 수행하라. 기준점을 살펴볼 수 있도록, 노력했을 때 언제쯤 변화가 나타나는지도 제시해두었다. 기본기를 쌓는 단계를 지나 마침내 효과가 나타나려는데 그 직전에 포기하고 그만두는 사람들을 볼 때마다 얼마나 안타까운지 모른다!

결과를 미리 슬쩍 귀띔하자면, 케이트는 큰 확신 없이 수면치료를 시작했고 멋진 결과를 얻었다. 게다가 예상보다 훨씬 짧은 시간 내에 결과가 나타났다. 케이트는 나와 1~2주 간격으로 총 다섯 번 만나서 치료했다. 치료를 마친 케이트는 잠과의 주도권 싸움에서 벗어났다. 잠을 통제해야 한다는 생각에 더 이상 인질처럼 붙들려 살지 않는다. 케이트는 자신이 밤마다 잘 수 있고 잘 자고 나니 깨어 있을 때 컨디션도 좋아진다는 사실에 정말 놀라워했다. 그에 못지않게 중요한 변화는 그가 이제 더 이상 잠 때문에 조바심을 내지 않는다는 것이다. 이제는 밤을 함께하는 동반자로 여기며 잠을 따뜻하게 껴안을 수 있게 되었다. 케이트와 잠은 다시 친한 친구가 되었다.

　케이트가 잠과 사랑에 빠질 수 있었다면 여러분도 그럴 수 있다. 그렇게 되면, 평생을 곁에서 함께할 충실한 친구가 하나 생긴다. 그리고 원래 잠이 우리에게 주는 것들, 휴식과 따뜻함, 달콤함을 경험하게 될 것이다.

차례

Hello

1부

나와 잠은
지금 어떤 관계일까

Sleep

1

건강한 수면이란
무엇일까

잠에 곯아떨어지는 순간의 조용한 행복감을 아는가? 달콤한 망각의 왕국을 누빌 때의 평온함은? 한여름 수영장에 풍덩 뛰어들 때처럼 상쾌하게 잠에서 깰 때의 그 기분 좋은 느낌은?

　너무 잔인한 질문이라고 여길 수도 있다. 지금 이 책을 읽고 있는 여러분에게는 평온하게 잠들었던 경험이라곤 기억 저편 어딘가에 가물거릴 뿐이고, 예전에는 그 느낌을 알았더라도 그동안 밤마다 불면증에 시달리느라 세상에 잠이라는 게 정말로 존재하긴 하는지도 의심스러울 지경이라 다 잊었을지도 모른다. 잠을 한 번도 제대로 자본 적이 없는 '만성 불면증'에 시달리는 사람에게 잠을 즐긴다는 건 오랜 세월 찾아다닌 유니콘처럼 동화 속에서나 있을 법한 일처럼 느껴질 수도 있다. 수면 상태가 썩 나쁘지는 않지만, 지금보다 더 좋아질 수 있는지 또는 더 좋아져야 하는지 늘 궁금했을 수도 있다. 매일 8~10시간씩 푹 잘 수만 있다면 우사인 볼트처럼 지구상에서 가장 빠른 사람이 되거나 최소한 5킬로미터 달리기 훈련 정도는 시작할 수 있지 않을까, 하는 생각을 할지도 모른다. 숙면 비법 같은 게 있어서 그걸 완벽하게 잘 지키면 더 똑똑해지고, 더 매력적이고 재밌는 사람이 되고, 모든 면에서 '최적화된' 인간이 될 수 있을지 궁금할 수도 있다.

수면치료가 절실해서건 호기심이 많아서건, 한 번쯤 이런 질문을 검색해본 적이 있으리라 장담한다. '적정 수면 시간', '수면에 가장 적합한 실내 온도', '5분 만에 잠드는 법', '숙면 비법'. 하지만 사람들이 열심히 찾아다니는 각종 요령에서는 잠을 잘 자는 방법을 얻을 수 없다. 답은 근본적이고 단순하다. 바로 **잠과 사이가 좋아야 수면이 건강해진다**는 것이다. 이는 수면의 과정을 과학적으로나 경험을 통해 정확히 이해하고, 숙면하려면 해야 하는 일과 수면을 방해하지 않으려면 '하지 말아야' 하는 일을 둘 다 알아야 한다는 의미다. 또한 우리 몸은 잘 자는 능력을 타고난다는 사실을 인정하고 믿어야 하며, 살다 보면 누구도 피할 수 없는 시련과 고난을 겪는 시기에는 잠도 상황에 맞게 조정되어야 한다는 의미이기도 하다.

이 책은 그 방법을 가르쳐주고자 한다. 이 책은 잠과 씨름하는 사람들을 위한 책이다. 밤에 잠자리에 누워도 뇌를 끌 수가 없어서 천장만(또는 쿨쿨 잘 자는 옆 사람을) 짜증스럽게 응시하는 사람들, 온종일 피로가 잔뜩 쌓인 사람들, 이렇게 못 자다가는 몸도 마음도 무너질 것 같다는 걱정에 시달리는 사람들, 편안함을 느낄 수 있는 진정한 휴식이 절실한 사람들을 위한 책이다. 불면증에 시달리는 여러분의 모습이 눈에 선하다. 잠을 만족스럽게 잘 수가 없어 무력감과 절망 사이를 오가며 지쳐버린 사람들의 발버둥도 느껴진다. 그런 분들에게 꼭 알려주고 싶은 희소식이 있다.

불면증은 치료할 수 있다. 나는 집중 시간이 짧고 남들이 느끼는 감정에 좀 심할 정도로 깊이 이입하는 의사라, 효과가 있는(그것도 빨리 나타나는) 치료가 아니면 이렇게 직업으로 삼을 수가 없다. 보스턴대학교에서 임상심리학 박사과정을 마친 후 듀크대학교 의과대학에서 심리학 레지던트와 박사 후 연구원으로 일할 때 행동수면의학을 전공으로 선택한 것도 그래서다. 현재 나는 수면 연구자이자 미국행동수면의학회에서 자격증을 받은 임상의로서 하루 대부분을 불면증 환자를 도우면서 살고 있다. "잠자는 능력을 잃어버렸다"고 말하던 환자들의 입에서 단 몇 주 만에 "믿기지 않지만, 이제 진짜 잘 자요"라는 말이 나올 때면 정말 큰 보람을 느낀다. 홀로 몇 년씩 잠과 외로운 싸움을 벌인 사람들에게 희망을 불어넣는 이 일을 나는 진심으로 즐긴다. 과학적인 방법으로 수면의 생리학적인 요소와 잠에 관한 생각을 바로잡으면 그런 마법 같은 결과를 얻을 수 있다.

내가 이 책을 쓰게 된 이유는 엑스(트위터)에서 사람들이 내게 불면증에 관해 계속 질문하는데, 내 열의를 담아 제대로 답하기에는 알파벳 280자라는 한정된 공간이 턱없이 부족했기 때문이다. 수면에 관한 교과서를 '일반인 버전'으로 풀어 쓴 그런 책 말고, 불면증에 관한 최신 정보를 제공하고 불면증에 관해서만 다루는 책을 쓰고 싶었다. 이 책을 펼칠 사람들이 자기 결정 능력이 있는 지적이고 호기심 많은 독자라고 가정하고, 그들과 난롯가 앞에서 수다 떨듯이 중요한 정보를 알려주고 싶었다. 불면증에 대해 논리적으로 설명하고 사람들의 궁금증을 제대로 해소해주고 싶었다. 과학적으로 근거가 있으면서도 현실적으로 도움이 되는 조언, 내가 직접 만나는 환자들에게 하는 말을 전하고 싶었다. 그래서 본격적으로 이 책을 쓰기 시작했다. 부디 이 책을 통해 불면증에 관해 궁금했던 점들을 해소하고 잠과 다시 애정 어린 관계를 회복할 수 있는 실용적인 계획도 세울 수 있기를 바란다.

이제 시작해보자.

잠과 다시 관계가 좋아지려면 먼저 서로를 알아야 한다. 예전에 친했다가 지금은 멀어진 옛 친구와도 그렇듯 잠에 관해서 잘 안다고 생각하는 것들도 알고 보면 사실과 다르거나 과거에는 사실이었지만 이제는 그렇지 않을 가능성이 있다. 그러므로 원점에서 다시 시작하자. 마음을 활짝 열고, '잠'이라 불리는 이 멋진 현상과 처음부터 마주해보자.

잠이 뭘까?

잠은 쉽게 정의할 수 있다고 생각할지도 모른다. 하지만 재즈처럼 잠도 '경험해보면 안다'고 할 수 있을 뿐, 명확히 정의하기는 어렵다. 과학자들은 잠이 정확히 무엇인지, 어떻게 기능하는지, 왜 잠을 자야 하는지 지금도 계속 연구하고 있다. 지금까지 확실하게 밝혀진 사실은 아래와 같다.

- 잠은 자연스럽게 일어나는 현상이며 대체로 간격이 규칙적이다.
- 잠들면 깨어 있을 때보다 주변 환경에 덜 반응한다. 그러나 혼수상태일 때보다는 반응성이 크다.
- 자는 동안에 나타나는 뇌 활성은 깨어 있을 때와 차이가 있다.
- 오랫동안 잠을 제대로 못 자면 기분이 나빠지거나 건강과 신체 기능에 부정적인 영향이 발생한다.

잠에 관한 틀린 사실들

- 잠들어도 뇌나 몸이 '정지 상태'가 되지는 않는다. 뒤에서 설명하겠지만 잠은

능동적이고 동적인 상태다.

- 잠은 열심히 노력해서 배울 수 있는 기술(또는 배워야만 하는 기술)이 아니다. 잠은 의지와 상관없이 일어나는 현상이며, 찾아오면 반기거나 받아들일 수는 있어도 억지로 불러내거나 통제할 수는 없다.
- 잠이 모든 문제를 해결해주지는 않는다. 그런 기대를 해봐야 실망만 하게 되고 잠에도 방해가 된다.

자는 동안 일어나는 일들

자는 동안 몸과 뇌에서는 아주 놀라운 일들이 일어난다. 몇 가지만 소개하면 다음과 같다.

- 뇌척수액(뇌의 '액체')의 독소가 제거된다.
- 인체 성장호르몬과 성호르몬이 분비된다.
- 손상된 조직은 회복되고 건강한 조직은 그 상태가 유지된다.
- 새로운 정보가 검토 과정을 거쳐 체계적으로 정리된다.
- 감정이 조절된다.
- 새로운 기술을 연습한다.

내가 잠은 '우리를 위해' 놀라운 일을 한다고 표현하지 않았다는 점에 주목해주길 바란다. 작지만 중요한 차이다. 잠을 기량을 높이는 수단이나 도구로 여기면 안 된다. 그건 잠을 부당하고 과도하게 압박하는 일이다. 위와 같은 생물학적 활성은 잘 때 덤으로 일어나는 반가운 일로 생각해야 한다. 다시 말해 잠은 우리의 주인도, 하인도 아니며 우리가 겪는 문제를 없애는 해결책이 될 수도 없을 뿐만 아니라 문제의 원인도 아니다. 오랫동안 불면증과 씨름한 사람이라면 마음가짐을 이렇게 바꾸기가 어렵겠지만, 그래도 인내심을 키워보자! 처음에는 자신이 잠에 기대하는 게 있다는 사실을 깨닫는 정도로 만족하고 (예: '내일 면접을 잘 보려면 오늘 진짜 잘 자야 해'), 그런 사실을 알아챘다면 따로 기억해두자. 나중에 3부에서 그러한 생각들을 다시 살펴보기로 하자.

잠에는 몇 가지 유형('단계'라고도 불린다)이 있고, 밤에 자면서 각 유형이 패턴에 따라 번갈아 나타나는 과정을 거치는 동안 몸과 뇌에서는 위와 같은 일들이 벌어진다. 나는 수면의 유형을 '단계'라고 부르는 걸 별로 좋아하지 않는다. 단계라고 하면 비디오게임에서처럼 하나씩 올라가야 하는 것, 최대한 멀리 갈수록 좋고 특정 단계를 넘지 못하면 처음부터 다시 시작해야 하는 그런 상황이 떠오르기 때문이다. 수면은 절대로 그런 게 아니다! 수면 유형은 뷔페에서 한 접시에 이런저런 음식들을 조금씩 담아서 맛보는 것과 더 비슷하다. 먼저 알파파가 나오고, 수면방추*와 K복합체**가 나타나고, 서파徐波가(또는 뇌의 기분에 따라 렘수면이) 나타났다가 다시 수면방추가 나타나 입안을 깨끗하게 정리해준다. 얼마나 맛있는지! 같은 이유로, 나는 다양한 수면 유형을 '얕은 잠'이나 '깊은 잠'으로만 나누지 않으려고 한다. 그런 표현에는 '나빠졌다'거나 '좋아졌다'는 의미가 깔려 있는데, 숙면에는 다양한 유형의 잠이 모두 필요하다 (자다가 깨는 시간도 포함된다). 훌륭한 한 끼 식사에 채소와 단백질, 곡물이 골고루 포함되어야 하는 것과 같다. 하지만 수면과학에서 '단계'가 공식적으로 쓰

---

*　뇌전도에서 강한 뇌파가 촘촘하게 나타나 마치 실타래(방추)처럼 보이는 부분을 가리킨다. 신경세포의 활성이 대폭 증가해서 12~15헤르츠의 주파수가 나타난다. - 옮긴이

**　뇌전도에서 0.5~1초간 짧고 강한 양의 전압과 큰 음의 전압이 동시에 나타나는 뇌파. 대부분 수면방추가 뒤따른다. - 옮긴이

이는 용어이므로, 혼란을 최소화하고자 이 책에서 나도 단계라는 표현을 쓰겠다.

1단계: 편안한 각성 상태

1단계는 잠이 가장 얕은 단계다. 이 단계에서는 잠에서 깨기 쉽고, 스스로 자고 있다고 느끼지 않을 수도 있다. 그래서 '편안한 각성' 상태로도 불린다. 일반적으로 밤잠에서 1단계의 비중은 5퍼센트에 그치며, 대부분 각성 상태에서 다른 수면 단계로 넘어가는 전환기 역할을 한다.

2단계: 얕은 수면

'얕은 수면'으로 여겨지는 2단계는 뇌 기능이 활발해지는 중요한 단계다. 이 단계가 되면 수면방추라는 전기활성이 대폭 늘어나서 뇌가 새롭게 학습한 것을 강화하는 데 도움이 된다. 뇌전도 그래프에서 삐죽삐죽 튀어나온 파형으로 나타나는 K복합체라는 뇌파도 2단계에 나타나는데, 아직 완전히 밝혀지지는 않았으나 뇌가 새로 입력된 정보의 환경을 살펴보는 순간에 발생하는 파형일 가능성이 있다. 수면 2단계에 발생하는 수면방추의 영향으로, 프랑스어 동사 활용형부터 테니스공을 던져 서브 넣는 방법까지 낮에 새롭게 배운 모든 지식이 자고 일어나면 잠들기 전보다 더욱 탄탄해진다. 2단계 수면은 밤잠의 약 45~55퍼센트를 차지한다. 여러분이 잘못 읽은 게 아니다. **밤새 잠들어 있는 시간의 절반이 이 '얕은' 수면에 할애되며,** 이 시간은 보다시피 아주 야무지게 쓰인다!

3단계: 서파 수면, 깊은 수면

뇌전도 그래프상에서 우리가 깨어 있을 때나 다른 수면 단계일 때는 보통 촘촘한 파형이 좁은 간격으로 빠르게 이어지는데, 수면 3단계에서는 파형이 넓적하고 완만해진다. 그래서 3단계는 '서파 수면'으로도 불린다. 뇌의 림프계가 뇌의 독소를 제거하는 중요한 기능을 수행하는 단계이기도 하다. 성장호르몬과 성호르몬도 분비되고, 새로 학습한 것들이 강화되며 전반적인 휴식과 회복도 진행된다. 전부 좋은 것들이다. 대부분 이 3단계 수면을 '깊은 수면'이라고 부르지만 이 수면만 이롭다거나 다른 수면 단계보다 유익하다고 생각하면 안 된다. 흔히들 그렇게 알고 있지만 사실이 아니다! **대체로 수면 상태가 양호하고 건강한 성인도 밤잠 전체에서 3단계가 차지하는 비중은 약 15~20퍼센트에 불과하며, 중년기가 되면 비중이 더욱 줄어든다.** 또한 3단계는 대부분 밤잠의 전반부에 나타난다.

렘수면

빠른안구운동(줄여서 렘) 단계는 앞서 소개한 세 단계(모두 합쳐서 '비렘수면'이라고 한다)와 큰 차이가 있다. 렘수면 단계에서는 몸의 주요 근육들이 활성을 잃고 눈꺼풀이 감긴 상태에서 안구에 움직임이 나타나며 뇌전도는 깨어 있을 때와 거의 비슷한 패턴이 나타난다. 기억을 분류하고, 여러 감정을 이해하고, 간직할 것과 버릴 것을 결정하느라 뇌 활성이 매우 커진다. 강렬한 배경음악이 울려 퍼지는 가운데 사람 얼굴이 찍힌 사진들, 오려낸 신문 기사들이 잔뜩 붙어 있고 그 옆에 풀어야 할 의문들과 물음표가 함께 적혀 있는 벽을 가만히 응시하며 고민에 빠진 탐정을 떠올려보라. 렘수면이 이런 단계임을 알고 나면 우리가 잘 때 꾸는 꿈을 대부분 이 단계에서 꾼다는 사실이 별로 놀랍지 않을 것이다.

각성

지금 우리는 건강하고 전형적인 밤잠의 각 단계를 살펴보는 중이다. 그런

데 이 이야기에는 각성도 꼭 포함되어야 한다. **35~65세 건강한 성인은 매일 밤 10~16번 잠에서 깬다.** 하지만 살짝 깨어나는 정도라 대부분 기억하지 못한다(노년기가 되면 훨씬 더 자주 깬다). 그중에 몇 번을 기억하는 것 또한 정상이다. 일어나서 화장실에 다녀오거나, 자는 자세를 바꾸거나, 물을 한 모금 먹거나, 소음이나 꿈 때문에 깼다면 자다가 중간에 깼다는 것을 기억하게 된다. 자다가 그런 일로 깨도 걱정할 것 없다(다시 반복한다. 걱정하지 마라). 원래 우리 뇌는 1시간에도 여러 번 잠을 방해한다. 밤에 자는 동안 열몇 번 깨는 건 지극히 정상이므로(한 번 깨면 몇 분씩 그 상태가 유지되고 그중 몇 번은 기억하는 것도 정상이다) 수면 추적기가 지난밤에 열 번, 또는 스무 번이나 깼다고 알려주더라도 당황할 필요 없다. 자다가 잠깐씩 깬다고 해서 수면 주기가 맨 처음부터 다시 시작된다거나 특정 단계를 건너뛰는 것도 아니다. 단, 폐쇄성수면무호흡증이나 다른 심각한 수면장애로 밤새도록 몇 분 간격으로 계속 깨는 건 예외다(16장에서 다시 설명하겠다).

수면 '주기'에 관한 오해

우리의 뇌에서는 위와 같은 수면 단계가 어느 정도 예측 가능한 패턴으로 나타난다. 동시에 밤마다 그리고 사람마다 얼마간 차이가 있다. 이러한 패턴을 '수면 구조'라고 하는데, 나는 이 수면 구조가 '수면 주기'라고 불리는 것이 수면 '단계'라는 용어만큼 마음에 안 든다. 수면 주기는 90분이고, 기상 알람을 이 주기가 끝나는 시점에 맞춰서 설정해야 한다는 말을 다들 들어본 적이 있을 것이다.

하지만 이는 사실이 아니다. 다 잊어라.

수면 구조는 우리가 뭔가를 씻을 때 거품 내고, 헹구고, 다시 반복하는 그런 패턴과는 다르다. 수면 주기라는 흐름은 깔끔하게 딱 떨어지지 않는다. 하룻밤 동안에도 '주기'의 형태나 길이가 달라질 수 있고, 사람마다 수면 구조는 모두 다르다. 게다가 수면 '단계'를 나누는 경계도 모호하다. 뇌의 특정 부분이 2단계 수면일 때 다른 부분은 렘수면 상태에 더 가까울 수도 있다.[1] 뇌가 대부분 깨어 있다가 2단계 수면에 접어들어 수면방추가 여기저기서 튀어나오고 3단계 수면의 서파가 잠깐씩 끼어들기도 한다.[2] 깊은 수면 단계에서도 뇌의 전기활성이 서파 한 가지만 나타나는 것도 아니다. 뇌파의 구불구불한 파형은 지표면을 휩쓸고 지나는 폭풍처럼, 뇌 피질의 한 영역에서 다른 영역으로 이동한다. 그러므로 수면 단계에 '주기'가 있다는 건 아주 복잡하면서 신비롭고 멋진 수면이라는 현상을 지나치게 단순화하는 말이다. 록밴드 '롤링스톤스'가 화음을 정확하게 딱딱 맞춰서 노래한다는 소리와 같다. 수면 구조는 아주 환상적으로 엉망진창이라서 우리 마음대로 조절할 수 없다.

하지만 걱정할 필요는 없다. 수면 단계는 조절하지 않아도 된다. **깊은 수면과 렘수면, 얕은 수면이 얼마나 필요하고 뇌의 어떤 영역에서 어떤 순서로 시작되어야 하는지는 우리 뇌가 그때그때 필요에 따라 자동으로 조절한다.** 정말 훌륭한 융통성 아닌가! 우리는 테니스공을 서브하는 방법을 배우는 날도 있고, 감정을 자극하는 다큐멘터리를 보는 날도 있다. 어떤 날은 하루가 너무 길게 느껴지고, 어떤 날은 너무 짧게 느껴진다. 우리 뇌는 이 모든 상황에 따라 어떤 유형의 잠이 필요한지 판단한다.

'수면 주기'는 왜 이렇게 유명해졌을까? 아마도 기술로 잠을 통제하려는 집단적인 욕구가 어느 정도 영향을 미친 것으로 보인다. 3장에서 수면 보조 기기를 자세히 살펴보겠지만, 지금은 일단 이것만 기억하자. '수면 주기가 끝났습니다'라는 알림과 함께 잠을 깨우는 기계보다는 자신의 뇌를 믿어야 한다. 왜냐하면 ① 현재 나오는 기기들은 수면 단계를 그리 정확하게 구분하지 못하며, ② 잠을 그런 식으로 관리한다는 개념 자체가 자의적이고 숙면과는 무관하기 때문이다. 렘수면이 완벽한 타이밍에 시작되어 지속되지 않는다면 제대로 잔 게 아니라는 식으로는 잠을 관리할 수 없다.

무엇이 건강한 수면일까: 8시간은 자야 한다는 소문의 진상

건강한 수면은 뇌와 몸이 필요한 것을 얻을 수 있는 기능이 모두 발휘될 때 따라온다. 스스로 만족스러운 잠도 이상적인 건강한 수면이라고 할 수 있다.

하지만 건강한 수면이라고 하면 사람들은 대부분 이런 질문부터 떠올린다. "잠은 몇 시간을 자야 할까?" 매일 8시간은 자야 한다는 말을 들어본 적이 있을 것이다. 구글 박사님이 물을 하루에 여덟 잔씩 마셔야 한다고 조언하는 것과 같은 소리다. 축구 선수 메건 러피노가 한창 훈련 중일 때도 물을 그만큼 마셔야 할까? 소파에만 퍼질러 앉아서 넷플릭스를 연달아 몇 시간씩 시청하는 나 같은 사람이랑 똑같이? 애리조나 사막의 건설 현장에서 일하는 근로자와 온종일 비가 오는 시애틀의 어느 도서관에서 일하는 사서에게 필요한 물의 양이 같을까?

잠에도 같은 논리가 적용된다. **필요한 수면 시간(수면 타이밍도)은 사람마다 다를 뿐만 아니라 매일, 매주, 계절, 생애 시기마다 달라진다.** 임신하면 수면에 변화가 생긴다. 마라톤 훈련을 할 때, 연인과 이별한 후에, 도시에서 시골로 이사 갔을 때, 달라진 시차에 적응할 때, 이직 직후에, 실직했을 때, 독감을 앓고 회복 중일 때, 트럼펫을 배울 때, 사춘기일 때, 은퇴했을 때 등등* 다 마찬가지다. 갑자기 지나온 인생이 눈앞에 쏜살같이 흘러가는 게 느껴졌다면 잠시 눈을 감고 크게 심호흡을 한번 하자. 아무튼 잠은 아주 많이 바뀐다. 그게 '정상'이다. 잠은 유연하고 탄력 있게 조절되도록 만들어졌기 때문이다. 그 이유는 무엇일까?

대초원에 무리 지어 살던 초기 인류가 어떻게든 살아남으려고 애쓰던 시절을 상상해보자. 부족 전체가 매일 밤 정확히 같은 시각에 잠들고, 정확히 같은 시간 동안 한 번도 깨지 않고 잠들었다가 다음 날 깬다면 어떻게 될까? 내가 검치호랑이라면, 매일 밤 언제 뭘 하는지 뻔히 보이는 이 인간 뷔페 근처에 죽치고 살면서 온종일 발톱을 날카롭게 갈아둘 것이다. 그들이 무방비 상태가 되면 저녁밥으로 먹어 치우기 좋게 말이다.

선사시대 인류의 조상에게는 밤에 올빼미처럼 푹 잠들지 못하는 사람과 아침 일찍부터 종달새처럼 활발히 돌아다니는 사람, 늘 잠이 옅게 드는 사람, 한 번 잠들었다 하면 죽은 듯이 자는 사람, 한밤중에 자다가 꼭 깨는 사람, 한낮에 꼭 낮잠을 자는 사람, 그 밖에 수면 습관이 각기 다른 모든 사람이 전부 필요했다. 이런 다양성이 사람들의 목숨을 살렸고 덕분에 인간이라는 생물종이 지속될 수 있었다. 사냥 다니느라 지쳐서 잠이 필요한 사람들을 지켜줄 수

---

* 심지어 달의 위상 변화가 수면 시간, 잠드는 시점과 관련이 있다는 몇 가지 증거도 새로 발견됐다.

있는 현명하고 밤잠이 적은 노인, 아침 일찍부터 활을 챙기는 부지런한 사람, 밤중에 갑자기 덮칠지 모를 포식 동물을 감시할 야간 당번이 모두 필요했다.**
여름철에는 햇볕을 쬐면서 에너지를 얻어 사냥과 채집 활동을 하고, 겨울철에는 사냥이나 채집할 일이 많지 않으므로 에너지를 아껴야 했다. 졸다가도 위험이 닥치면 금세 경계 태세로 전환할 수 있어야 했고 먹을 게 부족하면 에너지를 보존할 줄도 알아야 했다.

이렇게 우리의 잠은 다양한 모습으로 또 역동적으로 진화했다. 농구 선수 르브론 제임스는 매일 12시간씩 자겠지만 방송인 테리 그로스의 수면 시간은 그만큼 길지는 않으리라 예상할 수 있는 것도 그래서다(라디오 토크쇼 〈프레시 에어〉 진행 외에 아무도 모르게 프로 역도 선수로 뛰고 있는 게 아니라면 말이다).

최적 수면 시간은 이렇게 복잡한 문제인데도 여러 기사에서 '8시간'은 자라고 단순화시켜서 보도하는데, 이는 정확한 내용이 아니다. 예를 들어 최근에 일본 노인들을 조사한 대규모 연구를 보면, 밤에 평균 5~7시간 자는 노인들이 그보다 짧게 또는 더 길게 자는 사람들보다 사망률이 낮고 시간 경과에 따른 치매 발생률도 가장 낮았다.[3] 여러분은 수면 시간이 5시간도 안 되면 건강에 악영향이 생긴다는 사실은 짐작했을지 몰라도, 그보다 길게 자는 것 또한 건강에 문제가 될 수 있다는 건 몰랐을 것이다. 가장 최근에 실시된 메타분석 연구***에서는 4만 3천 명이 넘는 연구 참가자들을 장기간 추적한 결과 잠을 오래 자는 사람(하루 수면 시간 8시간 이상)의 77퍼센트가 치매 위험성이 높아

** 주의 사항: 내가 여기서 설명하는 진화에 관한 내용은 모두 '다양성은 대체로 종의 생존에 유익하다'는 원칙에서 나온 추정이다. 선사시대 인류가 밤에 정말로 교대로 보초를 서는 모습이 자료로 남아 있지는 않다.

*** 여러 건의 연구에서 나온 데이터를 종합해서 가장 신뢰할 수 있는 결론을 도출하는 연구를 메타분석 연구라고 한다.

졌고 수면 시간이 짧은 사람(하루 수면 시간 6시간 미만)은 그렇지 않은 것으로 나타났다.[4] 매일 수면 시간이 6시간을 넘기지 않도록 조심해야 한다는 소리가 아니다. 뒤에서 다시 설명하겠지만, 이런 연구로는 개개인의 가장 적합한 수면 시간을 알 수 없다는 뜻이다.

연구마다 결과가 제각각인 이유는 무엇일까? 우선, 수면 시간이 '짧다'는 것의 의미도 연구자들 사이에서 완벽한 합의가 이루어지지 않았다.[5] 그래서 각 연구진의 판단 기준에 따라 수면 시간이 5시간 미만인 사람부터 7~8시간인 사람까지 수백 명, 수천 명이 전부 수면 시간이 짧다고 분류될 수 있다. 이런 데이터를 전부 종합한다면 똑같이 수면 시간이 '짧다'고 분류됐더라도 그 결과가 매일 5시간쯤 자는 사람들에게서 나온 것인지, 아니면 7시간 정도 자는 사람들에게서 나온 것인지 정확히 알 수 없다.

연구마다 결과가 다른 두 번째 이유는 수면을 측정하는 방식이 제각기 다르기 때문이다. "밤마다 대략 몇 시간 주무십니까?"라는 질문 하나로 참가자의 수면 시간을 분석하는 연구도 있고, 갖가지 도구를 활용해서 며칠에 걸쳐 참가자들의 수면 시간을 직접 추적하는 고생스러운 방법을 택하는 연구도 있다. 연구실에서 정밀한 장비를 활용해서 참가자의 수면 시간을 측정하기도 한다. 신문 헤드라인을 장식하는 연구 결과는 거의 다 대략적이고 어림짐작한 결과라고 볼 수 있다.

마지막(그렇다고 중요성이 떨어지는 건 아닌) 이유는 연구마다 표본이 다르기 때문이다. 연구 대상이 젊은 청년인 경우도 있고 노인인 경우도 있다. 병에 걸릴 위험이 있는 사람을 분석하는 연구도 있고 건강한 사람만 선별해서 분석하는 연구도 있다. 미국, 일본, 네덜란드, 튀르키예 등 연구가 진행되는 지역도 다 다르다. 이쯤 되면 여러분도 헤드라인에 내걸린 연구 결과로는 잠에 대한 모든 것을 알 수 없음을 잘 이해했을 것이다. 연구 내용을 자세히 들여다보면 그런 기사 내용이 얼마나 엉망인지 알 수 있다.

수면 시간에 관련하여, 거의 모든 대규모 연구에서 동일하게 나온 결론이 하나 있다. 수면 시간이 긴 사람, 밤마다 '대체로' 9~10시간 이상 자는 사람은 건강에 문제가 생길 가능성이 나이가 들수록 점점 커진다는 것이다.

그렇다면 절대 9시간 이상 자면 안 된다는 뜻일까? 밤에 자는 시간을 제한하거나 정해진 시간만 자야 할까? 그렇지 않다. 그 이유는 다음과 같다.

- **상관관계는 인과관계가 아니다.** 통계적으로 밤마다 9시간씩 자는 사람이 치매에 걸릴 확률이 더 높다고 해서 수면 시간이 긴 것이 치매의 '원인'이라고 할 수는 없다. 원인과 결과는 오히려 반대일 수도 있다. 즉, 치매와 관련이 있는 뇌 변화로 인해 잠을 더 많이 잘 수도 있다. 또는 잠을 많이 자는 것이나 치매가 모두 다른 원인으로 생긴 결과일 가능성도 있다. **몸이 9시간을 자야 한다고 결정했다면 억지로 수면 시간을 줄이지 않아도 된다.** 하지만 특정한 수면 시간 기준을 따르지 않으면 일찍 죽고 말 거라는 '생각'을 도저히 떨칠 수 없다면, 그건 3부에서 설명할 방법으로 해결해야 한다.
- 예를 들어 평소에 평균 7시간 정도 자는 사람도 가끔 더 오래 자기도 하고, 더 짧게 자기도 한다. **수면 시간은 계속 바뀔 수 있다.**
- '평균'의 문제는 **그 평균에 해당하지 않는 사람도 있다는 것이다.**[*]
- 특정 인구군 내에서 평균에 해당하더라도, **개개인에게 필요한 수면의 유형과 수면 시간은 특정 연구에서 도출된 평균과 일치하지 않을 수 있다.** 예를 들어 67세 일본인들을 연구한 결과는 대다수와 무관할 수 있다.

---

[*] 평균의 또 다른 문제점은 말이 안 될 때도 있다는 것이다. 내 남편과 내가 가진 고환은 평균 한 개다. 통계적으로는 분명 그렇지만 아무 의미가 없다.

- 그러므로 이런 결론을 내릴 수 있다. **올바른 수면은 하나로 정의할 수 없다. 일생의 각 시기에 우리 몸의 필요에 맞는 다양한 수면 형태·시간은 모두 건강한 수면에서 나온 것이다.**

왜 의사들은 밤에 7~9시간은 자야 한다고 할까?

신문 헤드라인에 적힌 내용을 좀 더 자세히 찾아보면, 미국수면재단이 정한 성인의 '적정' 수면 시간은 7~9시간이 아니라 5~11시간임을 알게 될 것이다.[6] 이번 장을 아예 통째로 할애해서 건강한 수면이란 무엇인지를 설명하고 있는 것도 그래서다. 건강한 수면은 숫자 몇 개로 요약할 수 없다.

또한 나는 공중보건 차원에서 전달되는 메시지와 개개인이 접하는 건강 관련 조언에는 늘 어긋나는 부분이 있다고 생각한다. 만성 불면증에 시달리는 사람과 달리, 잠을 잘 수 있는 '기회'는 충분하지만 스스로 그 기회를 저버리는 사람(예를 들어 밤을 새워 공부하는 대학생, 일과 결혼한 전문가 등)이 더 많을 가능성도 있다. 따라서 대다수에게 실제로 필요한 것보다 더 긴 수면 시간을 권장하는 헤드라인이 공중보건의 관점의 측면에서는 합리적이다. 대신 불면증을 겪고 있는 많은 사람, 충분히 자려고 성실히 노력하지만 사실 매일 8시간씩 잘 필요가 없는 노인들과는 무관한 이야기를 하는 셈이다.

밤잠만 수면인 건 아니다

지금까지는 밤에 자는 잠에 관해서 이야기했다. 하지만 밤잠만 이야기하는 건 파도를 이야기하면서 밀물과 썰물은 설명하지 않는 것과 같다. 잠은 단독으로 생기는 별개의 현상이 아니라 '일주기 리듬'이라고 불리는 더 큰 범위의 신체 리듬 중 한 부분이다. 영어에서 일주기를 뜻하는 'circadian'은 라틴어에서 '하루'를 뜻하는 'dian'과 '즈음'을 뜻하는 'circa'에서 나왔다. 그러므로 일주기 리듬은 '하루의 대략적인 리듬'이라고 할 수 있다. 몸 중심부의 체온, 호르몬 농도, 대사 기능, 집중력 지속 시간, 기분 등 매일 달라지는 것들이 이러한 일주기 리듬에 해당한다. 우리의 모든 경험은 밀물과 썰물처럼 일주기 체계 속에서 리듬에 따라 변화한다.

잠에 일주기 체계가 중요한 이유는 무엇일까? 나는 몇 년 전에 보스턴교향악단의 리허설을 본 적이 있다(대학원생 시절이라 본공연 표를 사기에는 너무 부담스러웠다!). 몇 곡은 정말 깜짝 놀랄 만큼 압도적이었다. 음악의 예술성 외에도, 연주자 100명이 연주하는 악기 100대가 마치 하나의 유기체가 된 것처럼 완벽하고 정확하게 음악을 만들어내는 경험은 늘 놀라움을 안겨준다.

어떤 면에서는 우리 몸도 오케스트라와 같다. 인체는 세포 수십억 개로 이루어졌고, 세포 대부분이 고유한 일주기 시계를 갖고 있다. 이 세포들이 하나의 조직, 기관, 기관계를 구성하고 조화롭게 '연주'해야 인체 기능이 유지된다. 세포 전체를 지휘하는 곳이 있다는 것도 오케스트라와의 공통점이다. 인체의 지휘자는 바로 시신경교차상핵이다. 나는 이 부분이 뇌의 핵 중에서 가장 과소평가되었다고 생각한다. 시신경교차상핵은 뇌 깊숙한 곳에 자리한 완두콩 한 알 크기의 작은 부분으로, 일주기 체계의 지휘를 맡고 있다. 10억 개의 '오케스트라 단원'들이 완벽한 타이밍에 조화롭게 연주를 이어가도록 하는 것이 이 '지휘자'의 역할이다. 지휘자가 지금이 하루 중 몇 시인지를 알면 모든 기능이 원활하게 수행되고 오케스트라는 음 하나하나를 멋지게 연주한다. 몸과 뇌도 언제쯤 졸음을 느껴야 하는지, 언제 잠에서 깨어나야 하는지를 비롯해 무엇을 언제 해야 하는지 잘 안다. 그러나 하루가 불규칙하게 흘러가면 지휘자가 지금이 몇 시인지 헷갈릴 수도 있다. 그렇게 되면 지휘자가 오케스트라를 제대로 이끌지 못하고, 수면과 기상을 포함한 모든 것이 어그러진다.

언제 자는 게 가장 좋을까: 나만의 일주기 유형 찾기

그렇다면, 일주기 체계의 지휘자가 제 역할을 다하고 일주기 체계의 기능이 원활히 돌아가도록 하려면 어떻게 해야 할까? 2부에서 설명하겠지만, 낮과 밤의 확실한 대비와 일정한 생활이 가장 중요하다. 이것이 지켜지면 뇌는 지금이 낮인지 밤인지를 아주 쉽게 구분하고 수면 시간, 기상 시간 등 중요한 생물학적 활동이 이루어지는 시간대를 안정적으로 유지한다.

"언제 자는 게 가장 좋은가요? X시부터 Y시 사이에 잠드는 게 가장 좋다고들 하던데요." 내가 환자들에게서 많이 듣는 질문이다. 하지만 잠을 '얼마나' 자야 하는지가 사람마다 다 다르듯이, '언제' 자연스럽게 잠이 오는지도 사람마다 다르다. 또한 잠이 오는 시간대는 평생에 걸쳐 바뀐다. 아이를 키워본 사람들은 잘 알 것이다. 다섯 살 때는 아침 6시부터 안방을 급습해 어서 일어나라고 아우성을 치던 아이가 열 살이 되면 정오가 다 되어야 일어난다. 지금은 밤 10시 반만 지나도 눈을 제대로 뜨고 있기도 힘든 사람도 대학생 시절에는 공부 때문이든 파티에 가서든 자정이 넘어도 기운이 팔팔했던 기억이 있을 것이다. 80대가 되면 더 이른 초저녁부터 졸음이 오고, 알람을 맞추지 않아도 동트기 전에 일어난다.

잠이 오는 시간대 그리고 각성 상태로 지내는 시간대에 따라 일주기 유형이 나뉜다. 저녁형 인간(또는 올빼미족, 늦게 자고 늦게 일어나는 사람들)과 아침형 인간(또는 종달새족, 일찍 자고 일찍 일어나는 사람들)이라는 말을 들어봤을 것이다. 인터넷에서 '내 수면 동물 찾기' 퀴즈의 형태로 자신의 일주기 유형을 대강 확인해본 경험도 있으리라. 하지만 우리가 키를 재는 것이 고정된 수치를 재는 게 아니라 연속되는 변화를 특정 시점에 측정하는 일이듯, 일주기 유형도 연속선상 중 어느 한 지점의 상태로 봐야 한다.

여기서 특히 강조하고 싶은 건 본질적으로 일주기 유형을 좋은 것과 나쁜 것, 건강한 유형과 그렇지 않은 유형으로 나눌 수 없다는 점이다. 우리는 올빼미족인 사람에게 '게으르다'는 오명을 씌우고 '적절한' 시간에 '일어나야 한다'고 이야기한다. 하지만 게으름과 부지런함은 일주기 유형과 아무 상관이 없다.

늦게 자는 사람들(즉 저녁형 인간)이 우울증에 걸리기 쉽다는 연구 결과가 있으나,[7] 이는 이들이 타고난 일주기 유형을 아침형 인간에 맞춰진 사회적 기준에 억지로 맞춰야 하는 데서 비롯되는 결과다. 그들의 타고난 일주기 유형이 문제가 아니라, 수업이 오전 8시에 시작하니 어쩔 수 없이 일찍 일어나야 하거나 주중에는 매일 오전 6시에 일어나고 주말에는 오전 9시까지 자느라 매주 평일마다 뉴욕과 로스앤젤레스를 오간 듯한 시차에 시달리기 때문이다. 타고난 일주기 유형대로 잘 수만 있다면, 그게 새벽 2시부터 오전 10시까지라고 해

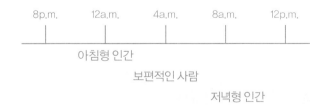

도 행복하고 건강하게, 생산적으로 생활할 수 있을 것이다.

일주기 유형과 일주기 리듬에 관해서는 6장과 16장에서 더 자세히 설명하겠다. 지금은 먼저 자신의 타고난 일주기 유형이 무엇인지부터 확인해보자. 아침과 저녁 중 언제 더 힘이 넘치고 생산적이라고 느끼는가? 반드시 해야 하는 일이 하나도 없고 간섭하는 사람이 (자신을 포함해서) 아무도 없는 휴가 기간에 자연스럽게 자고 일어나는 시간대는 언제인가? 살면서 자고 일어나는 시간이 자신에게 가장 잘 맞는다고 느낀 적이 있었다면, 그때 몇 시쯤 일어났나?

내 몸을 '거스르려고' 하지 말고 몸에 '협조'하는 것이 항상 더 쉽고 건강에도 유익하다는 사실을 기억하자. 낮에 일하는 시간을 유연하게 조절할 수 있는 여건이라면, 생산성이 엄청나다고 소문난 CEO들이 주로 일어나는 시각이라는 이유로 같은 시각에 일어나려고 애쓰지 마라. 마찬가지로 잠자리에 드는 시각을 그저 '적절한' 취침 시각이라는 이유로 마음대로 정하지 마라. 몸이 원하는 시각이 언제인지 귀를 기울여야 한다.

어떻게 해야 건강하게 잘 수 있을까?

지금까지 설명한 내용을 정리해보면, 숙면의 기준이 사람마다 다르고 시간이 지나면 그 기준도 변화한다는 것이 유일한 '규칙'이다. 숙면의 알고리즘에 어떤 변수들이 작용하는지 다 알 수가 없고 그나마 아는 변수도 대부분 마음대로 조절할 수 없다면, 어떻게 적절한 시점에 적절한 시간만큼 잘 수 있을까?

참 까다로운 문제다. 잘 자는 사람들에게 "어떻게 그렇게 자?"라고 물으면 아마 이런 대답이 돌아올 확률이 높다. "몰라. 그냥 자는 거야."

열 받을 것 없다. 그렇게 대답하는 사람들이 혼자만 잘 자려고 이기적으로 숙면의 비밀을 감추는 게 아니다. 그 어려운 일이 자신들에게는 누워서 떡 먹기라고 잘난 척하는 것도 아니다. 정말로 어떻게 그렇게 잘 자는지 모를 뿐이다! 잘 자려고 노력해본 적이 한 번도 없는 사람이 잘 자는 이유를 알 리가 없다. 그런 사람들은 잠에 관해 깊이 생각해본 적도 없을 것이다.

다행스러운 건, 잠과의 관계가 좋아지면 의식적으로 계산하고, 조절하고, 관리하고, 계획을 세우고, 전략을 마련하고, 고생할 필요가 없다는 것이다. 우리 뇌가 뒤에서 다 알아서 하고 우리는 정말 짜증이 치밀 만큼 쿨쿨 잘 자는 동료처럼 그냥 잠을 즐기기만 하면 된다. 잠과 이런 관계가 되려면 다음 두 가지를 실천해야 한다.

1 몸에 귀 기울이는 법을 알아야 한다.
2 자신의 어떤 행동과 태도가 숙면을 방해하는지 알아야 한다.

이 책의 나머지 부분에서 바로 이 두 가지를 설명한다. 첫 번째를 잘 실천하려면 자신에게 필요한 수면 시간을 정확히 알고 있다는 생각, 또는 적정 수면 시간을 정확히 파악할 수 있다는 생각부터 버려야 한다. 이런 생각들은 정말 끈질겨서 "밤에 30분씩만 더 잘 수 있으면 모든 게 다 좋아질 텐데", "8시간 자는 건 바라지도 않아, 그래도 최소 X시간은 자야 하잖아?" 같은 생각으로 형태만 조금 바뀌어서 계속 나타나곤 한다.

내가 여러분에게 권장하는 건 생각이 아닌 느낌이다. 무엇보다 '졸린' 것이 어떤 느낌인지 알아야 한다. 순수한 호기심으로 자신에게 이런 질문을 던져보자. "졸릴 때와 피곤할 때 몸은 어떤 느낌인가? 지금 피곤한지 졸린지 어떻게 알 수 있나? 그럴 때 눈은 어떤 느낌이 드는가? 머리, 손, 다리는?" 바꿔야 할 것도 없고, 없던 느낌을 새로 만들어낼 필요도 없다. 뭐든 느껴지는 대로 느껴보자.

그게 다냐는 생각이 든다면, 그게 핵심이다. **뭔가 '해야 한다'는 마음가짐을 '알아차리자'는 마음가짐으로 바꾸는 것이 잠과 건강한 관계를 회복하는 여정의 출발점이다!** 부부 상담에서도 가장 첫 단계는 서로의 말에 귀를 기울이는 것이라고 하지 않는가?

다음 장에서는 불면증이 정확히 무엇인지 그리고 그보다 더 중요한 '무엇이 불면증이 아닌지' 자세히 설명한다. 불면증이 생기는 과정을 단계별로 쭉 알고 나면 불면증의 그늘에서 빠져나오는 데 도움이 될 것이다.

- 건강한 수면은 다양하며 변화한다. 우리 모두 제각기 다른 존재인 것과 같다. 그리고 한 사람의 건강한 수면 역시 매일, 매주, 매년 달라진다.

- 수면에는 여러 유형(흔히 '단계'라고 한다)이 있다. 수면 단계는 전부 유익하고 중요하다. 자는 동안 이러한 단계들이 뇌에서 어느 정도 예측할 수 있는 패턴으로 나타나지만, 수면의 구조는 그때그때 필요에 따라 크기와 형태가 조정된다. 일반적으로 건강한 사람에게 필요한 '깊은' 수면 시간은 하루 수면 시간 중 15∼20퍼센트에 불과하다.

- 적정 수면 시간은 연구마다 결과가 다양하며, 8시간이 성인 대다수에게 최상의 답은 아니다. 현재 자신에게 '가장 적절한' 수면 시간을 알아내는 유일한 방법은 몸에 귀를 기울이는 것(그리고 몸이 하려는 걸 방해하지 않는 것)이다.

- 수면 시간만큼 취침 시각과 기상 시각도 중요하다. 이 두 가지 역시 사람마다 다르고 생애 단계에 따라 변화한다. 자신의 일주기 유형이 무엇인지 알고, 몸이 원하는 흐름을 거스르기보다 협조하자.

- 자신만의 건강한 수면을 찾고 싶다면, 뭔가를 해야 한다는 마음을 '알아차리자'는 마음가짐으로 바꾸는 법부터 배워야 한다. 즉, 판단이나 노력을 배제하고 '졸릴 때' 몸에 어떤 느낌이 드는지 인지하는 것이 시작이다. 그것이 숙면을 위한 첫 번째 과제다.

2

불면증이
생기는 이유

성공한 데이터 과학자인 케이트는 남편과 함께 일곱 살짜리 쌍둥이 사내아이 둘을 키우고 있다. 그는 사람들이 '활력이 넘친다'고 표현하는 사람이었다. 지금도 대체로 건강하고 활기찬 편이지만, 지난 몇 년은 밤마다 벌이는 고투 때문에 모든 게 짓눌린 기분으로 살았다. 매일 밤 잠자리에 들 때마다 겁부터 날 정도다. 분명 밤새 뒤척이며 머릿속에서 날뛰는 생각들을 가라앉히려고 애쓸 게 뻔하기 때문이다. 때로는 몇 시간씩 그러기도 한다. 겨우 잠들어도 자꾸 다시 깨서 성난 눈으로 벌겋게 번쩍이는 알람시계를 보며 잘 수 있는 시간이 계속 줄어들고 있음을 확인한다. 루네스타는 되도록 안 먹으려고 하지만 새벽 2시까지 잠을 이루지 못할 때면 절박한 마음에 어쩔 수 없이 약을 집어 든다. 어떤 날은 몸이 너무 힘든 상태로 깨어나 부엌에 홀로 앉아 다른 식구들이 깨기 전에 몇 분간 펑펑 울기도 한다. 잠을 거의 못 자고 이렇게 피곤한 몸으로 하루를 어떻게 보내야 할지, 하루를 시작하기도 전부터 이미 완전히 나가떨어진 기분이 든다.

불면증이란 무엇일까?

의과대학에 다녀야만 불면증이 뭔지 알 수 있는 건 아니다. 간단히 말해 잠들지 못하거나 잠든 상태가 유지되지 못하는 것이 심각한 정도에 이르면 불면증이다. 대다수가 살면서 최소한 몇 번은 불면증을 겪는다. 아침 일찍 비행기를 타야 할 일이 생기면 전날 밤에 제대로 못 자고, 연인과 싸워서 며칠씩 밤잠을 못 이루기도 한다. 면접이나 결혼식을 앞두고 있거나, 디즈니랜드에 가기 전날도 마찬가지다. 모두 지극히 정상적인 현상이고 아무 문제가 되지 않는다.

하지만 불면장애라고도 하는 '만성' 불면증은 문제가 된다. 만성 불면증은 어쩌다 한 번 며칠 정도 잠을 제대로 못 자는 수준을 넘어선 것으로, 진단 기준은 다음과 같다.[1]

- 밤에 자야 하는 시간 중 절반 이상을 잠들지 못하거나 잠든 상태가 유지되지 않는 경우.
- 불면증이 2개월 이상 지속되는 경우.
- 불면증으로 낮에 기분과 기능, 신체 에너지, 건강에 문제가 생기는 경우.
- 저녁에 커피를 많이 마시거나, 야간 경비 일을 하거나, 밤에 생길 수 있는 위급한 일에 대응해야 하거나, 침실 창문 바로 앞에서 큰 소리가 울려대는 등 잠을 이루지 못하는 뚜렷한 외부 요인이 없는데도 불면증을 겪는 경우.
- 불면증의 원인이 될 수 있는 신체질환이나 정신질환, 다른 수면장애가 없거나 이런 질환이 치유된 후에도 불면증이 계속되는 경우.

무엇이 불면증이 '아닌지' 아는 것도 무엇이 불면증인지를 아는 것만큼 중요하다. 엉뚱한 문제를 해결하겠다고 쫓고 싶지 않다면 말이다. 지금부터는 불면증에 관해 잘못 알려진 정보들을 바로잡아 보자.

특정한 수면 시간을 채우지 못하는 건 불면증이 아니다

앞선 불면증 진단 기준에 **수면 시간이나 깨어 있는 시간에 관해서는 정해진 기준이 없다**는 것을 눈치챘을 것이다. "잠들지 못하거나 잠든 상태가 유지되지 않는 경우"라는 모호한 표현은 내가 일부러 쓴 것이다. '수면 시간이 X시간보다 적은 경우'나 '잠드는 데 Y분 이상 걸리는 경우', '자다가 Z회 이상 깨는 경우' 같은 기준으로는 불면증을 정의할 수 없다. 불면증의 기준은 대부분 주관적이다. 잠드는 데 10분 정도 걸려도 그것이 본인의 생활에 큰 방해가 되고 하루를 망치는 원인이 된다면 '쉽게 잠들지 못하는 문제'를 겪고 있다고 봐도 된다. 반대로 불을 다 끄고 잠자리에 든 후 60분 정도가 지났는데도 잠들지 못했지만 그로 인해 아무런 문제도 생기지 않는다면, '쉽게 잠들지 못하는 문제'가 있다고 볼 수 없다.

불면증은 밤에만 겪는 문제가 아니다

장담컨대 불면증으로 밤에만 괴로워하는 사람은 없다. 분명 낮에도 잠 때문에 조바심을 느끼고(그럴 만도 하다) 불면증이 일상 속 생각과 감정의 한 부분을 차지하고 있을 것이다. 케이트처럼 잠자리에 들기 전부터 자기가 두렵거나, 수면에 문제가 될 수 있다는 염려로 저녁 일정을 바꾸는 사람도 있을 것이다. 불면증에 시달리면 몸 상태도 안 좋아진다. 피곤하고, 생각이 명료하지 않고, 쉽게 화를 내고, 잠만 제대로 잘 수 있다면 더 행복하고 더 생산성 있게 살 수 있으리라는 기분에 사로잡히기도 한다.

불면증은 24시간 지속되는 문제다. 낮에 겪는 영향은 불면증으로 발생하는 모든 문제의 절반 이상을 차지한다. 또한 불면증에서 벗어나려고 바꿔야 하는 것들은 거의 다 깨어 있을 때 해야 하는 일들이다. 희소식은 그래도 의식이 있을 때니까 스스로 통제할 수 있는 부분도 훨씬 더 많다는 것이다!

불면증은 단순한 스트레스 증상이 아니다

불면증이 있는 사람들은 스트레스를 잘 관리하면 불면증에서 벗어날 수 있다는 조언을 많이 듣는다. 수년째 불면증에 시달린 사람들에게는 참 절망적인 소리다. 만성 불면증 환자는 스트레스가 특별히 심한 날보다는 그렇지 않은 날이 더 많고(불면증으로 받는 스트레스를 제외하고), 그 말대로 스트레스를 줄여보려고 '자기관리'와 명상을 해봐도 별 도움이 안 된다는 걸 깨닫는다. 스트레스가 유독 심한 시기에 처음 불면증이 생겼더라도, 만성 불면증이 될 만큼 문제가 장기간 지속되는 이유는 대부분 다른 데 있다(이번 장 끝부분에 나오는 '지속 요인' 참고). 물론 너무 커진 스트레스와 불안감이 온갖 생각이 마구 날뛰도록 기름을 붓는 바람에 잠들지 못하는 경우도 분명히 있다! 그래서 불면증을 겪는 게 틀림없다고 생각할 수도 있지만, 정말로 잠이 쏟아지면 머릿속에서 생각이 날뛸 수가 없다는 사실을 알아야 한다. 이게 다 무슨 소리인지는 이 책에서 자세히 알게 될 테니 너무 걱정하지 마라.

불면증은 뇌 화학물질의 불균형이나
뇌 특정 영역의 기능 이상으로 생기는 병이 아니다

뇌는 우리의 모든 경험, 우리가 하는 모든 것과 관련이 있다. 예를 들어 과민성대장증후군도 뇌의 세로토닌 체계에 영향을 준다(그리고 영향을 받는다). 마찬가지로 불면증을 겪는 사람과 그렇지 않은 사람의 뇌 기능에는 다소 차이가 있고, 특히 과잉 각성(2부에서 자세히 설명한다)에서 차이가 나타난다. 파킨슨병은 기저핵이 망가지고 도파민이 부족해서 생기는 병이다.* 하지만 만성 불면증의 '원인'은 뇌의 어떤 부분이 망가졌거나 특정한 신경 화학물질이 부족한 것이 아니다. 뇌 화학물질에 영향을 주는 치료제나 신경외과 수술 없이도 불면증을 해결할 수 '있다'는 사실로도 알 수 있다. 정말로 그렇다. 잠과의 사이를 가로막는 장애물을 체계적으로 바꾸기 시작하면, 불면증의 진짜 범인은 '화학물질의 불균형'이 아니라 의외로 시시한 것, 스스로 조절이 가능한 범위 안에 있음을 알게 될 것이다.

일반적인 오해: 불면증은 치료가 안 된다

불면증은 불분명하고 치료할 방법이 없는 생물학적인 문제라는 오해가 널리 퍼진 듯하다. 심지어 저명한 과학자, 의사 중에도 그렇게 이야기하는 사람들이 있다. 다른 수면장애(예를 들어 수면무호흡증, 기면증 등) 분야에서 유명하고 존경받는 수면 전문의들도 불면증은 미지의 문제고 평생 안고 살아야 하니 그냥 받아들이라고 이야기할 때가 있다.

분명히 강조하지만, 불면증은 치료할 수 있다. 나와 같은 행동수면의학 전문가가 하는 일의 핵심이 모든 형태의 불면증을 치료하는 일이고, 치료는 대부분 아주 성공적이다. 행동수면의학 전문가는 불면증이 지속되도록 만드는 생물학적인 요인(그리고 다른 요인들)을 잘 알고, 그걸 해결한다. 불면증행동치료는 미국수면의학회가 정한 표준 치료법인데 안타깝게도 이런 효과가 의학계 전체에 널리 알려지지 않았다. 행동수면의학을 '대체'할 수 있는 건 없다! 그러니 불면증은 치료할 수 없는 병이라고 낙담하지 마라.

---

* 이건 파킨슨병을 아주 간단히 압축한 설명이다. 내 박사 학위 연구 주제가 파킨슨병과 수면, 일주기 리듬과의 관계였으므로 내게는 특별한 의미가 있는 병이기도 하다. 내 연구에 자발적으로 참여해준 환자들께는 평생 감사하며 살 것이다.

잠을 제대로 못 자는 게 가족 내력이라도
무조건 불면증에 시달릴 운명은 아니다

내가 만나는 환자 중에는 자신이 어릴 때부터 잠을 제대로 못 잤다고 이야기하는 사람이 많다. 부모님이 "평생 불면증에 시달리셨다"고 하는 사람도 많다. 그런 경우 자연히 자신도 평생 수면 문제에 시달릴 운명이라고 생각할 수도 있다.

아기들이나 어린이들을 생각해보자. 아기가 밤에 잠을 장시간 쭉 못 잔다는 건 라자냐가 맛있다는 말처럼 당연한 소리다. 어린이도 마찬가지다. 아이들이 '잠을 통 못 자는' 건 유전자의 잘못이 아니다(이 문제만큼은 부모의 잘못도 아니다). 아이는 원래 자기 앞에 놓인 여러 경계를 시험해보고 부모의 조건 없는 사랑을 적극 활용하도록 만들어진 존재다. 그래서 자다가 부모를 여러 번 호출하거나, 한밤중에 깨서 달래주길 바라는 습관이 쉽게 생긴다. 몽유병, 야경증(376쪽 참고), 야뇨증 등 잠을 방해하는 다른 문제도 어릴 때 흔히 겪는다.

청소년기는 수면에 있어서 더더욱 불행한 시기다. 생물학적 특성상 저녁형 인간으로 태어났다면, 어처구니없을 정도로 이른 시각에 시작하는 1교시에 늦지 않으려고 생활 패턴을 억지로 맞춰야 하는 데다(이와 관련된 불만은 밤새도록 이야기해도 부족하리라) 사회적인 압박, 공부 압박에 시달리고 독립하고 싶은 욕구는 날로 폭발하는 등 수면에 영향을 주는 일들이 태산이다. 부모들을 괜히 겁주려고 이런 이야기를 늘어놓는 게 아니다. 여기서 분명히 말하고 싶다. **아기일 때, 어릴 때, 청소년기에 '잠을 통 못 자던' 사람이라고 해서 근본적으로 수면에 문제가 있는 건 아니다.**

부모님이 불면증 환자였다면? 불면증은 가족 내력이 될 수 있을까? 헌팅턴병은 유전성이 크고 부모가 환자면 동전 던지기와 같은 확률로 자식도 환자가 될 수 있지만, 불면증은 그런 병이 아니다. 유전자가 불면증에 영향을 줄 수는 있다. 최근에 130만 명이 넘는 연구 참가자의 유전체 전체를 분석해 상관 관계를 조사한 연구에서는 불면증과 관련되었을 가능성이 있는 유전자 좌위 202곳이 발견됐는데, 그걸 전부 합쳐도 표현형 변이에서 차지하는 비중은 7퍼센트에 불과하다.[2] 무슨 소리냐면, 동생(또는 딸, 친구, 이웃)은 불면증이 없는데 자신만 불면증에 시달리는 모든 이유 중에 유전자가 원인일 가능성은 극히 낮다는 이야기다. 유전자와 상관없는 부분은 바꾸기가 훨씬 쉬우므로 이는 반가운 사실이다.

수면장애는 엄청나게 다양하며, 그 모든 문제를 불면증으로 통칭할 수는 없다

어떤 웹사이트를 보면 (그리고 해묵은 의학 교과서도) 일차성불면증, 이차성불면증, 수면시작불면증, 수면유지불면증, 정신생리불면증, 역설적불면증(모순불면증), 특발성불면증, (그 외 다른 각종 문제로 인한) 불면증 등 불면증의 종류를 무수히 제시한다. 복잡해 보이는 용어 때문에 겁먹을 필요 없다. 이제는 이 모든 불면증이 전부 기본적으로 같은 원리로 발생한다는 사실이 밝혀졌다.

예를 들어 과거에는 일차성불면증과 이차성불면증을 구분했다(후자는 이제 의미를 더 정확히 살린 '공존불면증(동반성불면증)'으로 불린다). 일차성불면증은 불면증 외에 다른 건강 문제가 없는 경우고, 이차성불면증 또는 공존불면증은 불면증과 함께 암·만성 통증·우울증 등 수면에 문제가 생길 수 있는 다른 심각한 건강 문제가 있는 경우를 가리킨다. 동반질환이 있으면 잠들기가 어려울 수 있다. 하지만 그런 병이 생겼다고 무조건 '만성' 불면증이 따르는 건 아니다. 처음에는 병으로 생긴 통증이나 불안이 불면증을 촉발했더라도 반드시 장기적인 불면증으로 이어지지는 않는다. 만성 불면증은 수면에 문제가 생겼을 때 우리가 반응하는 방식으로 인해 생기고, 그런 반응은 스스로 바꿀 수 '있다'.

일차성불면증에 도움이 되는 방법은 공존불면증 개선에도 도움이 되며, 불면증이 나아지면 함께 앓고 있는 다른 병도 나아지거나 더 수월하게 극복할 수 있다.

불면증의 종류가 복잡해 보여도 너무 연연하지 마라. 불면증은 그렇게 복잡하지 않다. 단기적인 불면증인지, 아니면 장기간 지속된 불면증인지만 구분하면 된다. 이 책을 읽는 여러분은 몇 주 이상 불면증과 싸웠으리라고 예상되므로, 지금부터 내가 '불면증'이라고 하는 건 장기간 지속된 만성 불면증이라고 생각하면 된다.

불면증과 만성 수면 부족은 다른 문제다

여러분이 투덜대는 소리가 여기까지 들린다. 이게 무슨 정신 나간 소리냐고들 생각할 것이다. 불면증이 있다는 건 잠을 충분히 못 잔다는 건데, 대체 뭐가 다르냐고 말이다. 하지만 이렇게 생각해보자. **잠이 진짜 부족하면 심하게 졸려야 한다**(졸린 것과 피곤한 것은 다르다).* **음식을 충분히 먹지 못하면 배가 심하게 고픈 것처럼, 너무 졸리면 금세 곯아떨어져서 오래 잘 수 있어야 한다. 그리고 쉽게 잠들고 오래 자는 건 불면증이 아니다.**

이렇게 생각해볼 수도 있다. 전쟁 중 적에게 잡힌 포로가 잠을 못 자게 하는 고문을 당한다고 상상해보자. 졸려서 고개가 기울어질 때마다 차가운 물에 빠뜨리고 깜짝 놀라도록 시끄러운 소리를 내는 등 신체에 큰 고통이 가해질 것이다. 그럴수록 잠은 더 쏟아지고 도저히 깨어 있을 수가 없는 지경에 이른다. 결국에는 너무 졸린 나머지 얼음 위에 세워놓고 귀에다 뿔피리를 불어

---

* 불면증을 이해하려면 '졸림'과 '피곤함'을 구분하는 것이 아주 중요하다. 피곤한 것은 지치고, 고갈되고, 기운이 다 빠지고, 지루하고, 몸에 힘이 없는 것이고 졸린 건 곯아떨어지기 직전 상태다. 이 책에서 계속 강조하는 차이점이다.

대도 잠이 든다. 다시 말해 **잠이 부족하면 졸음이 쏟아진다**. 불면증은 잠을 '못 자는 것'이며(고문 기구라고는 하나도 없이 침대에 가만히 누워 있는데도!), 잠을 못 자는 건 잠이 부족하지 않다는 직접적인 증거다.

이를 보여주는 대표적인 연구 결과도 있다.[3] 연구진은 불면증이 있는 사람(잠들지 못하거나 잠이 유지되지 않는 문제에 만성적으로 시달리는 사람) 열 명, 이들과 다른 특징은 거의 비슷하지만 불면증이 없는 열 명을 모집했다. 그리고 먼저 불면증 환자들을 대상으로 밤새 수면다원검사를 진행했다. 수면다원검사는 뇌파와 근육의 활성도, 안구의 움직임, 심장 리듬, 기타 생리학적인 활동을 추적 관찰하는 정확한 수면 검사법으로, 이 같은 여러 경로로 피험자가 잠들었는지를 분 단위로 판독한다. 이어서 연구진은 두 그룹의 피험자를 두 명씩 짝지어서 같은 방법으로 피험자들이 잠들었는지 판독했다. 이 두 번째 검사에서는 불면증이 있는 짝이 잠들 때까지 불면증이 없는 사람도 잠들지 못하게 하고, 불면증이 있는 짝이 자다가 깨면 불면증이 없는 사람도 깨워서 짝이 깨어 있는 시간만큼 똑같이 깨어 있도록 했다. 원래 잘 자는 사람들을 일주일 동안 연속으로 이렇게 못 자게 하고 깨워서, 불면증이 있는 사람의 수면 패턴과 수면 시간을 거의 똑같이 '직접 체험'하도록 한 것이다. 어떤 결과가 나왔을까? 뚜렷하게 나타난 결과부터 살펴보자. 원래 잘 자던 사람들은 다음과 같은 가벼운 수면 부족 증상을 보였다.

- 졸음 증가.[**]
- 긴장 감소.

[**] 연구진은 조용하고 어두운 방에서 낮잠을 자라고 했을 때 잠들 때까지 걸리는 시간을 측정하는 간단한 방법으로 졸음 수준을 평가했다. 잠드는 시간이 짧을수록 더 심하게 존다고 보았다. 이러한 검사를 '다중수면잠복기검사(또는 반복적입면잠복기검사)'라고 한다.

- 체온 저하.
- 활력 감소.
- 수면 문제를 과소평가하는 경향(밤에 깨어 있었던 시간을 실제보다 짧게 기억함).

대부분 별로 놀랍지 않은 결과다. 원래 잘 자던 시간에 잠이 깨면 잠이 부족해지고, 일주일 내내 그런 상황이 반복되면 어느 정도 문제가 생긴다. 위의 결과 중에 유일하게 놀라운 항목은 긴장이 '감소'했다는 것이다. 잠을 조금 박탈당해도 크게 신경 쓰거나 날카로워지지 않았다는 의미다.

이와 달리 불면증 환자들에게서는 놀라운 결과가 나왔다. 이 연구에서 불면증 환자에게는 아무 개입도 하지 않았다는 사실을 기억하자. 그저 평소대로 자도록, 불면증도 원래대로 겪도록 두었다. 따라서 일주일간 진행된 검사에서 나온 결과는 일부러 잠을 깨우는 요소가 전혀 없는 상태에서 쉽게 잠들지 못하거나 잠이 길게 유지되지 않아서 나온 자연스러운 결과라고 할 수 있다. 이들에게서 나타난 결과는 다음과 같다.

- 졸음 '감소'.
- 긴장 '증가'.
- 체온 '상승'.
- 활력 변화에 관한 데이터는 없음.
- 수면 문제를 '과대평가'하는 경향(잠드는 데 걸린 시간을 실제보다 길다고 인식함).

활력에 관한 정보가 없다는 것만 제외하면(정말 궁금한 부분이라 아쉽다), 평소에 잘 자는 사람들과 똑같은 패턴으로 잠을 잤는데도 결과는 '정반대'다. 여기에 보너스 결과가 있다. 연구진은 각 쌍의 수면 패턴을 최대한 정확히 일치시키려고 했지만 수면 단계까지 통제할 수는 없었는데, 검사 결과 각 쌍의 수면 단계는 대부분 비슷한 패턴이었으나 깊은 수면 시간은 일주일간 불면증을 체험한 사람들보다 불면증 환자들이 '더 길었다.'

이는 이렇게 요약할 수 있다. **수면 패턴이 비슷해도 두 그룹에서 나타난 생물학적인 반응에는 차이가 있었고**(일부는 정확히 정반대였다), **이는 불면증과 수면 부족은 다른 문제이며 발생하는 영향도 다르다는 것을 의미한다.** 불면증으로 나타나는 증상들, 가령 긴장이 증가하고 피곤한데도 정신이 말짱한 증상들은 잠이 부족해서 생기는 증상이 아니라는 의미다. 그러한 증상의 원인은 '다른 데' 있다(스포일러: 뒤에서 설명하겠지만, 범인은 과잉 각성이다).

불면증과 만성 수면 부족을 '동시에' 겪는 예외적인 경우도 있다. 수면 무호흡증이나 다른 수면장애, 심각한 외상후스트레스장애post traumatic stress disorder(이하 PTSD)로 인해 잠을 충분히 못 자고, 졸려도 과잉 각성이 졸음을 덮을 만큼 심한 사람들도 이런 경우에 포함된다. 이 두 가지 문제를 한꺼번에 겪어도 불면증은 치료 가능하다.

불면증으로 잠을 거의 못 자는데도 어떻게 수면이 부족하지 않을 수 있을까? 몇 가지 이유를 정리해보면 다음과 같다.

1 밤에 잠을 거의 못 자는 날도 있지만 평균적으로는 수면 시간이 충분할 수 있다.

우리는 바로 전날 밤의 수면 상태와 불면증이 최악이었던 날을 더 많이 기억하는 경향이 있다. 내가 만나는 환자들도 대부분 밤마다 4시간밖에 못 자고 운이 좋으면 5시간쯤 잔다고 이야기한다. 하지만 매일 수면 일기를 쓰고 아침 식사 후에 다시 침실로 가서 30분쯤 더 자거나 저녁 식사 후 TV를 보면서

15분쯤 조는 시간까지 전부 수면 시간으로 기록하다 보면 하루에 4~5시간을 자는 날도 있지만 6~7시간을 잘 때도 있고 그보다 더 길게 자는 날도 있음을 깨닫는다. 사흘 연속으로 잠을 통 못 자다가 9시간을 실컷 '몰아서' 자는 날도 있다. 이런 경우 수면의 '질'이 좋다고는 할 수 없고 본인은 푹 쉬었다는 기분이 들지 않을 수도 있지만 일주일, 또는 2주 동안 수면 시간을 모두 합하면 잠이 부족할 만큼 수면 시간이 짧은 건 아닌 경우가 많다.

2   잠이 생각만큼 그렇게 많이 필요하지 않을 수도 있다.

앞장에서 잠은 반드시 8시간씩 자야 한다는 생각이 왜 잘못됐는지 설명했다. 사람마다 필요한 수면 시간은 다르고, 살면서 계속 바뀐다. 매일 6시간 30분 정도 자는 사람이 자신은 잠이 부족하다고 걱정할 수도 있고, 정말로 그 정도로는 잠이 부족한 사람도 있지만 지금 당장은 전혀 부족하지 않은 사람도 있다.

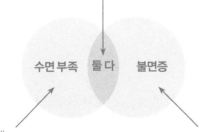

• 다른 수면장애(폐쇄성수면무호흡증 등)
• 잠을 방해하거나 과도한 각성 상태를 키우는 다른 질병 및 정신질환
  (PTSD, 심각한 통증 등)

수면 부족   둘 다   불면증

• 공부·파티로 밤샘
• 직장·가족 일로 잘 시간이 부족함
• 수면을 심각하게 방해하는 요소가 있는 환경
  (24시간 일주일 내내 돌봐야 하는 신생아가 있는 경우 등)

• 잘 기회는 충분함
• 수면에 방해가 되는 뚜렷한
  외부 요인이 없음

3   실제 수면 시간은 뇌가 인식하는 것보다 더 길 수도 있다.

불면증의 풀리지 않은 수수께끼 중 하나는 우리가 잠을 인식하는 방식은 물론 스스로 인지하는 수면 시간도 달라질 수 있다는 점이다. 예를 들어 잠들기까지 몇 시간이 걸렸다고 생각하는 사람도 뇌파를 측정하면 20분 만에 잠들었다는 결과가 나올 수 있다. 이런 현상을 '역설적불면증(모순불면증)'이라고 한다. 만성 불면증인 사람들은 정도에 차이가 있어도 거의 공통적으로 이런 현상을 겪는다는 사실이 밝혀졌다.

불면증 증상을 괜히 과장한다거나, 다 혼자만의 착각이라는 소리가 아니다. 불면증은 다른 의학적인 문제들처럼 실제로 일어나는 일이고 나는 환자의 경험을 100퍼센트 믿는다. 하지만 나는 우리 뇌가 때때로 우리의 인식을 속이기도 한다는 사실도 잘 알고 있다. 차가 갑자기 고장 났을 때 너무 화가 나서 괜히 차를 발로 뻥 차버리면 세상에서 이보다 더 아플 수는 없을 듯한 통증이 발가락을 공격하지만, 월드컵 경기에서 득점한 축구 선수는 방금 공을 찬 발가락에 통증 같은 건 전혀 느끼지 못한다.

불면증을 겪는 사람들은 잠이 얕은 단계(1~2단계)일 때 자신이 전혀 잠들지 못했다고 느낄 수 있다. 하지만 수면 기술자가 이들의 뇌파를 확인해보면 불면증이 없는 사람들의 뇌와 똑같은 수면 단계가 나타나기도 한다.[4] 수면 단계 중 2단계가 전체 수면 시간의 절반을 차지한다고 했던 설명을 기억하는가? 이 단계는 비중이 큰 만큼, 뇌는 자고 있었지만 자신은 잠들지 않았다고 느낄 확률도 높다. 잠들면 의식이 없으므로 시간이 얼마나 흘렀는지 인식하지 못한다는 점도 고려해야 한다. 새벽 1시를 가리키는 시계를 보고 절망하며 돌아눕고는 자려고 애를 쓰다가 시간이 정말 안 간다고 느끼면서 다시 시계를 쳐다보니 새벽 2시였다면, 실제로는 그사이에 '일정 시간' 잠들었음에도 1시간 내내 완전히 깨어 있었다고 느낄 수 있다. 지루하고 절망감을 느낄 때는 시간이 더 느리게 간다고 느끼므로 더더욱 그렇다.

렘수면 시간도 같은 영향을 받는다. 일반적으로 사람들은 렘수면 단계일 때 가장 깊이 잠들고 비렘수면 단계일 때 잠이 가장 얕다고 느낀다.* 그런데 불면증 환자 중에서는 렘수면 단계에서 깊이 만족스럽게 잤다고 느끼지 않는 수면 인식 유형이 흔하다.[5] 렘수면은 전체 수면 시간 중 상당 부분을 차지하므로 (약 25퍼센트) 자연히 이들은 자신이 밤새 잠을 제대로 못 잤다고 느낀다.

이외에도 다른 요인 때문에 자신의 수면 시간을 왜곡해서 추측하기도 한다. 한 연구에서 6천 명이 넘는 사람들을 대상으로 조사했는데,[6] 연구 참가자의 수면 시간을 확인하는 방식에 따라 결과가 크게 달라지는 것으로 확인됐다. 특히 "평소에 평균적으로 몇 시간을 주무십니까?"라고 물었을 때 나오는 대답은 7일 동안 참가자가 직접 수면 일기를 썼을 때 나온 결과보다 수면 시간이 20분 정도 축소되는 경향이 있는 것으로 나타났다. 우울증 증상이 있는 사람은 최대 20분 적게 이야기하고 불안 증상이 있는 사람은 35분, 고혈압이 있는 사람은 37분까지 수면 시간을 적게 이야기했다. 다른 건강 문제가 있거나 현재 실직 상태인 사람들에게도 이러한 차이가 나타났다. 안타깝게도 불면증이 있는 사람들은 우울증과 불안 증상, 다른 건강 문제도 함께 겪는 경우가 많으므로 실제보다 자신이 덜 잔다고 느낄 가능성이 크다.

하지만 이런 기이한 인식 문제를 영원히 안고 살아야 하는 건 아니다. 나와 동료들은 불면증 환자 수천 명을 상대로 치료 전후에 방대한 분석을 진행한 결과 불면증인지행동치료로 수면을 훨씬 더 정확히 인식하는 능력이 회복

---

* 아이러니하게도 실제 수면의 깊이는 이런 생각과 정반대다. 렘수면 단계일 때 잠이 가장 얕고, 밤에 잠자리에 든 후 초반 몇 시간 동안 이어지는 비렘수면 단계에 가장 깊이 잠든다. 이를 통해 우리는 불면증이 없는 사람도 인식과 실제가 얼마나 복잡하게 다른지를 알 수 있다.

될 수 있음을 확인했다.

4　컨디션이 엉망인 건 '잠을 충분히 못 자서'가 아니라 다른 이유 때문일 수도 있다.

내 말에 이렇게 반박할 수도 있다. "당신 말이 맞고 내가 정말로 수면 부족이 아니라면, 대체 왜 잠이 부족할 때처럼 피곤하고, 집중력과 기억력이 떨어지고, 쉽게 발끈하고, 내 능력을 100퍼센트 발휘하지 못한다고 느끼는 거죠?"

잠이 부족하면 분명 그런 문제들이 생길 수 있다. 하지만 거꾸로 스트레스·피로·저조한 기분·불안·우울증·지루함·걱정거리가 불면증의 원인일 수도 있다. 어쩐지 익숙한 항목들 아닌가? 모두 불면증 수프에 들어가는 재료들이다.

불면증은 몸에 24시간 영향을 준다고 했던 설명을 기억할 것이다. 불면증이 있으면 낮이고 밤이고 우리 몸의 투쟁 혹은 도피 체계가 과도하게 활성화되므로 기운이 소진된다. 잠을 예측할 수 없어서 절망하고, 불면증이 건강을 해칠 수 있다는 걱정에 사로잡히고, 때로는 이제 두 번 다시 잠을 푹 잘 수 없을 것 같은 무력감마저 느낀다. 이 모든 것 때문에 기운이 더 빠진다. 이런 상태에서는 당연히 집중력이 떨어진다고, 혹은 온전하게 말짱한 정신으로 사는 것 같지 않다고 느낄 수 있다. 불면증이 해결되면 가장 좋은 점은 마음을 짓누르던 불안·절망·무력감이 사라지고, 즐겁고 명료하고 낙관적인 기분을 더 쉽게 느낄 수 있다는 것이다.

수면 위생은 불면증의 해답이 아니다
불면증에 관해 잘못 알고 있었던 생각이 무엇인지 알려면 수면 위생에 관한 오해부터 바로잡아야 한다. 신약 임상시험을 할 때 연구진은 참가자 중 일부에게는 그 약을 주고 다른 일부에게는 위약(가짜 약)을 준 다음, 두 그룹을 비교해서 진짜 약이 위약보다 효과가 더 좋은지 확인한다. 불면증 임상시험에서는 참가자 중 일부에게 진짜 불면증치료를 실시하고 일부에게 몇 가지 수면 위생 수칙을 잘 지키도록 한다. 치료법도 효과가 좋은지 확인하려면 신약시험의 위약처럼 비교할 조건이 필요하다. 눈치챘는가? **수면 위생은 수많은 불면증 임상시험에서 위약 조건으로 쓰였고, 이는 수면 위생이 불면증에 도움이 안 된다는 사실이 이미 밝혀졌다는 의미다.**

아마 다들 수면 위생 규칙을 대체로 꿰고 있으리라 생각한다. 건강관리 정보를 제공하는 블로그 게시물마다 지겹도록 나오는 내용이다.

- 침실을 어둡고 조용하게, 서늘한 환경으로 조성할 것.
- 오후나 저녁에는 카페인을 섭취하지 말 것.
- 잠자리에 들기 몇 시간 전부터는 운동하지 말 것.
- 잘 시간이 가까울 때 음식을 많이 먹지 말 것.
- 잘 시간이 가까울 때 전자기기를 쓰거나 기기 화면을 보지 말 것.
- 침실은 잠을 자고 섹스하는 공간으로만 제한할 것.
- 취침 시각과 기상 시각을 매일 일정하게 맞출 것.
- 잠자리에 들기 전에 긴장을 푸는 규칙적인 습관을 만들 것.

저녁을 먹고 스타벅스에서 벤티 사이즈 커피를 마시거나 침실에 누워 밤 늦게까지 시끄러운 TV 프로그램을 보는 습관이 있다면, 이건 분명히 고쳐야 한다(11장 참고). 그리고 이런 습관을 고친 다음 수면 문제가 해결됐다면, 애초에 불면증은 없었고 화학물질이나 환경과 같은 외부 요인이 수면에 방해가 됐다는 뜻이다. 그러나 수면 위생이 대체로 양호해도 잠들지 못하거나 잠든 상태가 유지되지 않는 것이 불면증이다. 불면증은 수면 위생 수칙으로 알려진 방법들로는 해결할 수 없다.

수면 위생을 잘 지켜도 불면증이 해결되지 않는 이유는 무엇일까? 치아 위생(양치질하기, 치실 쓰기 등)을 잘 관리한다고 해서 충치가 치료되지 않는 것과 같은 이치다. 그걸로는 부족하거나, 때늦은 시도일 뿐이다. 수면 위생이 전부 틀렸다는 게 아니라 수면 위생으로는 대부분 불면증의 근본적인 문제를 해결할 수 없다는 말이다. 예를 들어 침실을 어둡고 조용하고 서늘하게 만들어야 한다는 조언을 잘 따르면 수면 환경이 전체적으로 좋아지지만, 불면증은 대부분 침실이 너무 환하거나, 시끄럽거나, 더워서 생기는 문제가 아니므로 이런 변화는 불면증에 도움이 되지 않는다. 또한 수면 위생 수칙 중에는 불면증이 생기는 메커니즘과 관련이 있는 것도 있는데, 맥락이나 설명 없이 위와 같은 체크리스트 형식으로 제시되면 올바른 실천 방법을 알 수가 없다. 가령 침실은 잠을 자고 섹스하는 공간으로만 제한하라는 조언의 경우 불면증치료에서 가장 중요하게 다루어지는 행동 변화 중 하나다. 하지만 내가 환자들과 이야기해보면, 이 규칙을 이미 잘 지킨다고 말하는 사람 중에 제대로 실천하는 사람은 한 명도 없다. 다들 잠이나 성생활과 무관한 행동뿐만 아니라 불면증에서 벗어나려면 절대 해서는 안 되는 활동을 침실에서 계속하기 때문이다. 바로 자려고 '최선을 다해 노력하는 것'이다. 5장과 9장에서 사람들이 일반적으로 하는 이런 행동들이 왜 불면증을 촉발하는지 자세히 설명한다.

수면 위생 수칙은 올바르게 실천하지 않으면 안 하느니만 못하다. 오히려 큰 역효과가 생겨서 불면증이 더 심해질 수도 있다는 말이다. "수면 위생을 완벽하게 지키고 있다"고 말하는 환자는 십중팔구 '자려는 노력'이 불면증의 원인에 큰 부분을 차지한다. 자려고 엄청나게 애쓰고 잠을 추적하듯 찾아다니

는 건 불면증을 얻는 길이다(9장에서 설명한다). 수면 위생이 불면증 임상시험에
서 위약 조건으로 쓰이는 것은 이 모든 이유 때문이다. 이 책의 프로그램은 수
면 위생이라는 이름으로 제시되는 지침을 전부 풀어헤쳐서 그와 같은 지침이
나온 이유를 설명한다. 그리고 불면증 해결에 전혀 중요하지 않은 부분과 수면
에 방해될 수 있는 부분을 짚어서 힘들게 얻은 잠을 스스로 망치지 않도록 도
울 것이다.

만성 불면증은 왜 생길까?

누구나 가끔 불면증을 겪는다면, 왜 어떤 사람들은 만성적으로 불면증에 시
달릴까? 수면 위생이 문제가 아니라면 뭐가 문제일까? 다음 세 가지 요인(선행
요인, 촉진 요인, 지속 요인)[7]을 알면 불면증을 이해하는 데 도움이 된다.

선행 요인

태어날 때부터 남들보다 불면증에 걸리기 쉬운 사람들이 있다. 또는 생
애 초기의 어떤 경험이 불면증에 더 쉽게 시달리는 원인이 되기도 한다. 소음
에 민감하거나, 걱정이 많은 편이거나, 인체의 투쟁 혹은 도피 반응이 쉽게 활
성화되는 편이라 깊이 잠들지 못할 수도 있다. 트라우마를 겪었거나, 아동기에
건강한 수면 패턴을 익힐 기회가 없었을 수도 있다. 이런 선행 요인은 불쏘시
개와 같다. 불을 피울 가능성이 더 높아지는 건 맞지만, 불쏘시개만으로는 불
꽃이 일어나지 않는다.

촉진 요인

불면증의 첫 불씨로 작용하는 것이 촉진 요인이다. 직장에서 큰 스트레스를 받거나 해외에 나갈 일이 많아서, 아기가 새로 태어나서, 큰 상을 받아서, 결혼을 앞두어서, 이혼 절차를 밟고 있어서, 나이 든 부모님을 보살피고 있어서 등 불면증을 촉발할 수 있는 요소는 무궁무진하다. 생각지도 못한 요인이 불면증의 불씨가 되기도 한다. 하지만 무엇이 불씨가 됐는지는 크게 중요하지 않다. 대부분은 스트레스의 원인이 사라지거나 스트레스 상황에 적응하면 잠도 다시 정상으로 돌아온다.

지속 요인

불면증이 계속되거나, 갈수록 심해지거나, 처음 불면증을 촉발한 원인과 상관없이 불면증이 독자적인 문제로 자리를 잡았다면 지속 요인이 원인이다. 지속 요인은 불면증이 계속해서 활활 타도록 던져 넣는 장작이다. 수면에 도움이 안 되는 노력과 생각이 그러한 요인에 포함된다.

'나는 수면 위생을 철저히 잘 지키고 있으므로 불면증의 지속 요인이 될 만한 무익한 수면 습관 같은 건 하나도 없다'고 반발할 수도 있다. 다시 강조하지만, 수면 위생은 핵심이 아니다. 수면 문제를 바로잡으려고 대다수가 하는 것, 너무 당연해 보이는 다음과 같은 시도가 불면증의 지속 요인이 되는 경우가 많다.

- 며칠 동안 밤잠을 너무 심하게 설쳐서 되도록 일찍 잠자리에 드는 것.
- 일상생활에서 잠에 가장 큰 우선순위를 두는 것. 다른 활동이나 일정을 계획할 때 잠을 중심에 두는 것.
- 쉽게 잠들 수 있도록 자기 전에 명상하는 것.

- 자극이 될까 봐 저녁에는 운동을 피하고 아이패드도 사용하지 않는 것.
- 수면 추적기를 이용해서 자신의 수면 상태를 평가하는 것.
- 가장 '이상적인' 침실 온도를 유지하고, 자기 전에 규칙적으로 실천하는 '이상적인' 습관을 들이고, 가장 '좋은' 베개 등을 찾으려고 노력하는 것.

익숙한 항목이 있는가? 수면 위생 수칙을 모아 놓은 체크리스트 같지 않은가? 곧 알게 되겠지만, **수면에 도움이 될 것만 같은 위와 같은 노력이 오히려 만성 불면증을 지속시키는 연료가 되는 경우가 많다.**

다행히 지속 요인은 우리가 손쓸 수 있는 부분이다. 선행 요인과 촉진 요인은 마음대로 바꿀 수가 없다. 하지만 지속 요인은 자기 행동과 생각이므로 스스로 영향을 미칠 수 있는 범위 안에 있다. 우리가 해야 할 일은 그와 같은 요인이 어떻게 작용하는지 이해하고, 불면증을 활활 타게 만드는 이 장작을 불에서 끄집어내는 것이다.

이 목표를 달성하려면 몇 가지를 조정해야 한다. 처음에는 힘들 수 있지만, 이 변화는(또는 그에 따르는 불편함은) 일시적이라는 사실을 기억하자. 얼마든지 실천할 수 있는 쉬운 일들이다! 체중을 감량하려면 계속 조심하고 노력하고 멀리해야 할 것들도 많지만 불면증을 극복하는 건 그런 일과는 거리가 멀다. 잠과 다시 좋은 친구가 되면 수면에 영향을 주는 생각과 행동이 특별한 노력 없이도 자리를 잡아서 나중에는 아무 신경도 쓸 필요가 없게 된다.

2부로 넘어가 숙면을 위한 방법을 본격적으로 소개하기에 앞서, 다음 장에서 어떤 준비가 필요한지 알아본다. 성공적인 결과를 얻으려면 이 책의 프로그램을 시작할 준비가 됐는지 간단히 자가 평가를 해야 한다. 수면제와 수면 보조 기기에 관해서도 안내한다. 내가 추천하는 불면증 해결의 가장 중요한 도구인 수면 일기도 소개한다.

- 만성 불면증은 24시간 지속되는 문제다. 그래서 만성 불면증 환자는 낮에도 피곤하고 신경이 곤두서 있거나 기분 변화가 심하다. 밤에는 잠들지 못하고 잠이 길게 이어지지 않는다.
- 다음 항목은 불면증과 무관하다.

  ✔ 수면 시간이 특정 시간 미만인 것.
  ✔ 인체의 화학적인 불균형, 뇌 특정 부위의 기능 이상.
  ✔ 만성 수면 부족.

- 불면증이 있으면 당연히 수면이 부족하다고 생각하지만, 대부분은 그렇지 않다. 그 이유는 다음과 같다.

  ✔ 자신에게 필요한 수면 시간이 생각만큼 길지 않을 수도 있다.
  ✔ 불면증으로 인한 스트레스로 뇌가 제대로 인지하지 못할 뿐이지 실제로는 생각보다 잠을 더 많이 자고 있을 수도 있다.
  ✔ 불면증 때문에 잠이 부족하다고 생각하는 사람들은 자신의 평균적인 수면 상태를 인지하기보다는, 잠을 못 자서 가장 심하게 고생한 날 위주로 기억하는 경향이 있다. 따라서 생각보다 전반적으로 잠이 충분할 가능성이 있다.
  ✔ 컨디션이 나쁜 건 '잠이 부족해서'가 아니라 다른 이유 때문일 수도 있다.

- 수면 위생은 불면증의 답이 아니다. 수면 위생은 불면증 임상시험에서 위약 조건으로 쓰인다. 불면증의 기반이 되는 문제는 수면 위생으로 해결할 수 없으며, 그렇게 해결하려다가는 오히려 역효과가 생길 수 있다.
- 만성 불면증은 다음 세 가지 요인의 영향으로 발생한다.

✓ 선행 요인 – 잠이 옅게 드는 등 불면증이 생기기 쉬운 요인.

✓ 촉진 요인 – 이혼이나 실직 등 불면증을 유발하는 요인.

✓ 지속 요인 – 불면증이 장기적으로 이어지게 만드는 요인. 잠을 개선하려고 당연하게 하는 일들이 이 요인에 해당하는 경우가 많다.

• 선행 요인과 촉진 요인은 마음대로 조절할 수 없지만, 지속 요인은 손쓸 수 있다. 2부에서 불면증의 지속 요인을 본격적으로 파헤치기 전에, 성공적인 결과를 얻으려면 어떤 준비가 필요한지 다음 장에서 설명한다.

3

잠과 친해지기
위한 준비

이제 잠과 불면증에 관해 전반적으로 알게 됐으니 각자 수면을 개선하고 변화를 준비할 차례다.

　수면치료를 시작하기 전에 모든 여건을 완벽하게 갖출 필요는 없다. 스트레스를 하나도 안 받으려고 한 달 정도 시간을 따로 낼 필요도 없고, 여행을 피하거나 다른 중요한 할 일을 취소할 필요도 없다. 우리가 달성하려는 중요한 목표 중 하나가 불면증을 그렇게 조심스럽게 대하지 않는 것이다. 불면증이 삶에서 차지하던 부분이 사라진다면 생활이 어떻게 바뀔지 생각해보라. 얼마나 자유로울까!

　물론 말처럼 쉽지는 않다. 불면증은 일상적인 결정과 반복되는 생활에 여러 방식으로 끼어들 가능성이 높다. 그중에 다음 두 가지는 이 책의 프로그램을 본격적으로 시작하기에 앞서 반드시 해결해야 한다.

- 수면제를 복용하는 방식(또는 복용하지 않는 방식).
- 수면 관련 기기의 이용 방식.

수면제는 어떻게 해야 할까?

이 책의 프로그램에서는 어떠한 약도 복용을 중단할 필요가 없다. 당분간 수면제는 원래대로, 처방받은 대로 계속 복용하는 것이 좋다.* 불면증치료를 받는 사람들이 중요하게 생각하는 목표 중 하나가 수면제를 끊는 것임을 나도 잘 알고 있다. 그리고 미리 밝혀두지만, 그 목표는 달성할 수 있다. 나도 환자들이 밤마다 복용하는 여러 강력한 수면제를 점차 줄여나가도록 돕고 있다.

금단증상을 최소화하고 장기적인 성공률을 극대화하면서 수면제를 끊는 방법은 10장에 나와 있다(약을 처방한 의사의 허락과 도움이 필수다). 복용 중인 약이 있다면, 그 약을 처방한 전문가와 상의 없이 어떤 식으로든 복용 방식을 바꾸면 안 된다. 내 경험상 수면제를 줄이고 싶다고 의논하면 아마 의사들도 굉장히 기뻐할 것이다. 하지만 너무 단시간에 양을 줄이면 위험한 약도 있고, 의사가 특정한 약을 처방한 다른 이유가 있을 것이므로 약을 줄이기 전에 반드시 의사와 상의해야 한다.

처방받은 약은 지시받은 대로 복용해야 한다. **비상약으로 쓰거나, 혼자 이리저리 머리를 굴려서 복용량과 복용 빈도를 마음대로 바꾸면 안 된다.** "약

---

* 매일 밤 수면제를 복용 중인 사람 중에, 현재의 수면 상태에 완벽히 만족하고 수면제를 끊는 것 외에는 수면에 달리 개선할 부분이 없는 사람은 예외다. 이런 상황이면 10장에서 소개하는 방법대로 수면제 복용량을 점차 줄여나갈 수 있지만, 반드시 약을 처방한 의료보건 전문가에게 허락받고 지시를 따라야 한다.

을 먹어야 할까? 어젯밤에 이미 먹었잖아. 오늘은 반만 먹을까? 진짜 필요할 때까지 먹지 말아야 하지 않나? 오, 망했어, 지금 새벽 3시야. 큰일 났어." 밤마다(또는 이틀에 한 번, 매주) 이렇게 고민하면 안 된다는 소리다. 수면제를 최대한 적게 복용하고 싶은 마음은 알겠지만, 수면제와 이렇게 불안감이 가득한 애증의 관계가 되면 약에 대한 심리적인 의존성이 커져서 수면제와 함께 살아야 하는 시간이 더 길어진다.

수면제와 영원히 작별하고 싶다면 그 줄다리기부터 그만둬야 한다. 1회 용량을 다 먹건, 매일 밤 9시에 복용하건, 평일 밤 10시에 절반만 복용하건, 그 밖에 실천이 어렵지 않은 다른 어떤 방식이건 **수면제 투약 계획은 일정하게 유지하고 꾸준히 지켜야 한다.** 스스로를 속이거나 괴롭히지 마라. 새벽 3시에 '비상 상황'이라는 이유로 약을 반으로 잘라서 복용량보다 더 삼키고픈 유혹에 시달릴 일이 없도록 애초에 잘 지킬 수 있는 계획을 세워야 한다. 정해진 양을 정해진 시각에 복용하고, 수면제의 도움이 별로 필요 없다고 느껴지는 날도 계획대로 복용해야 한다. 마찬가지로 투약 계획에 포함되지 않는 양을 정말 절박하다는 이유로 추가 복용하지도 말아야 한다. '만약에'나 '하지만'이 끼어들면 안 된다.

이 책의 프로그램을 시작한 후에 수면 상태가 더 나빠지거나 좋아져도 약은 정해진 계획대로 복용해야 한다. 10장까지 순서대로 잘 따라갔다면 그때부터 복용량을 줄여도 된다. **불확실한 기분과 죄책감, 과도한 경계심, 극심한 애증, 불안감이 따를 수 있지만 이 프로그램을 따라가다 보면 불면증을 더 수월하게 극복할 수 있다.**

수면 보조 기기는 어떻게 해야 할까?

과학 연구자로서 나는 핏비트나 가민, 애플워치 같은 수면 추적기가 소비자용 제품으로 등장했다는 사실이 굉장히 기쁘다. 역학자들, 수면 연구자들은 이러한 기기 덕분에 실제 생활에서 수집된 엄청난 양의 데이터를 이용할 수 있고 이를 토대로 과거에는 상상도 하지 못했던 규모로 수면을 이해할 수 있게 되었다. 그러나 수면 문제를 치료하는 의사로서, 수면 문제로 나를 찾아오는 사람들이 대부분 불면증 환자라는 점에서는 마음이 엇갈린다. 다음 사례를 읽어보면서 이 이야기가 여러분에게도 익숙한 이야기인지 생각해보자.

케이트는 불면증으로 몸에 에너지가 전부 고갈되어 좀비가 된 것 같다고 느낄 때가 많다. 그는 직업이 데이터 공학자라 숫자에 굉장히 강하며, 수면 추적기도 당연히 쓰고 있다. 그는 수치화된 수면 결과를 분석해서 불면증이라는 암호를 해독하려고 한다. 매일 아침 케이트가 가장 먼저 하는 일은 간밤의 수면 기록을 확인하고 함께 사는 연인의 수면 기록과 비교해보는 것이다. 평소보다 잘 잤다는 결과가 나온 날에는 희미한 희망을 품기도 하지만, 그런 날보다는 깊은 수면의 비율이 전체 수면 시간의 9퍼센트밖에 안 된다는 사실을 확인하고 좌절감과 절망을 느끼는 날이 더 많다.

소비자용 수면 추적기를 사용 중인 불면증 환자들을 보면서 내가 가장 염려하는 점은 다음 세 가지다.

1 **기기가 내놓는 추정치는 부정확할 가능성이 크고, 이는 수면과의 관계가 더 나빠지는 요인이 될 수 있다.** 수면 추적기가 수면 상태와 수면 단계를 추적하는 알고리즘은 대부분 잠을 잘 자는 건강한 사람들의 데이터를 기반으로 개

발됐다. 이러한 기기가 불면증 환자에게 얼마나 정확한 결과를 제공하는지 조사한 연구 결과가 2020년부터 나오기 시작했는데, 핏비트의 경우 불면증 환자가 이용 시 평균적으로 깊은 수면 시간은 과소평가되고(실제 깊은 수면 시간의 절반만 기록됐다) 얕은 수면 시간은 과대평가되는 것으로 나타났다. [1]

2   **수면 추적기는 수집한 데이터를 과학적으로 정확하게 해석해주지 않고, 데이터를 토대로 이용자가 실천할 수 있는 조언을 제공하지도 않는다.** 어떤 기기는 전체적인 '수면 점수'를 제공하지만, 이 평가는 어떠한 의학적인 기준과도 맞지 않고 구체적인 행동으로 옮길 만한 다른 어떠한 의미도 찾을 수 없다. 또 어떤 기기는 수면 시간을 수면 단계별로 나눠서 알려주고 밤중에 얼마나 깨어 있었는지도 알려주는데, 어느 정도 범위에 들어야 건강한 수면이고 그렇게 평가하는 근거가 무엇인지는 알려주지 않아서 역시나 구체적인 조언은 전혀 얻을 수 없다. 그저 깊은 수면의 비율이 낮다거나 밤중에 잠이 12회 깼다는 사실만 확인할 수 있을 뿐인데, 이용자는 이 정도 수치는 정상적인 수면에 포함된다는 사실을 모른 채 괜히 기분만 나빠진다.

3   **수면 추적기를 사용하는 것 자체가 잠과의 관계를 더 나쁘게 만들 가능성이 있다.** 자신의 수면 점수나 수면 통계를 한 침대에서 자는 사람의 결과와 비교해보고 우울해진 경험이 있는가? 또는 깊은 수면 시간이 충분하지 않으면 어떻게 되는지 검색해보고 걱정한 적이 있는가? 매일 수면 기록을 받아보기 시작한 후부터 밤에 잠을 더 잘 자는 데 도움이 되기보다는 수면 상태가 엉망이라는 사실만 알게 됐다고 생각한 적은 없는가? 이런 경우라면, "완벽한 수면에 대한 집착이 일으킨 불면증"[2]의 희생자일 가능성이 있다. 자신의 수면 상태를 추적하다가 없던 불면증이 생기거나 불면증이 더 나빠졌다는 의미다. 수면 상태를 점검하는 이와 같은 행동은 불면증의 지속 요인으로 작용한다. 그 이유는 여러 가지인데, 그중 하나는 자신의 수면 상태를 자신보다

다른 사람(또는 다른 것)이 더 잘 안다고 생각하게 되는 것이고 이는 잠과 좋은 관계를 맺지 못하게 만드는 커다란 장벽이 된다.

재미로 수면 추적기를 활용하는 것까지 말릴 생각은 없다. 만성 불면증에서 벗어나 잠과의 관계가 탄탄해지면 수면 추적기가 알려주는 수치를 재미 삼아 확인해봐도 된다.* 하지만 그렇게 되기 전까지는 기기의 수면 추적 기능을 끄거나 그런 기기는 사용하지 말 것을 강력히 권장한다.

수면 전문가의 도움이 필요한 질병

다음 질병을 앓고 있다면, 행동수면의학 전문가의 도움을 받아서 자신에게 잘 맞는 불면증치료를 받을 것을 강력히 권한다.

- 양극성장애(조울증), 또는 양극성장애가 발생할 위험성이 큰 경우.
- 정신증스펙트럼장애(조현병 등).
- 발작장애.
- 낙상 위험성이 큰 질병(신체 움직임에 문제가 있는 경우, 파킨슨병 등).

위와 같은 병을 앓는 상태에서는 수면 패턴이 갑작스럽게 바뀌면 위험할 수 있다. 예를 들어 양극성장애는 수면 기회가 크게 줄면 조증 증상이 촉발될

---

* 소비자용 수면 추적기는 질병 진단이나 치료 용도로 FDA 승인을 받지 않았다. 따라서 그런 기기를 만드는 업체들도 제품의 용도를 '즐거움'이라고 정확히 밝히고 있다.

가능성이 있다. 또한 몸을 움직이기가 불편한 사람은 한밤중에 자다가 깨서 움직이다가 넘어질 위험이 크다. 2부에서는 잠자리에 드는 시점과 수면 행동을 어떻게 바꿀지 설명하는데, 그러한 구체적인 수면 변화를 시도해도 되는지 먼저 의사에게 문의하는 것이 좋다. 수면 전문가와 일대일로 상담받으면서 치료한다면 더욱 좋을 것이다. 3부에서 설명하는 내용도 이러한 안전성이 확실하게 보장된 상태에서 실천해야 한다.

불면증 외에 다른 수면장애가 있다면 그것부터 먼저 해결해야 할까?

자신이 불면증이라고 확신할 수도 있다. 하지만 불면증 외에 다양한 수면장애가 있다. 그중에는 불면증을 악화시키는 것도 있고, 불면증처럼 보이는 것도 있고, 이 책을 읽을 게 아니라 당장 의사와 만나서 해결해야 하는 것도 있다. 다음 중 자신에게 해당되는 내용이 있는지 확인해보자.

1 **낮에 심하게 졸릴 때가 많다.** 부적절하거나 위험한 상황에서도 잠이 들거나 학교·직장·사회생활에 온전히 집중하지 못할 만큼 극심한 졸음을 느낀다.

2 **다음 중 세 가지 이상의 항목에 해당된다. 코를 시끄럽게 골거나 자주 곤다, 자다가 숨을 헐떡이거나 호흡이 멎는다, 과체중, 50세 이상, 남성, 고혈압, 목둘레가 굵은 편이다.** 잘 때 이를 갈거나, 두통이 심해서 자다가 깰 때가 많거나, 일어났을 때 입안이 건조한 것도 '위험 징후'에 해당한다.

3 **몽유병, 야경증, 수면마비, 수면환각, 꿈의 행동화, 자는 동안 폭력적인 행동을 하는 등 자다가 이상한 일이 생긴 적이 있다.** 이러한 경험으로 의도치 않

게 자신이나 다른 사람을 다치게 하거나, 이런 경험을 하는 빈도가 걱정될 만큼 잦다.

4 **저녁이 되면 다리를 움직이고 싶은 강한 충동을 느낀다.** 컨디션이 안 좋거나 다리에 쥐가 나서가 아니라, 다리가 불편하고 '이상한' 감각이 느껴지며 다리를 움직여야만 괜찮아진다.

5 **악몽을 자주 꾼다.** 잠자리에 들기가 두려울 정도로 무서운 꿈을 꾸거나 깨어 있을 때도 꿈이 계속 생각나서 생활에 안 좋은 영향을 준다.

6 **선천적으로 밤잠이 없는 올빼미족이다.** 아침에 꼭 일어나야 할 일이 없는 날은 평소보다 훨씬 늦게 자고 늦게 일어난다. 이렇게 늦게 자고 늦게 일어나면서 계속 살 수 있다면 불면증 문제도 해결될 것 같다고 느낀다.

7 **야간에 근무하거나 교대 근무로 근무 시간대가 일정하지 않다. 또는 장거리 여행을 다닐 일이 많아서 시차에 자주 시달린다.**

위의 항목 중 1~2번에 해당한다면 폐쇄성수면무호흡증이나 수면과다증일 수 있다. 또는 불면증을 혼자 해결해보기 전에 먼저 의학적인 도움부터 받아야 하는 다른 수면장애일 가능성이 있다. 불면증 환자는 대부분 낮에 극도로 졸린 증상이 없다. 낮에 심하게 졸린 건 불면증이 아니라 수면무호흡증이나 수면과다증, 또는 다른 의학적인 문제가 있다는 징후다. 이런 문제가 있다면 먼저 해결하는 게 우선이므로 이 책의 프로그램(2부와 3부)도 이 같은 문제가 해결되거나 안정화된 다음에 시작해야 한다. 최대한 빨리 의사를 찾아가 진료를 받자.

위의 항목 중 3번에 해당한다면, 수면 중 이상행동(사건수면)을 겪고 있을 가능성이 있다. 이 책의 내용을 주의해서 따르고 수면 전문가와 반드시 상담해야 한다. 수면 중 이상행동과 불면증을 '함께' 겪고 있다면 이 책이 도움이 될 수 있다. 그러나 2부에서 소개할 내용을 실천한 후 수면 중 이상 증상이 심해졌다면 침대에서 보내는 총시간을 제한하려는 시도를 중단하고 3부로 넘어가라. 그리고 수면 중 이상행동 증상이 맞는지 의사와 상담해야 한다.

위의 항목 중 4~7번에 해당한다면, 불면증과 함께 다른 수면장애나 일주기 리듬과 관련된 다른 문제가 있을 가능성이 있다. 이 책의 프로그램을 실천해도 되지만, 수면 전문가와 상담해볼 것을 권장한다.

4번부터 7번은 각각 하지불안증후군과 악몽장애, 일주기 리듬수면장애에 해당한다(16장 참고). 이러한 장애가 심각하면 혼자 힘으로 불면증을 완전히 치료하기는 힘들다. 그러나 이 책의 프로그램에서 도움을 받을 수 있으므로 아예 시도도 하지 않을 이유는 없다(이러한 수면장애도 불면증처럼 치료할 수 있다!).

이제 시작해볼까?

다음 장부터 잠과의 관계를 변화시키는 방법을 본격적으로 소개한다. 2부의 내용을 충실히 잘 따르면 불면증 증상을 매우 신속하게 줄일 수 있을 것이다. 3부에서는 장기적으로 불면증 없이 사는 법, 미래에 만성 불면증이 생기지 않도록 예방하려면 알아야 할 중요한 내용을 모두 소개한다. 내가 제시하는 개념과 기술에는 다음 원리가 담겨 있다.

불면증인지행동치료

불면증인지행동치료는 현존하는 불면증치료법 중 과학적으로 가장 많이 연구되었다. 최소 75건의 수준 높은 무작위 임상시험으로 효과가 입증되었으며, 미국수면의학회는 이 치료법을 불면증의 일차적인 치료법으로 본다.[3] 이 치료법이 효과적인 이유는 만성 불면증을 일으키는 지속 요인, 즉 수면과의 관계를 계속 악화시키는 행동과 사고방식을 해결하기 때문이다. 단순히 '긍정적으로 생각하라'거나 '수면 위생을 개선하라'는 식이 아니다. 인지행동치료는 수면에 관한 더 정확한 지식을 갖추어 수면 상태를 보다 정확히 인식하도록 돕고, 수면의 생리적인 특성에 맞게 생체 시계를 되돌려 수면 행동을 바꾸는 방법을 안내한다.

광치료, 시간요법, 행동 활성화

이 세 가지 모두 생체 시계를 되돌리고, 깨어 있을 때 하는 일들의 기능을 개선하고, 기분을 향상시키는 효과가 입증된 방법이다. 불면증은 밤에만 영향을 주는 수면 문제가 아니므로, 나는 불면증 환자들을 치료할 때 항상 이 세 가지를 함께 활용한다. 불면증은 몸의 상태나 기분에 24시간 영향을 주므로 낮에도 치료가 필요하다. 이 책에서는 전체론적인 방식으로 수면건강을 살펴본다. 이러한 도구는 잠과의 관계를 다시 돈독히 만들 때 없어서는 안 되는 요소다.

마음챙김, 수용 기반 실천법

명상 어플리케이션을 활용해서 마음을 가라앉히자는 게 아니라 몸과 생각, 환경, 잠을 서로 연계시켜서 몸 전체와 뇌 활성도에 근본적인 변화를 일으키는 방법을 설명한다. 마음챙김 원리를 이미 실천해봤고 수면 개선에 도움이 안 됐다고 이야기하는 사람들도 있다. 그런 환자들은 이 책의 프로그램을 시작한 후에는 예전에 시도했을 때 몇 가지 핵심을 놓쳤었다는 사실을 깨닫는 경우가 많다. 이러한 기술을 제대로 활용하는 법을 익히고 나면 대인 관계 문제나 스트레스, 만성적인 건강 문제, 전반적인 행복감 등 생활의 다른 부분에도 적용할 수 있다.

임상 경험에 특별한 팁을 더한 나만의 도구 상자

학계 연구만으로는 알 수 없는 나만의 요령과 전략을 이 책의 불면증 개선 프로그램에도 담았다. 내가 치료한 환자들도 나도 만족하는 방법이며, 이 책을 읽는 모두가 그렇게 느끼기를 바란다. 이 책의 프로그램 효과를 확실하

잠깐 한마디만 할게요

내게 찾아와서 불면증인지행동치료를 이미 시도해봤고 몇 달이나 힘들게 애썼지만 소용없었다며 울화통을 터뜨리는 환자들도 있다. 여기서 '몇 달'이나 노력했다는 것에서부터 뭔가 잘못됐음을 짐작할 수 있다. 불면증인지행동치료는 숙련된 행동수면의학 전문가와 함께 4회에서 8회 정도 진행한다. 이 치료법으로 효과를 보지 못했다고 이야기하는 경우, 여러 가지 복잡한 이유를 떠올릴 수 있지만 수면무호흡증이나 PTSD를 치료하지 않고 이 치료를 받았거나 이 치료법의 효과가 잘 나타나려면 반드시 지켜야 하는 기본 틀이 지켜지지 않았을 가능성이 있다 (15~16장에서 이런 경우 어떻게 해야 하는지 설명한다). 또한 의료보건 전문가 중에는 좋은 의도로 환자를 대하고 자신이 불면증인지행동치료를 잘 활용하고 있다고 진심으로 믿고 있지만 이 치료의 중요한 부분을 간과하는 사람도 있다. 회의적인 태도를 보이던 '불면증인지행동치료 경험자' 모두 이 책의 프로그램에 포함된 다른 방법들과 더불어 이 치료를 다시 제대로 받은 후에는 효과를 얻었다.

게 얻으려면 다음 사항을 지켜야 한다.

1. **이 책의 프로그램에 6~10주를 할애해야 한다.** 여기서 소개하는 프로그램은 혼자 힘으로 불면증에서 벗어나는 여정이다. 몇 주에 걸쳐 운동량을 조금씩 늘려야 전체 치료 과정이 완료되는 물리치료와 비슷하다. 4주 이내로 앞당겨서 빨리 마치려고 하면 변화가 충분히 '자리 잡지 못한다.' 반대로 12주 이상 너무 길게 이어지면 추진력이 떨어져서 얻을 수 있는 효과를 다 얻지 못한다. 2부와 3부의 각 장을 1~2주 내로 끝내야 한다.

2. **2부와 3부의 각 장은 충분한 시간을 들여서 확실하게 이해해야 한다.** 궁금하면 뒤에 나오는 내용을 먼저 읽어봐도 좋고 필요에 따라 건너뛰어도 되지만, 2부와 3부는 전체 프로그램의 토대가 되는 내용이므로 꾸준히, 순서대로 실천할 때 대부분 가장 큰 효과를 얻는다. 매주 2시간 정도 일정하게 시간을 내서 내용을 꼼꼼히 숙지할 것을 권장한다. 예를 들어 토요일 오전 10시부터 정오까지는 '공부' 시간으로 정해놓고 이번 주에 받은 숙제는 다 했는지 점검하고 수면 데이터도 확인해보고 침대에서 보내는 총시간을 변경할 필요가 있는지도 평가한다. 다음 주에 새로 시작할 장을 미리 읽어봐도 좋을 것이다. 이렇게 하면 매주 실천한 사항을 확인하는 체크리스트가 차곡차곡 쌓인다.

3. **4부는 보충 자료로 활용하라.** 4부에서는 수면이 살면서 차츰 어떻게 변화하는지, 신체질환·정신질환·살면서 겪는 사건이 수면에 어떤 영향을 주는지를 다룬다. 아무 때나 읽어도 되고 읽는 순서도 상관없다. 자신과 무관한 내용이라고 생각하면 건너뛰어도 된다. 하지만 2부와 3부는 건너뛰면 안 된다. 이 두 부분을 생략하는 건 기초를 다지지도 않고 집을 지으려는 것과 같다.

4. **진도가 잘 안 나가더라도 한 장에 2주 이상 시간을 들이면 안 된다.** 사람에 따라 별로 중요한 내용이 아니거나, 아직 실행에 옮길 준비가 안 된 내용일 수도

있다. 각 장에 담긴 내용을 충분히 이해한 다음에는 다른 기초 기술을 소개하는 다음 장으로 넘어가야 한다. '진도가 안 나가는' 장은 준비가 됐다는 생각이 들 때 언제든 다시 돌아와서 해보면 된다.

숙면은 수면 일기에서 시작한다

건강한 수면으로 가는 여정은 아주 중요한 활동에서 시작한다. 바로 매일 수면 일기를 쓰는 습관이다. 수면 일기는 아침마다 몇 가지 간단한 질문에 답하는 형식으로 지난밤의 수면 상태를 기록하는 것이다. "잠자리에 든 시각은?", "완전히 잠들기까지 걸린 시간은?"과 같은 질문에 답하면 된다.

정식으로 불면증치료를 받건 혼자 힘으로 불면증에서 벗어나려고 노력하건, 수면 일기는 반드시 '매일' 써야 한다. 이 점은 아무리 강조해도 부족하다. 수면 일기는 불면증을 해결하는 기초적인 기술과 개념의 바탕이 된다. 불면증에서 벗어나는 기술은 개개인의 상태에 맞게 조절하지 않으면 효과를 발휘할 수 없기 때문이다. 수면 일기를 쓰지 않고 수면치료를 받는 건 발 크기가 얼마인지도 모르고 온라인으로 무작정 신발을 사는 것과 같다. 그러므로 수면 일기를 매일 쓰는 것이 가장 중요하다. 오늘부터 바로 시작하라.

수면 일기를 작성하는 방법은 다음 두 가지다.

- 종이에 펜으로 직접 쓰는 전통적인 방식(이 프로그램을 실천하는 동안 복사해서 사용할 수 있는 작성 양식이 부록에 나와 있다).
- 무료 어플리케이션 '통합 수면 일기'. www.ConsensusSleepDiary.com
두 번째가 훨씬 나은 방법이다. 사용하기도 쉽고, 시간과 노력도 덜 들고, 계산이 틀릴 일도 없고, 중요한 데이터는 자동으로 그래프가 제시되므로 시간 경과에 따라 얼마나 진전이 있는지 확인할 수 있다. 어플리케이션을 다운로드하지 않아도 컴퓨터·태블릿·휴대전화 인터넷 브라우저로 접속해서 사용할 수 있다.

식빵 이후 최고의 발명품, 통합 수면 일기

내가 추천하는 수면 일기 어플리케이션은 이것 한 가지뿐이다. 2012년에 저명한 수면 학자인 콜린 카니[Colleen Carney]가 동료들과 함께 행동수면의학의 모든 원칙을 종합해서 '통합 수면 일기' 양식을 발표했다.[4] 불면증치료의 가장 중요한 도구인 수면 기록의 표준 양식이 처음으로 마련된 성과였다.

그 양식을 이제는 어플리케이션으로도 활용할 수 있다![*] 무료고, 사용하기도 쉽고, 디자인도 멋지다. 주의를 분산시키는 쓸데없는 장식도 없다. 이상한 조언도 없고(얼마나 많은 수면 어플리케이션이 이런 조언을 제시하는지 알면 아마 깜짝 놀랄 거다), 개개인의 중요한 수면 변수를 다 계산하고 그래프까지 완성해서 깔끔하게 보여준다. 수면 일기 작성에 활용할 수 있는 다른 휴대전화 어플리케이션을 한 가지 더 추천하면, 'CBT-I 코치[CBT-I Coach]'를 들 수 있다. 이 어플리케이션에서 '내 수면' 탭에 들어가면 훌륭한 수면 일기 양식이 있다. 이 두 가지 디지털 기록 방식 중 하나를 선택하면 일기 쓰는 시간도 크게 아끼고 이런저런 귀찮은 일도 줄일 수 있다.

수면 일기는 아침에 일어나자마자 기억이 생생할 때 바로 쓰는 게 가장 좋다. **침대에서 보내는 총시간**(이게 무슨 소리인지, 왜 중요한지는 4장에 나온다)을

---

[*] 국내에는 아직 어플리케이션이 출시되지 않았고 웹사이트에서 회원 가입 후 이용할 수 있다.─옮긴이

계산하려면, 최소 일주일 치 일일 수면 기록이 필요하다. 밤에 깨어 있었던 시간과 잠이 깬 횟수는 '추측'해서 쓰면 된다는 것도 기억하자. **시계를 확인하거나 휴대전화로 정확한 시간과 횟수를 확인하려고 하면 안 된다.** 이런 행동은 잠을 더 못 자게 하는 지름길이다. 휴대전화는 손이 닿지 않는 곳에 두고, 알람 시계는 옷으로 덮어버리는 게 낫다. 한밤중에 자다가 깼어도 몇 시인지는 몰라야 한다. 사실 알 필요가 없다. 어차피 기상 시각에 알람이 맞춰져 있다면 자다가 깼을 때 몇 시인지 알아야 할 이유는 전혀 없다. 얼마나 자유로운가? 수면 일기를 쓰는 이유는 정확한 기록이나 궁극적인 사실을 남기기 위해서가 아니라 스스로 잠을 어떻게 인식하고 있는지 알기 위해서다. 잠을 어떻게 인식하고 있는지를 알아야 꼭 필요한 행동 변화가 무엇인지 알 수 있다.

이제 시작해볼까? 기대해도 좋다. 이제 2부에서 '잠과의 관계 되돌리기'를 시작해보자.

- 불면증치료 효과를 최대한 얻고 싶다면, 먼저 수면 전문의를 찾아가서 수면에 방해가 될 수 있는 다른 수면장애는 없는지부터 확인해봐야 한다. 특히 낮에 과도하게 졸린 것은 주의해야 할 징후이므로 이런 증상이 있다면 이것부터 확실하게 해결해야 한다.

- 현재 수면 문제로 약을 복용 중이라면, 정해진 복약 계획을 그대로 지켜야 한다(약을 먹을지 말지, 언제 먹을지, 얼마나 먹을지를 그때그때 즉흥적으로 정하면 안 된다). 복용 중인 약에 변화를 주기 전에는 반드시 그 약을 처방한 의사와 먼저 상의해야 한다.

- 현재 수면 추적기를 사용 중이라면, 만성 불면증에서 벗어날 때까지는 사용을 중단할 것을 강력히 권한다. 수면 추적기를 사용하는 단순한 행동이 불면증을 더 악화시킬 수 있다.

- 이 책의 프로그램을 시작하기 전부터 모든 조건을 완벽하게 갖출 필요는 없다. 2부와 3부에서 설명하는 내용은 약 8주 정도에 걸쳐 집중적으로 꾸준히 실천하고 일주일에 2시간씩 '공부 시간'을 따로 내자. 그리고 매일 최소 몇 분 정도 시간을 들여서 그 주의 숙제를 마치면 된다. 순서대로 진행하면 대체로 큰 효과를 본다.

- 지금 당장 시작해야 하는 가장 중요한 일은 수면 일기 매일 쓰기다. 이 프로그램을 시작하면 최소한 첫 4주 동안 하루도 빠짐없이 수면 일기를 써야 한다. 수면 일기에서 얻는 데이터는 불면증치료에 중요한 토대가 된다.

- 밤에는 휴대전화를 손이 닿지 않는 곳에 두고 알람 시계는 옷으로 덮어라. 시계를 계속 확인하지 마라. 수면 일기는 최대한 추측해서 쓰면 된다.

Hello

2부

잠과의 관계
되돌리기

Sleep

4

졸음을 차곡차곡
모으는 방법

밤잠이든 다른 때 자는 잠이든, 잠이 드는 건 두 가지 힘의 균형에 좌우된다. 바로 수면 욕구와 각성이다. 각성보다 수면 욕구가 강하면 금세 잠들고, 각성이 수면 욕구보다 강하면 잠이 들지 않는다.

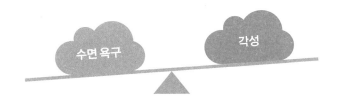

수면 욕구란?

자고 싶은 '갈망'을 **항상성 수면 욕구**[1]라고 한다. 굶는 시간이 길어질수록 음식을 향한 갈망이 커지듯이 잠을 자지 않는 시간이 길어질수록 항상성 수면 욕구도 커진다. 추수감사절에 저녁 식사를 거하게 마친 직후에는 음식에 대한 갈망이 사라진다. 마찬가지로 밤새 푹 자고 일어난 직후에는 수면 욕구가 완전히 바닥난다. 수면 욕구를 저금통으로 표현한다면 이때 저금통은 텅 빈 상태다.

수면 욕구는 하루를 보내는 동안, 그냥 깨어 있는 것만으로 점점 쌓인다.* 깨어 있는 상태로 뭔가를 하면서 시간이 흐를수록 수면 욕구 저금통에는 돈이 착착 모인다. 몸을 활발히 움직이면 보너스로 더 많이 모인다. 잠자리에 들 때쯤에는 숙면과 바꿀 만큼 돈이 충분히 모여야 한다.

수면 욕구가 충분히 모이지 않으면 어떻게 될까? 성인은 대부분 16시간에서 18시간 정도 깨어 있어야 양질의 수면과 바꿀 수 있을 만큼의 돈이 모인다.** 밤에 잠을 얼마나 자야 낮에 쌩쌩하게 지낼 수 있는지 궁금한 사람은 많아도 낮에 몇 시간을 활동해야 밤에 숙면을 얻을 수 있을까, 이런 생각을 해본 사람은 별로 없을 것이다. 숙면을 얻는 데 필요한 활동 시간은 살면서 점차 바뀌고 개개인의 발달 단계와 현재 생활 방식에 따라서도 달라진다. 수영 선수인 10대 청소년은 수면 욕구 저금통이 채워지는 시간이 짧고, 직장에서 은퇴한 후 어둑한 도서관에서 역사책을 즐겨 읽는 사람은 저금통을 채우려면 시간이 더 오래 걸린다.

수면 욕구 저금통이 채워지는 데 가장 크게 방해되는 건 무엇일까?

---

* 생물학적으로 아주 간단하게 설명하면, 항상성 수면 욕구는 뇌에 아데노신이 얼마나 축적되느냐에 좌우된다. 신경 화학물질인 아데노신은 주로 에너지가 소비될 때 부산물로 발생한다. 아데노신 약을 먹으면 수면 욕구를 늘릴 수 있느냐고 묻는 환자들이 가끔 있는데, 안타깝게도 그건 불가능하다. 수면 욕구는 직접 모아야 하며 돈으로 살 수는 없다.

** 르브론 제임스처럼 직업이 농구 선수라서 몸을 극도로 많이 쓰는 사람이라면 수면 욕구가 충분히 쌓이는 시간도 짧다. 그 정도로 활동량이 많으면 12시간 정도만 깨어 있어도 수면 욕구 저금통에 돈이 충분히 모일 수 있다.

저금 방해 요소 1: 너무 일찍 잠자리에 들기

내가 만나는 불면증 환자들에게서 가장 흔히 보이는 공통점은 너무 일찍 잠자리에 든다는 것이다. 간밤에 잠을 제대로 못 잤다면 당연히 부족한 잠을 보충하고 싶을테니 이유는 충분히 이해가 간다. 그런데 왜 그때 자느냐고 물으면 "밤 10시 반이면 자러 가기에 적당한 시각인 것 같아서" 또는 "늘 그 시각에 자는 편이라서"라고 이야기하는 사람들이 있다. 함께 사는 배우자나 연인의 취침 시각에 맞춰서, 또는 달리 더 나은 방법을 몰라서, 심지어 그냥 늘 그렇게 살았기 때문이라고도 한다. 하지만 그런 이유로 취침 시각을 임의로 정하면 수면 욕구 저금통을 충분히 채우지 못할 수 있다.

불면증 환자들은 수면 욕구가 충분히 모였다는 확신이 들어서 일찍 잠자리에 든다고 말하는 경우가 많다. '너무' 피곤해서 자러 들어가는 것 외에 아무것도 할 수가 없다고 설명한다. **하지만 피곤한 것과 졸린 것에는 중요한 차이가 있다.**

'피곤함'은 지치고, 기운이 없고, 소진되고, 지루하고, 힘이 없고, '오늘은 더 이상 아무것도 못 하겠다'는 느낌이다. 몸과 마음에 휴식과 회복이 필요한 상태, 기분 전환이 필요하다는 신호다. 이때 해결책은 스트레칭을 하고, 차를 한잔 마시면서 편안하게 쉬고, 공원을 산책하는 것이다.

'졸림'은 곧 잠들 것 같은 상태다. 그게 전부다. 눈이 감기고, 머리가 의지와 상관없이 꾸벅꾸벅 기울어지거나 분명히 영화를 보고 있었는데 이야기를 따라가지 못하는 것, 그게 졸린 것이다. 이럴 때는 잠을 자는 게 해결책이다.

굉장히 피곤해도 졸리지 않을 수 있다. 그럴 때는 잠자리에 들어도 수면 욕구 저금통은 아직 숙면과 바꿀 만큼 충분히 채워지지 않았을 수도 있다. 그래서 한참을 이리저리 뒤척이고, 잠들었다가도 금방 깨고, 좌절감을 느끼게 된다. 물론 피로를 무시하라는 소리가 아니다. 몸에 귀를 기울이고, 무엇이 필요한지에 반응하는 건 늘 중요하다. 핵심은 잠들려고 애쓰는 것은 피로를 푸는 좋은 해결책이 아니라는 것이다. 그렇게 애쓰는 동안 수면 욕구 저금통에 돈이 더 모이는 것도 아니므로 결국 잠들거나 잠을 유지하기가 더더욱 힘들어지는 역효과만 생긴다.

저금 방해 요소 2: 아침에 꾸물거리기

불면증 환자 중에는 아침에 일어나기 전 꾸물거리는 시간을 정말 좋아한다고 이야기하는 사람들이 있다. 나도 크게 공감한다. 또다시 정신없는 하루가 시작되기 전에 조금 더 누워 있는 시간만큼 달콤한 순간도 없을 것이다. 하지만 아침에 계속 누워 있는 이유가 좀 다른 사람들도 있다. 수면 욕구 저금통이 텅 비어서 알람을 맞춰놓은 시각보다 훨씬 일찍 잠이 깬 바람에 조금이라도 더 자려고 계속 누워 있는 것이다. 수면 욕구를 어떻게든 긁어모아서 1시간 정도 졸았다 깼다 반복하며 잠의 표면을 건드릴 수는 있지만, 이런 노력은 그날 하루 동안 모아야 하는 저금통의 돈을 미리 당겨쓰는 것과 같다. 그날 밤에 필요한 수면 욕구가 그만큼 늦게 모이기 시작한다는 의미다. 그 결과 **수면의 질도 만족스럽지 않고, 수면 욕구의 균형이 깨져서 저금통이 늘 비어 있는 악순환에 빠지게 된다.**

저금 방해 요소 3: 잠을 설치고 몰아서 자기

내가 흔히 접하는 불면증의 또 한 가지 공통적인 패턴은 폭식했다가 단식하는 것처럼 수면 욕구 저금통의 잔액에 변동이 너무 심한 것이다. 2~3일을 밤새 뒤척이고 거의 제대로 못 자다가 하루나 이틀 부족한 잠을 '보충'하려고 침대에 10시간씩 누워서 8~9시간을 자는 식이다. 그러고 나면 기분이 한결 상쾌해져서 역시 잠은 매일 8~9시간은 자야 한다는 확신이 들 수도 있지만,* 오히려 컨디션이 더 나빠질 때도 있다.

둘 중 어느 쪽이든, 수면 욕구 저금통의 잔액은 적자가 된다. 지나치게 오래 자느라 수면 욕구를 과도하게 쓴 데다 자는 시간이 길어지는 바람에 그날 밤 수면에 필요한 수면 욕구를 모을 시간도 줄어든다. 결국 그날 밤에는 잠을 제대로 이루지 못하고, 그렇게 며칠을 보낸 후 또다시 몰아서 자는 생활이 반복된다.

불면증 환자의 1~2주치 수면 일기를 검토해보면 환자의 평균 수면 시간이 별로 짧지 않고, 환자가 스스로 추측하는 것보다 수면 시간이 더 길다는 사실을 발견하곤 한다. 그런데도 환자들은 이렇게 이야기한다. "어떤 날은 4시간 반 자고, 어떤 날은 8시간 반 자는 게 아니라 '매일 밤' 6시간 반씩 확실하게 잘 수 있다면 괜찮아질 것 같아요."

맞는 말이다! 일주일 평균 수면 시간이 같더라도, 수면과 기상 패턴이 일정하고 양질의 수면이 일정하게 유지되는 편이 수면 욕구 저금통이 넘쳤다가 바닥나는 상황이 반복되는 것보다 건강에 훨씬 좋다. 그러나 밤잠을 며칠 설

---

* 이렇게 생각하는 건 일주일간 쫄쫄 굶은 다음에 스테이크 세 덩이와 빵 한 덩어리를 다 먹어 치운 다음 역시 끼니마다 스테이크 세 덩이와 빵 한 덩어리 정도는 먹어야 한다고 확신하는 것과 같다.

친 다음 몰아서 너무 오래 자는 생활이 반복되면 이 양극단을 오가는 상태에서 못 벗어난다.

저금 방해 요소 4: 낮에 가만히 있기

지금부터 내가 하는 이야기가 여러분에게 익숙할지도 모른다. 밤에 잠을 통 못자서 전혀 충전이 안 된 기분으로 아침에 일어난다. 어젯밤 잠자리에 들 때보다도 더 피곤하고 기진맥진하다. 몸이 너무 힘들고 기운도 없어서 오늘 하루는 그냥 망했구나, 싶다. 오늘 계획한 일들은 취소하고 기력을 회복하거나, 꼭 해야 하는 일이라면 최대한 '에너지를 아끼는' 방향으로 처리하기로 한다. 불필요한 잔심부름을 하거나 친구들과 어울려 놀 만한 에너지는 도저히 낼 수가 없다.

잘 시간이 가까워지면 이런 생각이 든다. '어제 밤새도록 힘들게 뒤척이느라 이렇게 녹초가 됐으니, 오늘은 푹 잘 수 있을 거야.' 하지만 머리가 베개에 닿자마자 어찌 된 영문인지 활기가 돈다. 계속 뒤척이고 정말 피곤한데도 정신은 말짱하다.

어떻게 된 일일까? 전날 밤에 잠들지 못한 이유는 정확히 알 수 없다. 하지만 그다음 날 소파에 누워만 있거나 신체·사회 활동을 자제했기에 수면 욕구 저금통에 돈이 충분히 모이지 않았다는 것은 알 수 있다. 하루를 이런 식으로 보내면 신체 활동이 줄어서 수면 욕구가 충분히 쌓이지 않을 뿐만 아니라, 정신적·사회적 자극이 줄어서 지루함이 커지고 만사에 '시큰둥'해진다. 아무것도 안 했는데도 피로감이 드는 아이러니한 상황에 이른다. 수면 욕구가 부족한 '동시에' 몸도 마음도 컨디션이 훨씬 나빠지는 이중고에 맞닥뜨리는 것이다. 이런 상황에서 달콤하고 만족스러운 숙면을 기대할 수 있을까?

이런 상황이 매일, 매주, 매년 지속된다고 생각해보라. 물론 매일 소파에만 죽치고 드러누워 있지는 않을 것이다. 하지만 작년 한 해 동안 신체적·정신적인 활동이나 사회적인 교류가 정말 활발했던 날은 얼마나 되는가? 활동적인 일을 하는 대신 소파에 누워서 넷플릭스를 보며 허비한 날은 얼마나 될까? 매일 무조건 바쁘게 지내야 한다는 말이 아니다. 이 책 뒷부분에도 나오지만, 낮에 잘 쉬는 것도 건강한 수면에 꼭 필요하다. 그러나 산책이나 취미 생활 같은 양질의 휴식에는 몸과 마음의 적극적인 활동이 있어야 한다.

언뜻 이해가 안 될 수도 있지만, 하루 종일 몸도 마음도 상태가 엉망이고 피곤하기만 한 하루를 보내면 그게 다 잠을 못 잔 결과(닭)라고 생각했겠지만 오히려 그런 상태가 잠을 못 자는 원인(달걀)일 수도 있다. 즉 그런 상태가 불면증의 결과처럼 느껴지겠지만, 알고 보면 불면증의 원인이라는 것이다.

걱정할 필요 없다. 낮에 수면 욕구를 채우려고 철인3종 훈련을 시작해야 하는 건 아니다. 운동과 담을 쌓고 사는 사람들도 수면 욕구 저금통을 잘 채우고 산다. 평소에 대체로 소파와 한 몸이 되어 생활하는 사람이라면, 매일 동네한 바퀴 정도만 산책하거나 일주일에 딱 하루 친구들과 만나 점심을 함께 먹어보면 얼마나 큰 변화가 생기는지 체감하고 놀랄 것이다. 불면증을 아무것도 못 하는 가장 큰 이유로 여기는 것 자체가 밖에 나가서 뭐라도 해야 한다는 확실한 신호다.

자신이 낮에 수면 욕구 저금통을 잘 채우면서 살고 있는지 잘 모르겠다면, 지금까지 작성한 수면 일기를 살펴보면서 다음 질문을 스스로 던져보자.

- ✓ 잠자리에 들 때쯤이면 (그냥 피곤한 게 아니라) 졸음이 쏟아지는가?
- ✓ 잘 시간이 됐다는 건 어떻게 아는가? 졸릴 때? 아니면 다른 이유로(예를 들어 원래 그 시각에 자는 습관이 있다거나, 연인이나 배우자가 그 시각에 자니까, 또는 그 시각이면 자야 한다고 생각해서)?
- ✓ 매일 밤 잠자리에서 몇 시간을 보내는가? 평일과 주말에 큰 차이가 있는가?
- ✓ 매일 아침에 잠자리에서 일어나기까지 시간이 얼마나 걸리는가? 일어나지 않고 좀 더 누워 있을 때는 무엇을 하는가?

충분히 생각하면서 천천히 답해보자. 수면 일기를 종이에 펜으로 직접 쓰고 있다면, 계산기로 시간을 정확히 계산해야 한다. 잠자리에 드는 시각, 또는 아침에 일어나는 시각이라고 스스로 인지하는 시간은 대부분 실제와 다른 경우가 많다. 가령 "저는 매일 무조건 정확히 오전 6시 57분에 일어나요"라고 단호하게 말하지만, 알고 보면 지난주에 3일간 우연히 그 시각에 일어났고 나머지 4일은 7시 30분이 넘어서야 잠이 깬 데다 그 4일간 잠자리에서 완전히 빠져나온 시각은 7시 45분 이후인 사람들이 얼마나 많은지 모른다. 6시 57분에 일어난 그 3일만 기억하고 그렇게 말하는 것이다. 잠자리에 드는 시각도 마찬가지다. 우리는 바로 전날 밤 그리고 잠을 최악으로 설친 날만 선명하게 기억하고 그 외에 다른 밤들은 놀라울 정도로 잘 기억하지 못하는 경향이 있다.

수면 욕구와 수면 상태는 어떤 연관이 있을까?

지금까지 수면 욕구 저금통과 저금을 방해하는 요소를 살펴보았다. 이 사실들을 토대로 만성 불면증의 지속 요인을 다음과 같이 정리할 수 있다.

- 너무 일찍 잠자리에 드는 것.
- 아침에 잠이 깬 후에도 누워서 꾸물거리는 것.
- 잠을 며칠 설치고 모자란 잠을 '몰아서' 자는 것.
- 낮에 활동을 거의 하지 않는 것.

이 네 가지 중에 하나라도 해당한다면, 당연히 잠을 제대로 못 잘 수밖에 없다. 수면 욕구가 충분히 모이지 않았는데 숙면을 기대하는 건 자동차 연료통에 기름이 반 정도 남은 상태로 기름이 가득할 때나 갈 수 있는 장거리를 가려는 것과 같다. 사람마다 나이, 생활 방식, 다른 여러 요소에 따라 필요한 수면 시간은 전부 다르지만, 이 수면 시간이 일상 속 행동으로 매일 채워지는 수면 욕구 저금통의 잔액에 영향을 준다는 건 모두 같다. 대학 운동팀에서 뛰고 있는 20세 청년이든 요양원에서 지내는 90세 노인이든 그 점은 다 똑같다. 위와 같은 불면증 지속 요인이 있다면 수면 욕구가 쌓이지 못하고 잠과 좋은 관계를 맺기가 힘들다.

원하는 만큼 못 잔다고 잠을 탓하면 안 된다. 자동차는 연료가 제공되는 만큼만 달릴 수 있고, 잠은 수면 욕구가 쌓인 만큼만 잘 수 있다. 마음대로 안 된다고 잠을 비난하지 말고, 어떻게 해야 수면에 도움이 될지 생각하자. 잠을 친구라고 생각하고 이런 질문을 던져보자. "안녕, 내 좋은 친구야. 수면 욕구를 늘리려면 내가 어떻게 도울 수 있을까?"

가장 효율적인 도구, 수면 강화

수면 욕구를 늘리는 가장 좋은 방법은 잠자리에서 보내는 시간을 줄이는 것이다. 이를 수면 강화[2]라고 하며, 다음 두 가지로 달성할 수 있다.

1   잠자리 밖에서 보내는 시간을 늘려 수면 욕구를 모은다.
2   잠자리에 그냥 누워 있는 시간을 줄여서 수면 욕구의 과다 지출을 막는다.

밤마다 잠자리에서 보내는 시간이 일정하고 장기간 그 상태가 유지되면, 추가로 다음과 같은 결과를 얻을 수 있다.

3   생체 시계가 좋아하는 '생활에 예측 가능한 리듬'이 생겨난다. 이 시계가 낮과 밤을 더 정확히 예측할수록 잠들고 깨어나는 것도 더 수월해진다.

수면 강화가 불면증을 완화시키는 가장 확실한 방법이라는 사실은 수십 년 전에 밝혀졌다. 최근 연구에서는 4주간 수면 강화를 진행하는 치료를 받으면 수면 욕구가 늘어나고 각성 수준은 낮아지는 효과가 정확히 나타나는 것으로 확인됐다.[3] 모두 충분히 예상할 수 있는 결과다. 그래서 이번 장에서 다루는 '잠과의 관계 되돌리기'도 수면 강화로 시작한다. 수면 강화는 현 상황을 수면에 도움이 되는 방향으로 바꿀 수 있는 가장 효율적인 도구다.

수면 강화 훈련 1단계: 수면 일기의 숫자 이해하기

잠자리에서 보내는 시간은 어느 정도가 적절할까? 사람마다 잠이 얼마나 필요한지는 다 다르므로 모두에게 적용되는 '적절한' 시간은 없다. 익숙해지면 몸이 필요로 하고 자신에게 잘 맞는 수면 시간을 직관적으로 알게 될 텐데, 지금은 이를 구체적으로 확인할 수 있는 근거가 수면 일기밖에 없다. 지금까지 최소 일주일은 일기를 썼기를 바란다(2주치 데이터가 가장 이상적이다). 매일 밤 언제 잠자리에 들었는지, 잠들기까지 시간이 얼마나 걸렸는지, 자다가 몇 번 깼는지와 같은 데이터가 포함되어야 한다. 이 일기를 토대로 몇 가지 중요한 변수를 계산할 수 있고 앞으로 몇 주간 이 계산 결과를 여러 번 검토할 것이다. 이제 각 변수를 자세히 살펴보자.

잠자리에서 보내는 시간

지난밤 잠자리에서 실제로 보낸 총시간을 의미한다. 더 구체적으로는 잠자리에 누운 순간부터 다음 날 아침 다시 하루를 시작하려고 일어날 때까지 총시간이다. 어젯밤 11시에 누웠고, 눕자마자 전등을 끄고 자려고 노력했지만 잠들기까지 시간이 걸렸고, 자다가 깨서 화장실에 다녀왔고, 오전 5시 30분에 고양이가 옆에서 소리 지르는 바람에 잠이 깼고, 얼른 고양이 사료를 준 다음에 다시 누워서 잠들려고 애썼고(소용없었음), 결국 오전 7시에 포기하고 침대에서 나와 샤워했다면 잠자리에서 보낸 시간은 총 8시간이다(밤 11시부터 다음날 오전 7시까지). 고양이 사료를 주려고 5분 정도 침대를 벗어난 건 계산에 넣지 않는다. 자다가 화장실에 다녀온 것도 마찬가지다. 볼일을 보고 와서 다시 누워서 자려고 한 시간은 포함된다.

잠들기까지 걸린 시간

자려고 누웠을 때부터 잠들 때까지 걸린 시간이다(잠자리에 누워서 TV를 보거나 다른 활동을 한 시간은 포함되지 않는다). 밤 11시에 침대에 누웠고 15분간 책을 읽은 후 전등을 끄고 11시 15분부터 잠을 청해 11시 45분에 잠들었다면 잠들기까지 걸린 시간은 30분이다(11시 15분부터 11시 45분까지).

밤에 깨어 있었던 시간

밤에 처음 잠든 후 중간에 깨어 있었던 총시간이다. 밤 11시 15분에 불을 껐고, 잠드는 데 30분이 걸렸고, 오전 7시 정각에 알람이 울려서 일어났다면 밤 11시 45분부터 다음 날 7시 기상 시각 사이에 깨어 있었던 시간을 모두 더하면 된다. 밤중에 일어나서 화장실에 5분 정도 다녀왔을 수도 있고, 자다가 깬 후 90분간 다시 잠들지 못했을 수도 있다. 이 시간을 전부 더하면(5분 + 90분 = 95분) '밤에 깨어 있었던 시간'은 95분이 된다.

총수면 시간

실제로 잠든 시간이다. 잠을 잘 기회가 주어진 총시간(불을 끈 후 다음 날 기상 시각까지)에서 잠들기까지 걸린 시간과 밤에 깨어 있었던 시간을 빼면 총수면 시간이 나온다. 밤 11시 15분에 불을 껐고 오전 7시 정각에 알람이 울려서 일어났다면 잘 기회가 주어진 총시간은 7시간 45분이다. 잠드는 데 30분이 걸렸고 자다가 95분을 깨어 있었다면 이 시간을 뺀 5시간 40분이 총수면 시간이다(7시간 45분 − 30분 − 95분 = 5시간 40분).

수면 효율

가장 흥미로운 변수다. 수면 효율이란 침대에서 보낸 총시간 중 실제로 잠든 시간의 비율이다. 즉, 밤에 잠자리에 누워 있었던 전체 시간 중 잠든 시간이 몇 퍼센트인지를 나타낸다. 앞서 들었던 예시로 계산해보면, 잠자리에서 보낸 총시간은 8시간이지만(밤 11시부터 오전 7시 정각까지) 실제 수면 시간은 5시간 40분이므로 수면 효율은 71퍼센트다(5시간 40분 ÷ 8시간 × 100퍼센트 = 71퍼센트). 수면 효율은 다른 변수들과 달리 구체적인 기준(또는 범위)을 제시한다. **건강한 수면은 대부분 수면 효율이 평균 85~95퍼센트다.** 잠자리에서 보내는 시간 중에 잠들어 있는 시간이 대부분이라는 의미다. 수면 효율은 100퍼센트가 될 수 없다. 그러려면 눕는 동시에 잠들어서 밤새도록 죽은 듯이 자다가 다음 날 누가 잡아 일으킨 것처럼 벌떡 일어나야 한다. 정말로 그렇게 자고 일어난다면 건강에 무슨 이상이 생긴 건 아닌지 걱정해야 한다. 그런 과도한 수면은 평소에 수면 기회가 충분하지 않거나 다양한 수면 질환(불면증이 아닌)의 영향을 받는다는 의미일 수 있다.

수면 효율이 85~95퍼센트로 일정하게 유지된다면 불면증이 아닐 가능성이 크다. 85퍼센트 미만으로 자주 떨어지거나, 2주간 평균 수면 효율이 85퍼센트에 미치지 않는다면 거의 확실한 불면증이다. 앞으로 여러 장에 걸쳐서 일주일 평균 수면 효율을 집중적으로 살펴본다. 그 결과를 지침으로 삼아 각자의 상태에 맞게 잠과의 관계를 되돌릴 것이다. 참고용으로 부록에 일기 예시를 수록했다.

통합 수면 일기를 활용하자!

아직도 종이에 펜으로 직접 수면 일기를 쓰고 있거나 다른 수면 일기 또는 기록 어플리케이션을 쓰고 있다면, 무료로 이용할 수 있는 '통합 수면 일기'나 'CBT-I 코치'로 바꿀 것을 적극 권장한다. 다른 어플리케이션들은 이용자에게 제시되는 질문이 엉성해서 엉뚱한 결과가 나올 수도 있고 각 변수를 잘못된 방법으로 계산하거나 잘못된 조언을 제시할 수 있다. 또는 설계부터 잘못되어 수면에 대한 불안감을 불필요하게 키울 가능성도 있다. 이는 사소한 문제가 아니다.

몸에 착용하는 수면 추적 장치(핏비트* 등)로 여러 변수를 측정해서 수면을 분석하고 있다면, 안타까운 일이다. 그런 기기로는 이 책에서 반드시 얻어야 하는 것들을 얻을 수 없다. 내가 설명하는 내용은 모두 기기가 사용자의 움직임을 감지해서 수면 상태를 추측한 결과가 아닌 각자의 수면 경험에 좌우된다. 그러므로 만성 불면증에서 벗어날 때까지 그러한 기기는 당장 사용을 중단해야 한다.

수면 강화 훈련 2단계: 잠자리에서 보낼 시간 목표 정하기

'통합 수면 일기' 앱을 사용하고 있다면, 이제 자신의 중요한 수면 변수를 파악했을 것이다('수면 데이터' 탭에 있다). 종이에 펜으로 직접 일기를 쓰는 중이라면 침대에서 보내는 시간, 총수면 시간, 수면 효율을 계산하는 방법이 부록에 나

---

* 몸에 착용하는 수면 추적기가 정확하다고 가정해도(그렇지 않은 경우가 많고 불면증 환자에게는 더욱 도움이 안 되지만), 개개인이 자각하는 수면 지속 시간과 수면의 질은 그런 기기로 알 수 없다. 불면증을 해결하려면 바로 그 자각하는 시간과 질이 중요하다. 하나 덧붙이자면, 나는 핏비트나 그 외 수면 추적기 제조사와 아무 관계도 없는 사람이다.

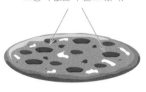

구멍이 생기고
토핑이 없는 부분도 있다.

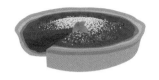

맛있는 피자

잠자리에서 10시간 보내기   잠자리에서 7시간 보내기

와 있으니 참고하라. 이 세 가지 변수는 꼭 필요하다.

자, 이제 재밌는 걸 해보자. 두툼한 시카고 피자를 한 판 만든다면(수면 강화), 가장 먼저 반죽해서 빵부터 만들어야 한다. 한정된 반죽으로 빵을 너무 크게 만들려고 하면 빵이 얇아지고 구멍이 숭숭 뚫린다. 이런 빵으로 만든 피자는 맛도 없고 우리가 바라는 수면도 얻지 못한다. 크기를 적당히 작게 만들면(잠자리에서 보내는 시간을 줄이면) 두툼하고 형태도 균일한 빵이 나온다(숙면에 필요한 수면 욕구를 충분히 모을 수 있다).

이 새로운 목표는 다음과 같이 정할 수 있다.

1   지난 일주일간 평균 총수면 시간을 계산한다. 예를 들어 6시간 15분이라고 하자.

2   평균 총수면 시간에 30분을 더한다. 6시간 15분 + 30분 = 6시간 45분이 된다.

3   이제부터 이 시간을 앞으로 잠자리에서 보낼 시간 목표로 삼는다. 매일 밤 침대에 누워 있어도 되는 총시간이다. 오늘부터는 6시간 45분 동안 잠자리에 머무를 수 있다.

4   참고 사항: 잠자리에서 보내는 시간은 5시간 이상이어야 한다. 평균 총수면

시간이 4시간이라면, 새로운 목표는 5시간으로 정한다.

중요한 정보

수면 일기를 아직 일주일 이상 작성하지 않은 경우, 잠자리에서 보내는 평균 시간이나 평균 총수면 시간을 임의로 추측하면 안 된다. 머리가 굉장히 좋고 이성적이며 기억력이 정말 뛰어난 사람들도, 불면증을 겪으면 잠들지 못하고 가장 고생한 밤이나 가장 최근 며칠만 떠올리고 평균을 왜곡하는 경향이 있다. 지금 정하는 변수는 앞으로 최소 1~2주 동안 수면 일정에 직접적인 영향을 주게 되므로, 아무렇게나 잡은 평균을 기준으로 삼으면 안 된다. 유용한 정보를 슬쩍 귀띔하자면, 평균 총수면 시간을 너무 짧게 잡으면 다음 주가 아주 힘들어질 것이다.

수면 강화 훈련 3단계:
잠자리에서 보내는 시간을 어떻게 배치할지 정하기

매일 아침 일어나야 하는 시각부터 정한 다음 잠자리에서 보낼 목표 시간만큼 거꾸로 계산해서 취침 시각을 정하는 게 좋다. 잠드는 시각보다는 아침에 일어나는 시각이 통제하기가 더 수월하기 때문이다. 아침에는 출근하거나 아이를 챙기는 등 대부분 반드시 해야 할 일들이 있으므로 이런 의무를 기준으로 기상 시각을 정할 수 있다. 앞으로 최소 2주는 출근하지 않는 날도 매일 같은 시각에 일어나야 한다는 사실을 명심하자. 내가 권장하는 방법은 다음과 같다.

- 가능하면 자연스럽게 눈이 떠지는 시각에 일어난다. 평소에 알람 시계 없이도 오전 7시 반에 눈을 뜬다면, 그대로 유지하면 된다.
- 자연스럽게 눈이 떠지는 시각보다 일찍 일어나야 한다면(아이들을 등교시켜야 하는 등), 가능한 범위에서 기상 시각을 최대한 늦게 정한다. 잘 시간을 충분히 확보할 수 있도록 아침에 해야 하는 일들은 간소화한다.
- 일찍 일어나야 더 유능한 사람이라거나, '더 생산성 있는' 삶을 살아 보겠다는 원대한 계획으로 기상 시각을 임의로 일찍 잡으면 안 된다. 일찍 일어나는 것과 더 유능한 사람이 되는 것, 생산성이 높아지는 것은 아무런 관련이 없다. 몸이 자연스럽게 선호하는 방향을 거스르려고 하지 말고 그 방향에 맞춰서 최선을 다하면 된다.
- 자연스럽게 눈이 떠지는 시각이 있는데도 일부러 기상 시각을 그보다 늦게 잡으면 안 된다. 예를 들어 보통 오전 7시 정각에 눈이 떠진다면 기상 시각을 오전 8시 정각으로 잡지 마라.
- 지금까지 매일 일정한 시각에 일어나지 않았고 자연스럽게 눈이 떠지는 시각이 언제인지도 모른다면, 현실적으로 가장 적당한 시각을 기상 시각으로 정하자.

매일 아침 기상 시각을 정했다면 이제 다음 설명대로 해보자.

- **알람을 기상 시각에 맞춘다.** 평소에 알람 시계를 쓰는 습관이 없더라도 이번에는 써보자. 수면과의 관계 되돌리기를 시작하면 많은 이들이 처음 계획한 기상 시각을 넘겨서 더 오래 자거나, 기상 시각을 넘길까 봐 걱정한 나머지 너무 일찍 깨버린다.
- **잠자리에서 보낼 수 있는 시간을 기준으로 가장 이른 취침 시각을 계산한다.**

예를 들어 잠자리에서 보낼 수 있는 시간이 6시간 45분이고 기상 시각을 오전 6시 45분으로 정했다면, 가장 이른 취침 시각은 자정이 된다. 기상 시각을 6시로 정했다면 밤 11시 15분이 가장 이른 취침 시각이다.

요약하면, 이번 주에 해야 할 숙제는 다음과 같다.

1 매일 규칙적으로 다음 시각에 일어난다: _____

2 취침 시각은 잠자리에 들어야 하는 가장 이른 시각과 졸릴 때 중 더 늦은 쪽으로 한다: _____

3 밤잠을 설쳤더라도 다음 날 낮잠을 자거나 잠을 '보충'하려고 일찍 잠자리에 들면 안 된다. 즉, 지난밤의 수면 상태와 상관없이 매일 일정한 시각에 일어나자. 마찬가지로 밤에도 잠자리에 들어도 되는 가장 이른 시각 전까지는 자러 가면 안 된다.

잠자리에서 보내는 시간과 관련해 자주 하는 질문

'잠자리에 드는 시각'과 '기상 시각'은 정확히 무슨 뜻일까?

잠자리에 드는 시각은 밤에 자려고 눕는 시각이고 기상 시각은 몸을 일으켜 잠자리에서 완전히 나오는 시각이다. 아침에 잠이 깨면, 필요에 따라 5분 정도는 누운 채로 정신을 차리고 몸을 움직일 준비를 해도 좋다. 그러나 '기상' 시각의 진짜 의미는 침대에서 빠져나와 하루를 시작하는 시각이다!

주말에도 늦잠을 자면 안 될까?

수면과의 관계를 되돌리려고 꾸준히 노력하는 데 도움이 된다면, 주말에 1시간 정도는 여유를 가져도 좋다. 정해진 기상 시각이 오전 6시 정각이라면 여유를 부리고 싶은 날에는 알람을 오전 7시 정각에 맞춰도 된다. 하지만 그 이상 늦게 일어나면 안 된다. 또한 기상 시각을 6시에 맞추든 7시에 맞추든 그 전에 잠이 깼다면 기상 시각까지 무조건 누워 있어야 하는 것도 아니다. 주말에 알람을 오전 7시 정각에 맞췄지만 자연스럽게 30분 일찍 눈을 떴다면, 바로 일어나야 한다. 하루치 수면 욕구를 30분 더 일찍부터 채운다고 생각하면 기분 좋게 하루를 시작할 수 있다.

이미 수면 부족 상태인데, 이러다가 잠이 더 부족해지는 건 아닐까?

2장에서 불면증과 수면 부족이 같다는 건 잘못된 생각이라고 설명했다. 다시 간단히 기억을 되살려보자면, 불면증인 사람은 대부분 수면이 부족할 수가 없다. 수면이 부족하면 졸리고, 졸리면 불면증이 생길 수 없기 때문이다! 그러므로 불면증이 있으면 수면이 부족할 가능성은 없다는 사실부터 알고 시작해야 한다. 수면과의 관계를 되돌리는 기간에는 잠자리에 머무르는 총시간 중 85~95퍼센트를 양질의 수면으로 채우려는 노력에 뇌가 바로 적응하지 못해서 (일시적으로, 그리 심하지 않게) 수면 부족 상태가 될 수도 있다. 그러나 걱정할 것 없다. 그게 핵심이다. 우리의 목표는 수면 욕구가 생기는 시스템에 시동을 걸고, 뇌와 몸이 다시 졸린 느낌을 기억해내는 것이다. 조정 기간에 지킬 취침과 기상 시각을 평생 지켜야 할 필요는 없으니 안심하라.

잠자리에 들어도 되는 시각이 되기 전에 너무 졸리면 어떻게 해야 할까?

먼저 다시 한번 강조한다. '피곤함'과 '졸림'은 전혀 다르다. 피곤한 건 힘든 하루를 보내고, 지루하고, 스트레스에 시달리고, 휴식이 필요한 것이고 졸린 건 곧 잠들 것 같은 상태다. 저녁이 되면 얼른 침대로 들어가 눕고 싶은 마음이 간절할 때가 많지만 사실 그럴 때 정말로 갈망하는 건 하루가 얼른 끝나는 것, 이 거대하고 괴로운 세상에서 그만 벗어나는 것, 휴식 시간을 충분히 누리는 것이다. 나는 아직 젖먹이인 우리 아이가 마침내 저녁 7시 반에 잠들면 그때부터 그런 기분을 느낀다! 이런 상태는 '졸림'과는 다르다. 긴장을 풀고 편안하게 쉴 수 있는 활동이라면 뭐든 마음껏 하고 푹 쉬어도 좋다. 하지만 정말로 '졸린' 기분이 들기 전까지는 잠자리에 들면 안 된다.

잠자리에 누워도 되는 시각이 아직 한참 남았는데도 정말 너무 못 견디게 졸음이 쏟아진다면 반가워할 일이다! 변화가 일어나고 있다는 징조다. 수면과의 관계를 되돌리는 목표는 자야 할 시각에 졸리도록 만드는 것이다. 이 기간에 실천하는 취침 시각과 기상 시각은 영원히 지켜야 하는 목표가 아님을 꼭 기억하자. '허위 신호'가 아니라 정말로 잠이 쏟아진다면, 그런 상태를 예전보다 더 정확히 알아챌 수 있게 되었다면 몸이 필요로 하는 것에 귀를 기울이는 게 '옳다'. 정말 졸리면 자야 한다. 단, 그런 확신이 들기 전에는 잠자리에 들기로 한 시각이 될 때까지 기다려야 한다.

졸린데 안 자고 버티면 잘 때를 놓치는 게 아닐까?

불면증이 있는 사람이나 없는 사람 모두 이렇게 이야기하는 경우가 많다. 하지만 '잘 때를 놓쳤다'는 건 잘못된 생각이다. 밤 9시에 졸린다고 해서 무조건 몸이 정말로 하루를 마무리하고 잘 준비가 됐다고 할 수는 없다. 인류 진화의 역사에서 해가 지면 바로 잠들던 시절의 흔적이 남은 것에 가깝다. 하지만 그 시절 사람들은 동이 틀 때 일어났고, 유럽의 경우 그리 오랜 옛날도 아닌 산업화 이전까지도 한밤중에 자다가 일어나서 1~2시간 정도 자질구레한 집안

일을 하고 사람들과 어울리기도 했다. 이런 방식으로 생활한다면, 즉 매일 동틀 때 꼬박꼬박 일어날 수 있고 자다가 새벽 1시에 일어나 요리하고 온종일 힘든 육체노동을 하고 산다면 저녁 8시부터 잠자리에 들어도 수면 욕구를 숙면에 필요한 만큼 채울 수 있다.

그러나 산업화된 세상에서 생활 방식이 대부분의 다른 현대인과 비슷한 사람이 밤 9시에 느끼는 졸림은 허위 신호다. 그때 자러 들어가면 바로 잠들지 못하거나, 새벽 2시쯤 수면 욕구가 동나서 잠이 깬다. 그날 밤은 쭉 자더라도 다음 날 잠을 제대로 못 잔다. 9시에 졸려도 견뎠을 때 밤 10시쯤 언제 졸렸냐는 듯 정신이 말짱해지는 건 몸이 허위 신호를 지나쳤고 실제로는 아직 잘 준비가 되지 않아서 나타나는 반응이다.

낮잠은 정말 절대로 안 될까?

나는 낮잠을 정말 좋아하고 낮잠을 즐긴다. 만성 불면증에 장기간 시달리는 상태가 아니라면 오히려 낮잠을 권장한다(아예 낮잠 자는 습관을 들여도 된다!). 그러나 수면 강화의 효과를 확실하게 얻으려면 당분간은 낮잠을 피하는 것이 좋다. 지금 상태에서 낮잠을 자면 매일 수면 욕구 저금통에 모이는 돈을 일부 슬쩍 빼서 쓰는 것과 같다. 그러므로 낮잠을 자고 싶어도 밤에 더 졸리도록 참는 게 좋다.

하지만 운전 중에 너무 졸리거나 안전을 위해 낮잠이 꼭 필요하다면 잠깐 눈을 붙여도 된다. 점심 식사 후에 도저히 눈을 뜰 수 없을 만큼 잠이 쏟아진다면, 또는 잠깐 자지 않으면 남은 하루를 다 망칠 정도로 졸리다면 운전 중이 아니더라도 짧게 낮잠을 자도 된다(15장에 다른 정신의학적인 문제나 신체질환이 있는 경우 적용되는 낮잠 규칙의 조정 방법이 나와 있다). 이럴 때는 알람 시계를 30분 뒤로 맞추고 잠시 눈을 붙이되, 수면 욕구 저금통에서 돈을 너무 많이 당겨쓰지 않도록 주의하자. 낮에 그만큼 심하게 졸린 경우가 빈번하다면 불면증이 주된 수면 문제가 아닐 수도 있으므로 다른 수면장애일 가능성은 없는지 의사와 상담해보자(16장 참고).

'30분만 낮잠을 자라고? 30분 내로는 잠들지도 못할 것 같은데'라거나 '알람이 울릴 때가 되어서야 겨우 잠들 텐데'라는 생각이 든다면, 낮잠을 반드시 자야 할 만큼 심하게 졸리지 않다는 뜻이다. 낮잠은 비상 상황에서 부득이하게 유리를 깨고 탈출하는 것처럼 '지금 당장' 참기 힘들 만큼 잠이 쏟아질 때만, 안전에 문제가 생길 정도로 심하게 졸릴 때만 활용해야 한다.

전날 잠을 못 잤거나 다음 날 중요한 일이 있으면 하루 정도는 늦게 자거나 일찍 잠자리에 들어도 되지 않을까?

간단히 대답하자면 '안 된다.' 잠을 며칠 설친 다음 몰아서 자는 패턴이 지속되면 불면증의 악순환에 빠진다고 앞에서 설명한 내용을 기억하는가? 밤잠을 설치지 않는 유일한 방법은 잠을 몰아서 자지 않는 것이다. 정해진 기상 시각에 일어나고, 목표로 정해둔 취침 시각까지는 잠자리에 들지 않고 기다리면서 오늘 밤(또는 내일 밤도) 숙면에 필요한 수면 욕구를 가득 모아야 한다. 수면 욕구가 넉넉하게 쌓이면 숙면으로 보상받는다. 잠과의 관계를 되돌리는 기간에는 자고 일어나는 시각을 철저히 지켜서 일주기 리듬을 규칙적으로 유지해야 한다(6장에서 자세히 설명한다). 일주기 리듬은 사람들이 많이 간과하지만 건강한 수면의 핵심 요소다.

한 가지 예외가 있을 수 있다. 낮에 너무 심하게 졸려서 부적절한 상황에 꾸벅꾸벅 졸거나 운전 중에 졸음이 쏟아져서 이를 악물고 필사적으로 버텨야 한다면, 그리고 그런 상황이 이례적이라면 오후에 잠깐 낮잠을 자거나 밤에 조금 일찍(30분 정도) 자러 가도 된다. 하지만 낮에 그만큼 졸린 경우가 가끔 한

번이 아니라 빈번하다면 불면증이 아니라 다른 수면장애가 아닌지 의사와 상담해봐야 한다.

잠자리에서 책을 읽거나 다른 일을 해도 될까?

잠자리에서 보낼 시간으로 정해둔 시간만 초과하지 않는다면 뭐든 하고 싶은 대로 해도 좋다. 잠자리에 머물러도 되는 시간 내에서는 책을 읽거나, 뉴스를 보거나, 아이패드로 게임을 하거나, 뭐든 해도 된다! 침대에서 뭘 하건 또는 뭘 하지 않건 정해놓은 취침 시각보다 일찍 잠자리에 들면 안 되고 정해진 기상 시각이 되면 반드시 잠자리에서 나와야 한다.

취침 시각과 기상 시각은 일주일 후 변경해야 할까?

잠자리에서 보내는 시간은 한 번 정하면 최소 일주일간 그대로 지켜야 한다. 다음 장에서 수면 일기에 기록한 데이터를 토대로 취침 시각과 기상 시각을 조정하는 방법에 관해 설명한다. 최소 일주일 치 데이터가 있어야 하므로 매일 꼬박꼬박 수면 일기를 쓰는 게 중요하다.

듣기만 해도 암담한데, 평생 그렇게 살아야 할까?

절대 그렇지 않다. 평생 이런 식으로 자야 할 필요는 없다. 훈련소에 입소한 것처럼 취침 시각과 기상 시각을 엄격히 지키는 이런 생활은 가능하면 몇 주 내로 끝내는 게 이 책의 전체적인 목표다. 하지만 잠과 사이가 너무 멀어졌다면 잠과의 관계를 처음으로 되돌리는 수밖에 없다. 불면증에 시달리느라 몸이 더 이상 자연스럽게 느끼지 못하는 졸린 기분을 뇌가 다시 기억하고, 밤새도록 자다 깨다 반복하느라 수면의 질이 계속 떨어지는 대신 밤이 양질의 수면으로 채워질 확률을 높이려는 일시적인 조치다. 수면의 '양'은 수면의 '질'이 개선되면 저절로 충족된다.

최종 목표는 더 이상 엄격한 규칙대로 생활하지 않고 머릿속으로 잠에 관해 고민하는 일 없이 지내는 것, 잠과 조화롭게 살아가는 것이다. 잠과의 관계를 되돌리면 이 목표를 훨씬 더 쉽게 달성할 수 있다.

카페인은 수면 욕구에 영향을 줄까?

일시적으로 영향을 준다. 11장에서 카페인의 작용과 수면에 끼치는 영향을 자세히 설명한다. 요약하면, 카페인 분자는 수면 욕구를 일으키는 화학물질인 아데노신과 뇌세포에서 같은 위치에 결합하려고 한다. 따라서 카페인을 과도하게 섭취하면 아데노신이 자리를 잡을 곳이 줄고, 뇌는 수면 욕구가 얼마나 축적됐는지 제대로 파악할 수가 없다. 그래서 실제로는 졸려야 하는데도 졸리지 않다고 판단한다. 사람들이 저녁에는 커피를 마시지 않거나 전반적으로 카페인을 너무 많이 섭취하지 않으려고 하는 것도 이런 이유 때문이다. 카페인 섭취량은 어느 정도가 적절한지 정확히 단언하기 어렵다. 사람마다 카페인에 얼마나 민감하게 반응하는지나 섭취 시 카페인이 체내에 얼마나 오래 머무르는지에 큰 차이가 있기 때문이다. 자신의 상태가 궁금하다면 커피의 양을 줄이거나(금단증상을 심하게 겪지 않으려면 점차 줄여야 한다) 디카페인 커피로 바꿔보라.

생각을 멈출 수 없을 때는 어떻게 해야 할까?

훌륭한 질문이다. 이 뒤에 이어질 여러 장에 걸쳐서 과잉 각성에 관해 설명한다. 과잉 각성은 불면증 환자에게서 매우 흔히 나타나며 생각이 날뛰는 현상과도 큰 관련이 있다. 일단 지금은 수면 욕구가 높아지면 생각이 날뛰는 시간도 자연히 줄어든다는 것 정도만 알아두자.

- 수면의 필요성과 숙면은 수면 욕구와 각성의 균형에 좌우된다. 이번 장에서는 수면 욕구를 집중적으로 살펴보았다. 수면 욕구는 깨어 있는 동안 저금통에 돈이 쌓이듯 차곡차곡 쌓이고, 잘 때 사용된다.
- 수면 욕구 저금통에 잔액이 부족해지는 몇 가지 이유는 다음과 같다.

  - ✓ 수면 욕구를 충분히 모으기 전에 너무 일찍 잠자리에 드는 것.
  - ✓ 아침에 침대에서 오래 꾸물거리는 것. 수면 욕구는 깨어 있을 때 모아야 하므로 꾸물대는 만큼 저금통을 채울 수 있는 시간이 줄어든다.
  - ✓ 낮잠을 자는 것. 수면 욕구 저금통에 모인 돈을 슬쩍 훔치는 것과 같다.
  - ✓ 잠을 설친 후 몰아서 자는 패턴이 반복되어 수면 욕구의 과소비와 탕진의 악순환이 지속되는 것.
  - ✓ 깨어 있을 때 활동량이 적어서 수면 욕구를 충분히 채우지 못하는 것.

- 수면 욕구를 많이 모으려면 잠자리에서 보내는 시간을 줄이고 '잠과의 관계 되돌리기' 계획을 잘 지켜야 한다.
- 잠과의 관계를 되돌리는 계획의 바탕은 수면 일기로 기록하는 데이터다(이 단계를 실행하려면 최소 일주일 분량의 수면 일기가 있어야 한다).

  - ✓ 평균 총수면 시간에 30분을 더해서 매일 잠자리에서 보낼 총시간 목표를 정한다.
  - ✓ (매일 실천할) 아침 기상 시각부터 정한다.
  - ✓ 기상 시각을 기준으로 잠자리에서 보낼 수 있는 시간을 역으로 계산해서 취침 시각을 정한다.

- 새로운 기상 시각과 취침 시각 목표를 성실하게 따를수록, 즉 매일 아침 일정한 시각에 일어나고 침대에서는 딱 정해진 시간 동안만 머무를수록 뇌가 밤을 양질의 수면으로 채우는 법을 더 빨리 익힌다. 수면의 질이 개선되면 수면의 양은 알아서 충족된다.
- 다음 장에서는 수면을 좌우하는 두 요소 중 다른 한 가지인 각성에 관해 설명한다.

5

뇌가 한밤중에도
말짱히 깨어 있는 이유

앞 장에서 수면 욕구는 깨어 있는 동안 졸음을 수면 욕구 저금통에 차곡차곡 모으는 것이고, 졸음이 많이 모여야 밤에 양질의 수면을 얻을 수 있다고 설명했다. 수면 욕구를 많이 저축하려면 깨어 있어야 하고 잠자리 밖에서 충분한 시간을 보내야 한다. 하지만 가끔, 정원에서 일하느라 온종일 고생하거나 평소보다 늦게까지 깨어 있는 탓에 몸이 녹초가 되어 잠자리에 들어도, 어찌 된 영문인지 금방 잠들지 못하거나 정신이 계속 말똥말똥한 경우가 있다. 왜일까?

수면 공식에서 수면 욕구가 차지하는 비중은 절반뿐이다. 잠과의 관계 되돌리기를 시작하면서 수면 욕구를 먼저 설명한 이유는, 나머지 절반에 비하면 더 간단하고 해결하기도 수월해서다. 이제 수면 공식의 나머지 절반인 각성을 살펴볼 차례다.

각성은 몸·정신·감정이 활성화된 상태다. 수면 욕구를 억제하는 각성은 우리에게 도움이 된다. 하루 종일 사냥하고 식량을 구하러 다니느라 졸음이

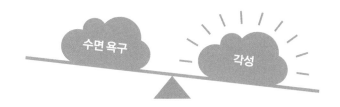

쏟아지더라도 호랑이가 슬금슬금 다가온다면 졸린 상태에서 얼른 벗어나야 한다. 그런 순간에 느끼는 두려움은 몸과 마음을 각성시켜 적과 맞서 싸우거나 얼른 달아날 태세를 갖추게 한다. 이런 경우에 각성은 목숨을 구해주는 은인과 같다. 하지만 좋은 것도 지나치면 문제가 된다. 각성의 시점이 엇나가는 경우가 너무 많다면 더욱 그렇다. **지나친 각성은 불면증의 핵심 원인이다.**

각성이 무엇인지는 이미 잘 알 것이다. 자려고 누웠는데 생각이 날뛰는 것, 잠을 자도 푹 잔 것 같지 않거나 몸은 녹초가 됐는데도 정신이 말짱히 깨어 있는 것, 새벽 3시가 넘어도 계속 뒤척이는 것이 각성이다. 이런 경험은 그저 착각이 아니라 불면증을 앓는 사람의 뇌 활성도에서 뚜렷하게 나타난다.

에릭 노프징어Eric Nofzinger와 그의 동료들은 2004년에 기능적 뇌 영상 기술을 활용한 각성 연구의 결과를 발표했다.[1] 먼저 수면 연구소에서 3일 밤을 보낼 참가자 스무 명을 모집했다. 일곱 명은 만성 불면증 환자였고 열세 명은 수면에 아무 문제가 없었다. 연구진은 3일간 각 참가자의 뇌파를 측정하는 한편, 수면 중과 자고 일어난 아침에 각각 뇌 영상을 찍어 뇌의 대사 상태(기본적으로 뇌가 연료를 얼마나 사용하는지 파악하는 것)를 확인해 수면 상태를 정확하게 파악했다. 그 결과 놀라운 사실이 드러났다.

첫째로, 모든 참가자의 수면 상태는 굉장히 비슷했다. 예를 들어 불면증 환자들과 불면증이 없는 사람들 간에 잠들 때까지 걸린 시간은 4분밖에 차이가 나지 않았다. 얕은 잠과 깊은 잠, 렘수면 비율, 수면의 총 지속 시간도 통계적으로 차이가 없었다. 그러나 두 그룹의 수면 '경험'은 같지 않았다. 불면증 그룹은 밤에 뇌의 포도당 대사율이 전반적으로 더 높았다. 뇌가 더 열심히 일하고, 더 과도하게 깨어 있었다는 의미다. 놀랍게도 이들의 뇌는 낮에도 불면증이 없는 사람들보다 더 열심히 일했다. 종합하면, **불면증 환자는 수면 상태를 나타내는 지표만 보면 아무 이상이 없어 보이지만, 낮과 밤 모두 뇌가 과잉 각성 상태다.** 이것이 바로 불면증에 시달리면 몸은 극도로 '피곤'한데도(뇌가 쭉 과로했으므로) 잠들지 못하는 이유다(뇌가 계속 과잉 각성 상태이므로).

불면증을 앓는 사람들은 뇌 활성이 수면 상태인데도 잠을 자고 있다고 느끼지 못하는 경우가 많은데, 그 원인 중 하나가 과잉 각성이다. 지적이고 차분한 환자였던 리웬은 스스로 느끼기에는 밤새 '한숨도' 못 잔 기분인데, 아내는 자신에게 간밤에 코도 골았고 최소 몇 시간은 이름을 불러도 꿈쩍하지 않을 정도로 잠들었다고 해서 미칠 노릇이라고 말했다. 한밤중에 자신이 베개에 침을 흘리며 자는 모습을 아내가 동영상으로 찍어서 보여주기 전까지는 그 말을 믿지 않았다. 심지어 그때 아내는 동영상을 찍으려고 전등까지 켰는데도 리웬은 다음 날 아침에 그런 일이 있었다는 사실을 전혀 기억하지 못했다. 리웬은 정말로 미쳐버린 게 아니라 불면증 환자에게서 매우 흔히 나타나는 수면인식장애를 겪은 것이다.[2] 낮과 밤의 각성을 줄이는 노력을 시작한 후 리웬은 차츰 더 깊이 잠들었고, 나중에는 뇌가 만들어내는 수면을 즐길 수 있게 되었다.

각성이 제멋대로 엉망이 되는 이유는 무엇일까? 현대인에게 원시시대 사람들이 맞닥뜨린 '호랑이'와 같은 영향을 주는 위협 요소는 다음과 같다. 자신에게 해당되는 게 있는지 찾아보자.

- 만성 스트레스.
- 걱정, 곱씹기.

- 창의적 발상으로 인한 흥분.
- 사회적 불의에 대한 분한 감정.
- 아침 일찍 일어나야 하는 일(새벽 비행기, 면접, 등교 첫날 등).
- 존재론적인 두려움.
- 잠을 못 잔다는 절망감.
- 몸에 있는 점 하나가 어쩐지 작년보다 더 커진 것 같다는 생각.

이 목록은 끝이 없다. 긍정적으로나 부정적으로 정신을 쏟게 되는 일은 무수하다. 각성의 원천이 무엇이든, 밤에 수면 욕구를 넘어설 만큼 각성의 영향이 강하면 잠들거나 잠을 지속하기가 어렵다. 불이 났을 때 맞불을 질러봐야 해결이 안 되는 것과 같다. 즉, **지나친 각성 상태에서 자려고 억지로 노력하는 건 불안에 사로잡힌 사람에게 "좀 진정해, 제발!" 하고 고함을 지르는 것과 같다.** 역효과만 날 뿐이다.

왜 마음을 편히 먹는 게 억지로는 안 될까? 각성의 과정과 작용 방식에 관한 오해에서 이 의문을 풀 열쇠를 찾을 수 있다. 불면증과의 관계를 고려해서 각성을 좀 더 쉽게 이해할 수 있도록 각성의 원천을 나누면 다음과 같다.

1 **조건화된 각성**: 우리 뇌는 두 가지를 하나로 엮는 능력이 아주 뛰어나다. 따라서 깨어 있는 상태로 잠자리에 누워 있는 일을 반복하는 건(좌절과 불안과 같은 다른 반응과 함께), 그런 조건에서 자연히 각성이 일어나도록 스스로 부추기는 것이다. 이번 장에서 설명할 파블로프의 개 현상이다.

2 **일주기 리듬과 관련된 각성**: '일주기'는 우리 몸과 뇌의 복잡한 기능을 원활하게 유지하는 생체 시계다. 낮에 깨어 있어야 할 때 각성 상태를 유지하는 것도 생체 시계가 하는 일이다. 이 시계가 언제가 '낮'인지 정확히 인지하지

못하면 깨어 있을 필요가 없을 때도(밤이나 이른 새벽 등) 각성 상태가 된다. 뒤에서 더 자세히 설명한다.

3 **그 외에 다른 원인으로 인한 각성**: 카페인이나 스트레스 등 다른 요인으로 인한 각성은 모두 이 항목에 넣을 수 있다. 이 책을 다 읽고 나면 이 광범위한 분류를 이해하는 데 도움이 될 것이다. 좋은 정보를 미리 살짝 귀띔하자면 낮의 휴식과 즐거움, 생각, 스트레스, 대인 관계, 몸이 각성과 관련이 있으며 특히 불면증을 겪고 있다는 사실 자체도 영향을 준다.

희소식은 4장에서 소개한 수면 강화를 시작했다면 이미 앞의 세 가지 각성이 모두 줄어들고 있으리라는 것이다! 숙면 공식에서 수면 욕구에 균형이 잡히면 반대쪽에 있는 각성도 자동으로 균형이 잡힌다. 그러니 계속 노력하자.

이번 주에는 조건화된 각성을 줄여서 숙면의 저울이 좀 더 균형을 잘 잡을 수 있도록 해보자. 각성의 영향은 이렇게 장 하나를 통째로 할애해서 설명할 만큼 강력하고 불면증을 겪는 사람들에게 워낙 보편적으로 나타나는 현상이라, 이 문제를 해결하지 않으면 앞으로 나아갈 수 없다. 다음 항목 중 하나라도 해당하면 조건화된 각성이 영향을 주고 있다고 볼 수 있다.

- 저녁에 소파에서 깜박 잠들었다가도 (잠이 깨지 않도록 아주 조심스럽게) 잠자리에 누우면 마치 머릿속에 누가 전등을 켠 것처럼 갑자기 정신이 말짱해진다.
- 밤에 자다가 깨면 3초 만에 뇌도 깨어나서 '향후 10년간 우리 집 경제 상황이 어떻게 될지 계획을 세우고, 생길 가능성이 있는 문제를 모조리 나열해서 본격적으로 걱정을 시작하자'고 결심한다.
- 집에 있는 침대보다 소파·차 조수석·호텔·남의 집에서 더 잘 잔다.
- 잘 시간이 가까워질 때마다 잠자리에 들기가 두렵고 또 불면증에 시달릴 것

같다는 생각이 든다.*

이토록 당혹스럽고 고통스러운 불면증을 유발하는 이 지긋지긋한 영향의 정체는 무엇일까? 강아지를 통해서 이 현상을 자세히 살펴보고 고통을 줄일 방법을 찾아보자.

조건화된 각성이란?

심리학 입문 수업을 들은 적이 있다면 파블로프의 개 이야기를 알 것이다. 1890년대 러시아의 생리학자 이반 파블로프 Ivan Pavlov 는 개가 침을 흘리는 반응을 활용한 유명한 실험을 수행했다. 파블로프가 실험한 개들은 고기가 눈앞에 나타나자 침을 흘렸다. 당연히 그랬으리라! 재밌는 건 파블로프가 개들에게 고기를 보여줄 때마다 종을 울리고 그렇게 몇 번을 반복하자 종소리만 나도 개들이 신나게 침을 흘리기 시작했다는 것이다.

이 현상은 나중에 고전적 조건화로 불리게 되었다. 인간도 파블로프의 개처럼 이 현상을 경험할 수 있다.[3] 파블로프의 실험에서 고전적 조건화는 종소리와 고기가 항상 함께 나타난다는 것을 뇌가 학습해서 종소리가 들릴 때마다 고기를 기대한 것이다. 불면증을 겪는 사람들에게는 잠자리가 종소리와 같은 기능을 한다. 잠자리(그리고 자는 시간, 잠자리를 떠올리는 것, 잠에 관한 생각)와 잠들지 못하고 깨어 있는 상태(좌절감, 불안감, 그 밖에 잠드는 것을 제외한 다른 모든 감

---

* 최근에 만난 한 환자는 이런 말을 했다. "가끔 저녁에 침대 옆에 서서 침대를 원망스러운 눈으로 노려봐요. 어떨 땐 울고 싶기도 해요."

정과 경험)가 함께 나타나는 빈도가 너무 높으면 잠자리가 불면증을 예고하는 신호로 작용한다. 즉, 그동안 잠자리에서 이리저리 뒤척인 그 모든 시간 동안, 뇌에서는 잠자리에 들면 저절로 잠이 깨고 기분도 안 좋아지는 조건화가 일어났다.

그래서 분명 1분 전까지도 눈을 뜨고 있기가 힘들 만큼 졸렸는데 침대에 눕기만 하면 자동으로 잠이 깨버린다. 그동안 잠자리에서 일어난 이런 일을 무수히 경험한 결과, 눕기만 하면 뇌에서는 이런 반응이 일어난다. "오, 그래, 여기 어딘지 알아! 여긴 눈은 감고 있지만 해야 할 일들을 머릿속으로 검토해보는 장소잖아. 왜 불면증은 끝이 없을까 생각하고 좌절감, 절망감, 분노, 두려움, 실망감 같은 모든 안 좋은 감정들이 아직 격렬한지 점검하는 곳이기도 하지. 문제없어, 지금 당장 평소대로 할게!"

잠드는 것까지는 문제가 없지만 자다가 깨면 다시 잠들지 못하는 것도 조건화된 각성의 영향이다.[4] 새벽 3시에 깨서 잠을 설친 적이 많은 사람은, 뇌가 잘 시간이 되면 졸리고 몸에 긴장이 풀리는 패턴에 익숙한 것처럼 자다가 깨서 잠을 설치는 패턴에도 똑같이 익숙한 상태다. 그래서 잠들었다가도 조금이라도 깰 기미가 나타나면 곧장 각성 상태로 들어간다. 일단 깨고 나면 뇌는 온갖 걱정거리와 흥미로운 아이디어, 귀에서 사라지지 않는 노래, 옆에서 잠이 깰 정도로 코를 시끄럽게 골아대는 배우자나 연인을 향한 분노를 모조리 끄집어내어 각성 상태를 지속시킨다.

때때로 이런 조건화된 각성의 영향이 낮까지 침투해서 잠자리를 보거나 잠을 생각하기만 해도 짜증이 치밀기도 한다. 그만큼 몸과 마음이 잠에 화를 내는 데 익숙해진 것이다. 프랭크라는 환자는 침대가 아주 좋게 표현해서 치과 의자처럼 느껴진다고 이야기했다. 정확한 비유다! 오래전에 쓰이던 구식 치과 의자에 몸이 꽁꽁 묶인 채 형광등 아래에서 번쩍이는 날카로운 도구들을 휘둥그레진 눈으로 쳐다보고 있는데 저 뒤에서 드릴 소리가 점점 가까이 다가 오는 장면을 떠올려보라. 조건화된 각성에 몇 년째 시달리는 사람이 숙면을 기대하는 건 치과에서 신경치료를 받으면서 편안히 숙면하기를 기대하는 것과 같다.

잠자리라는 포근한 안식처를 잃어버리는 건 얼마나 비극적인가! 달콤한 잠을 즐기는 휴식처가 되어야 할 잠자리인데 그곳에서 잠과 싸운 기억이 너무 많아서 밤마다 보이지 않는 유령이라도 있는 것처럼 싸움을 벌이는 장소가 되어버리면 낮에도 피곤하고 신경이 날카로워질 수밖에 없다. 경계를 곤두세운 채로 사는 건 너무 피곤한 일이다.

잠자리에 들면 졸려야 한다. 이것이 수면 강화(4장 참고)에 이어 잠과의 관계 되돌리기에 두 번째로 중요한 전략이다. 수면에 꼭 필요한 수면 욕구를 더 많이 채우려는 노력은 이미 시작했다. 이제는 우리가 정말 많은 시간을 보내는 장소인 잠자리에서 안심하고 편안하게 쉬는 법을 배울 차례다.

조건화된 각성을 없애는 방법

잠자리에 들었을 때 졸음을 느끼려면, 자는 곳에서는 잠만 자고 그 외에 다른 일은 하지 말아야 한다. 자는 곳은 그 용도로 남겨두고 다른 활동은 다른 곳에서 해야 뇌에서는 잠자리를 '졸릴 때 오는 곳', '오직 졸릴 때만 오는 장소'로 인식하는 새로운 조건화가 일어난다. 그러므로 잠자리에서 많이 하는 다음과 같은 활동은 다른 곳에서 해야 한다.

- TV 보기.

- 뉴스를 보거나 소셜미디어 구경하기.
- 통화하며 수다 떨기.
- 비디오게임 하기.
- 연인과 다투기.
- 음식물 먹기.
- 일이나 공부 하기.

잠자리는 자는 장소로만 쓰고 다른 건 하지 않는 것부터 실행하라. TV가 침실에 있다면 다른 곳으로 옮겨라(다른 방에 두고 자기 전까지 보면 된다). 재택 업무라 조용히 회의할 장소가 필요하면 주방을 활용하고 정 안 되면 옷장 안에서 해라. 침대는 물론이고 침실 전체는 일하는 곳으로 쓰지 않는 것이 가장 좋다. 연인이나 배우자와 함께 시간을 보내거나 다투는 것도 침실 말고 소파나 다른 곳을 이용하라. 알람 시계가 따로 없어서 휴대전화 알람 기능을 이용해야 하거나 다른 이유로 꼭 받아야 할 전화가 있어서 침실에 전화기를 둬야 한다면 방해 금지 모드로 설정하고 잠자리와 멀찍이 떨어진 곳에 두자.

돌봐야 할 사람이 있거나 비상 대기가 업무의 한 부분이라면

돌봐야 하는 자녀나 노인에게서 언제든 연락이 올 수 있거나 일터의 비상 연락 등 긴급한 연락을 꼭 받아야 하는 경우, 미리 지정해둔 번호에서 전화가 올 때만 벨이 울리는 기능을 이용하거나 그런 기능이 있는 어플리케이션을 이용하고 나머지는 연락이 와도 벨이 울리지 않도록 설정할 수 있다. 이렇게 해두면 연락이 올 때마다 받을지 말지 고민하지 않아도 되고 중요한 연락을 놓칠 걱정도 덜 수 있다.

지금쯤 이런 결론을 내렸을지도 모른다. "좋아, 나는 침대에선 자는 것 외에 이런 다른 일들은 전혀 안 하니까, 이제 다음 장으로 넘어가야지." **잠깐! 내가 장담하는데, 잠자리에서 자는 것 외에 하고 있는 다른 일이 분명 하나는 있을 것이다. 바로 잠들려는 노력이다.**

자려고 애쓰는 건 수면에 포함되지 않는다. 잠들기를 바라는 것, 어서 잠들기를 기다리는 것, 잠을 찾아다니는 것, 제발 좀 자자고 애원하는 것, 잠드는 데 도움이 된다는 호흡법을 시도하는 것, 기상 시각까지 남은 시간을 세보는 것 전부 잠과 무관한 활동이다. 사실 '자려고 노력하는 것'은 잠자리에서 하는 모든 활동을 통틀어 '최악'의 활동이다. 조건화된 각성이 아주 강력하고 끈질기게 뿌리내리도록 만드는 원인이기 때문이다. 침실에서 자는 것 외에 다른 활동은 하지 않는 것에 이어 두 번째로 시작해야 할 일, 어쩌면 첫 번째보다 더 중요한 일은 **잠이 안 오면**(또는 자다가 깨서 다시 잠들 수가 없으면) **일어나서 다른 걸 하는 것이다.**

행동수면의학 용어로는 이를 자극 조절[5]이라고 하는데, 나는 그런 표현보다 손에 쥔 밧줄을 놓는 것이라고 설명한다. 밧줄을 더 잡아당기려고 계속 힘을 주면서 줄다리기하지 말고, 그냥 밧줄을 놓고 더 즐거운 일을 하면 어떨까? 밀고 당기는 그 싸움에서 설사 '승리'하더라도 싸우는 동안 화가 잔뜩 쌓이고 조건화된 각성은 더욱 공고해진다. 싸움에 집중하는 그 모든 순간에 뇌가 깨어 있는 조건화가 일어나기 때문이다. 아이러니하게도 이 싸움 자체를 거부하면 맞설 때보다 더 금방 다시 졸린다. 다시 졸리지 않더라도 어차피 잠은 달아났다! 싸움을 거부하면, 최소한 조건화된 각성을 더 키우지 않고 '혼자만의 시간'을 조금 더 즐길 수 있다.

조건화된 각성 관련 자주 하는 질문

아침에 잠이 깨면 얼마나 더 누워 있어도 될까?

정신이 들자마자 벌떡 일어날 필요는 없다. 하지만 구체적인 숫자를 제시하면서 그때까지는 머물러도 된다는 조언은 하지 않을 것이다. 그 시간을 채울 때까지 계속 누워 있는 건 별로 좋지 않기 때문이다. 잠에서 깬 후에 누워 있는 물리적인 시간보다 중요한 건 스스로 느끼는 상태다. 아직 잠이 반쯤 덜 깨서 꿈나라를 돌아다니는가, 잠이 완전히 깼는가? 기분 좋은 꿈을 생각하면서 혼자 웃음 짓는가, 아니몇 시간 못 잤다는 사실을 깨닫고 짜증이 치미는가? 곧 다시 잠들 것 같은가, 전혀 졸리지 않은가? 전자라면 조금 더 누워 있어도 좋다. 후자라면 이제 밧줄을 놓고 일어나자.

'졸린 느낌'을 되찾는다는 건 무슨 말일까?

오랫동안 불면증에 시달렸다면 '곯아떨어지기 직전'이 어떤 상태인지 잘 모를 수도 있다. 다시 잠들 만큼 졸린 상태와 그만 일어나야 할 만큼 잠이 깬 상태는 어떻게 구분할까? 졸리면 다음과 같은 특징이 나타난다.

- ✓ 몸이 무겁고 이완된 느낌이 든다.
- ✓ 눈이 감기고 초점이 맞춰지지 않는다.
- ✓ 생각이 초점 없이 떠다닌다.
- ✓ 책을 읽거나 팟캐스트를 듣고 있지만 집중이 안 되고 이야기를 따라가지 못해서 무슨 내용인지 확실하게 이해하지 못한다.

다음에 해당하면 피곤하지만 졸린 건 아니다.

- 몸을 계속 들썩이고 아주 작은 감각까지 전부 느껴진다.
- 눈을 뜨고 있어도 아무렇지 않고 책이 읽힐 만큼 초점이 또렷하다.
- 생각이 또렷하고 집중도 할 수 있으며 생각이 논리적으로 흘러간다.
- 잠들지 못하고 있다는 절망감과 불안감이 생생하게 느껴진다.

자다가 잠자리에서 나오면 뭘 해야 할까?

뭐든 하고 싶은 걸 하면 된다. 여기서 핵심은 '하고 싶은 것'이다. 지루해지면 더 빨리 잠들 수 있을 것 같아서 일부러 재미없는 TV 프로그램이나 책을 보면 안 된다. 그래봐야 시간 낭비라는 생각에 화가 나고, 금세 다시 불면증을 걱정하며 조바심을 느끼게 된다. 그보다는 원래 보려고 했던 TV 프로그램을 보거나, 재밌어서 한 번 읽기 시작하면 손에서 놓기 힘든 책을 읽어라. 뇌가 어서 졸리길 바라면서 어두컴컴한 곳에 조용히 앉아 있지도 마라. 이런 건 소용없는 시도다. '자려고 애쓰는 행동'의 다른 버전일 뿐이며 잠을 더 멀리 쫓아내기만 할 뿐이다. 그림 도구나 기차 모형 조립 세트를 펼쳐도 좋고 새로운 팟캐스트를 찾아서 들어봐도 좋다. 뭐든 좋으니 즐거운 일을 하자.[*]

잠자리에서 나오면 정신이 더 말짱해지지 않을까?

그게 사실이다. 잠자리를 떨치고 일어나면 정신이 더 말똥말똥해진다. 하지만 잠이 더 오라고 일어나는 게 아니다. 잠자리에서 일어나는 목표가 다시

---

*   단, 너무 격한 흥분을 일으키는 활동은 자제하자. 새벽 3시에 경마에 돈을 걸거나 아주 폭력적인 비디오게임을 하는 사람이 있을까 봐 이런 경고도 한다는 게 좀 우습기도 하다. 좀 과한지 괜찮은지 판단이 서질 않는다면 너무 깊이 고민하지 말고 일단 하고 싶은 걸 하고, 결과를 보면서 차차 조정하면 된다.

잠드는 것도 아니다. 목표는 뇌가 잠자리를 깨어 있는 곳이자 자려고 애쓰는 장소로 또다시 연관 짓지 못하게 만드는 것이다. 잠들지 못하면서 그대로 누워 있으면 잠의 표면을 살짝 건드릴 수는 있겠지만, 우리가 그러는 동안 뇌는 한밤중에 선잠을 자는 상태에 익숙해진다.

예전에도 잠이 안 와서 잠자리에서 나와본 적이 있지만 그런다고 불면증에 당장 큰 변화가 생기진 않았을 것이다. 조건화된 각성을 없애려면 긴 시간을 들여서 꾸준히 노력해야 한다. 행동 변화의 효과는 눈에 확 띄지 않고 점진적으로 나타나므로 꾸준히 실천하기가 어렵다. 하지만 아주 강력한 영향과 맞서는 중이라 믿고 시도해보자.

잠이 안 올 때 애써 잠드는 걸 포기하고 일어나면 조건화된 각성을 없애는 효과 외에 다른 효과도 보너스로 얻을 수 있다. 지난 일을 곱씹고, 자려고 애쓰고, 절망하고, 우울한 기분에 젖어 걱정하고, 알람 시계가 울릴 때까지 남은 시간을 자꾸 세보는 등 각성을 부추기는 다른 행동도 하지 않게 된다. 가만히 누워서 어떻게든 자려고 노력했다가 실패하는 일을 반복하는 그 모든 정신 활동이 각성을 강화한다. 잠이 깰 것 같다 싶으면 그냥 일어나서 그 시간을 즐겨라! 시간이 나면 보려고 했던 영화를 틀자.

전자기기의 빛에 노출되면 수면에 나쁜 영향이 생기지 않을까?

우선 TV·전자책 단말기·휴대전화가 수면에 주는 영향은 조건화된 각성('자려고 애쓰는' 행위)이 주는 영향보다 훨씬 약하다. 그리고 현실적으로 생각할 필요가 있다. 어차피 잠이 깨버렸다면 침대에 누워서 잠과 싸우느라 아드레날린이 잔뜩 분비되는 상태가 되는 게 나을까, 빛에 좀 노출되더라도 재미있는 프로그램을 보는 게 나을까? 물론 호러 영화를 보거나 '그랜드 테프트 오토' 같은 게임을 해서 군이 한밤중에 엄청난 위기에 내몰린 기분으로 스스로를 내모는 건 과하고 어리석은 일이다.* 그런 활동이 아니라면, 자려고 '노력'하는 것만 빼고 뭐든 해도 된다.

두 번째로 짚고 넘어갈 점은 수면과학자들이 야간에 노출되는 빛과 관련하여 제기하는 우려로, 전자기기 화면에서 나오는 블루라이트(파장이 짧은 빛)가 일주기 리듬을 변화시키고 수면의 질에도 영향을 준다는 내용이다(6장에서 자세히 설명한다). 이 문제는 간단히 해결할 수 있다. 전자기기 화면을 어둡게 조정하거나 '야간 모드'로 바꾸면 된다. 밤에는 블루라이트 차단 안경을 쓰는 것도 좋은 방법이다. 이런 조치를 다 잊어도 크게 문제가 되지는 않는다. 낮에 빛을 충분히 쬐면 생체 시계는 낮과 밤을 얼마든지 구분할 수 있다.

잠자리에서 나오면 밤인데도
뇌가 깨어 있는 시간이라고 학습하지 않을까?

잠들지 못하면 어차피 뇌가 밤에도 깨어 있는 상태다. 침대에 가만히 누워 있는다고 이 사실이 바뀌진 않는다. 물론 침대에서 나온다고 해도 마찬가지다. 하지만 잠자리에서 벗어나면 뇌는 밤에 자다가 깨더라도 그걸 두려워하거나 좌절할 일이 아니라고 여기게 된다. 그래서 뇌가 긴장하지 않고, 잠이 깬 상태로 가만히 누워 있을 때처럼 극도로 경계하는 모드로 전환되지 않는다.

잠을 포기하고 일어나면 수면 부족이 더 심해지지 않을까?

어쨌거나 잠을 못 자는 상태인 건 분명하지 않은가. 별문제 없이 바로 다시 잘 수 있다면 이런 고민도 할 필요가 없다! 지금까지는 자다가 깨면 그대로

---

* 이 책을 쓰는 동안 나는 밤에 잠이 안 올 때면 일어나서 스파이 소설을 읽거나 그런 소설을 내가 직접 썼다. 어느 쪽이든 너무 재밌어서 잠을 자건 그런 소설을 읽거나 쓰건 무엇을 하며 밤을 보내든 상관없다는 생각이 들 정도였다. 어느 쪽이든 잃는 건 없으니까.

누워서 자려고 '노력'했을 테고, 그 결과가 어땠는지 잘 알 것이다. 침대에 누워서 1시간 정도 애쓰다 보면 가끔(또는 그보다 자주) 다시 잠들 때도 있다. 하지만 잠이 들 수도 있고 아닐 수도 있는 상황이 될 때마다 자려고 계속 노력하며 몇 주, 몇 년씩 보내는 건 만성 불면증이 활활 타오르도록 부채질하는 일이다.

불면증과 수면 부족은 다른 문제라는 사실도 잊지 말자. 잠들지 못하는 이유가 외부의 영향(침실 창문 밖에 불길이 타오르는 상황 등) 때문이 아니라 내면에서 일어나는 일(날뛰는 생각 등) 때문이라면, 그 자체가 수면 부족이 아니라는 증거다. 잠이 정말로 부족하면 불면증과는 정반대의 증상이 나타난다! 잠이 부족하면 불면증처럼 자고 싶은데 잠들지 못하는 게 아니라, 자고 싶지 않을 때도 잠들어버린다.

일어났다가 언제 다시 잠자리로 돌아가서 자려고 해야 할까?

그런 건 생각할 필요 없다. 자기 위해 '노력'하려고 다시 잠자리에 들면 안 된다. 수면은 비자발적으로 일어나는 현상이며 우리가 할 수 있는 건 기껏해야 잠들도록 '허락'하는 것뿐임을 잊지 말자. 원한다고 해서 '억지로' 잠들 수는 없다. 이 사실을 온전히 받아들이면, 언제 다시 자러 들어가야 하는지도 자연히 알게 된다(힌트: 졸릴 때).

침실을 벗어날 수 없는 상황이라면 어떻게 해야 할까?

원룸에 살거나 여러 사람과 공유하는 장소에 사는 경우, 식구가 많아서 각자 방을 하나씩 차지할 수 없는 경우 등 이용 공간에 제약이 있는 사람들이 많다. 또는 거동이 불편해서 침대나 침실을 혼자 벗어나는 게 위험하거나 힘들 수도 있다.

이유가 무엇이든 밤중에 잠자리나 침실을 벗어날 수 없더라도 걱정할 것 없다. 그래도 조건화된 각성을 없앨 수 있다! 핵심은 수면 모드와 각성 모드를 구분하는 것이다. 잠들 수 없다면 어둠 속에 그대로 가만히 누워서 생각이 멋대로 날뛰게 두지 마라. 잠들지도 못하면서 이렇게 수면 모드를 유지하면 조건화된 각성이 더욱 강화된다. 불을 켜거나, 의자에 앉아 있거나, 침대 발치 쪽으로 자리를 옮기거나, 이불에서 나오거나, 즐길 수 있는 일(독서, 영화 보기 등)을 하면서 각성 모드로 전환하면 된다. 자려고 '노력'하지 않는 것이 가장 중요하다. 밤에 잠자리를 벗어나거나 침실 밖으로 나올 수 없는 여건이라면, 잠들지 못할 때 자려고 애쓰고 싶은 유혹을 떨칠 수 있도록 재미있는 책 한 권을 미리 준비해두자.

잠자리에서 섹스는 해도 되나?

자기 집에서 섹스는 원할 때 어느 때건 원하는 곳에서 하면 된다. 조건화된 각성은 그런 종류의 흥분과는 관련이 없으므로 침실도 피할 필요가 없다.*

침대에서 책을 읽는 건 어떤가?

행동수면의학 의사로 처음 일을 시작했을 때만 해도 나는 이 질문을 받으면 회초리를 휘두르며 대답했다. "안 됩니다, 책은 다른 데서 읽으세요. 침대에서는 잠만 잘 수 있어요." 하지만 말도 안 되는 소리였다. 지겨워서 졸음이 쏟아지길 기대하며 일부러 지루한 책을 읽는 건 자려고 과도하게 노력하는 것이므로 피해야 한다. 하지만 독서가 그냥 즐거워서 하는 활동이라면 자기 전에 책을 읽어도 된다! 단, 잠자리에서 책을 몇 시간씩 읽으면 조건화된 각성의 영

---

* 하지만 이참에 새로운 것을 시도할 좋은 기회로 삼아볼 수도 있다. 침대는 딱 잠만 자는 공간으로 남겨두고 사랑을 나눌 장소는 다른 곳, 예를 들면 주방으로 정해볼 수도 있으리라. 성생활에 다시 불을 지필 기회가 될지 누가 알겠는가!

역으로 넘어갈 수 있으니 장시간 독서는 자제하자. 자기 전에 15~30분 정도 즐기는 독서라면 아주 좋다. 시간이 지나면 자기 전에 하는 독서가 자연스레 졸음을 유도하는 기능을 발휘할 수도 있다.

자다 깬 후로 계속 잠이 안 오면 그대로 쭉 깨어 있어야 할까? 영원히?

한밤중에 굉장히 긴 시간 동안 잠이 계속 깨어 있는 경우는 매우 드물다. 그리고 위의 내용대로 실천하면 밤에 장시간 깨어 있어도 그리 나쁘다는 생각이 들지 않고 이런 고민도 하지 않는 때가 분명 올 것이다. 밤에 잠 못 들고 한참 깨어 있는 기간은 앞으로 길어봐야 몇 주 정도일 텐데, 그때도 "잠이 깬 상태로 잠자리에 너무 오래 머무르지 말라"는 원칙을 지켜야 한다. 잠이 깼지만 몸을 일으키고 싶지 않아서 이 원칙을 어길 수도 있다. 그런다고 해서 큰일이 생기지는 않는다. 이 원칙을 꾸준히 실천하면 가끔 내키지 않을 때 벗어나도 괜찮다. 원칙을 일관되게 지키는 기간이 길수록 조건화된 각성에서 더 빨리 벗어날 수 있다.

잠과의 관계 되돌리기 점검

이제 조건화된 각성에 관한 내용은 잠시 제쳐두고, 잠과의 관계 되돌리기가 전체적으로 어떻게 진행되고 있는지 점검해보자. 4장에서 설명한 수면 강화를 최소 일주일째 시도 중이고 매일 수면 일기를 꼬박꼬박 작성했다면 관계를 잘 되돌리고 있는 중이다! 잠자리에서 보내는 총시간을 조정해야 할 수도 있다. 4장을 아직 읽지 않았다면 여기서 끊고 4장으로 가서 내용을 읽고 오길 바란다. 4~5장에 나와 있는 기초적인 내용을 건너뛰고 이 책의 프로그램을 계속하는 건 건물의 1층이 다 지어지지도 않았는데 발코니부터 만드는 것과 같다. 지난 일주일간 했던 노력을 평가하고, 잠자리에서 보내는 시간을 새로 정한다면 어떻게 실천할지 생각해보자.

1. 수면 강화는 어떻게 진행되고 있나?

수면 일기를 보면서 진행 상황을 평가한다. 다음 변수를 확인해보자.

- **수면 효율**: 처음 목표로 정한 85~95퍼센트 사이에 들었기를 바란다. 이 책의 프로그램을 충실하게 실천했는데 아직 그 범위에 들지 않았어도 조바심 느낄 필요 없다. 뇌가 모든 노력을 받아들이고 변화가 생기려면 대개 2주 정도는 걸린다.
- **잠자리에서 보내는 총시간**: 4장에서 계산한 범위를 크게 벗어나지 않아야 한다. 그보다 크게 길어졌다면 너무 일찍 잠자리에 들었거나 기상 시각을 한참 넘겨서 침대에 누워 있다는 의미다.
- **잠들기까지 걸리는 시간**: 더 짧아졌나? 더 길어졌나? 거의 변화가 없나? 정확한 수치보다는 특별한 패턴이 있는지 살펴보자. 전주보다 시간이 줄었다면 잠자리에 들기 전에 수면 욕구를 더 많이 모았다는 의미가 된다. 반대로 시간이 늘어났더라도 아주 심하게 길어진 게 아니라면 큰 의미는 없다(30분까지는 대부분 문제가 되지 않는다). 뇌가 아직 열심히 변화를 따라가는 중일 수도 있다. 지금 단계에서는 어떤 경우든 이상하게 생각할 것 없다.
- **한밤중에 깨어 있는 시간**: 잠들기까지 걸리는 시간과 같다!
- **총수면 시간**: 현 단계에서는 가장 중요도가 낮다. 더 길어졌을 수도 있고, 짧아졌을 수도 있고, 전과 같을 수도 있는데, 셋 중 어느 쪽이든 큰 의미는 없다. 총수면 시간은 가장 마지막에 바뀌는 변수이자 안정성이 매우 떨어지며 잠

과 건강한 관계를 맺으려는 노력과도 거리가 제일 먼 요소다. 그러니 지금은 어떤 결과가 나왔든 걱정하지 않아도 된다.

2. 수면 강화 관련 문제 해결 도움말

수면 강화를 하려면 지켜야 한다고 제시한 내용을 엄격히 지키지 못했더라도 괜찮다(예를 들어 지난 일주일 동안 잠자리에서 보낸 평균 총시간이 목표로 정한 시간보다 훨씬 길어졌거나, 잠자리에 들기로 한 시간보다 더 일찍 자러 들어간 날이 많은 경우 등). 수면 강화를 시도할 때 많이 겪는 일이고, 특히 첫 주는 더더욱 그렇다. 보통 다음과 같은 문제를 겪는다.

지시를 잘못 이해함

단계별로 차근차근 지시를 따라본 경험이 없는 사람은 전체 수면치료 중에서도 수면 강화 단계가 유난히 어렵게 느껴질 수 있다. 4장을 다시 읽고, 통합 수면 일기나 CBT-I 코치 어플리케이션으로 수면 상태를 기록해보자. 급할 건 하나도 없다!

실행상의 문제

평소보다 늦게 잠자리에 들려고 해도 같이 자는 사람을 깨울까 봐 실천하기가 어려울 수도 있다. 알람 시계를 믿을 수가 없어서 마음이 불안하기도 할 것이다. 다음 내용은 실행 중 많이 겪는 문제와 해결 방법이다.

- **가능하면 혼자 따로 자는 게 좋다.** 부부나 연인은 반드시 한 침대에서 자야 하고 따로 자는 건 관계에 문제가 생긴 신호라고 믿는 사람들이 많은데, 그건 어리석은 생각이다. 따로 자면 취침 시각과 기상 시각을 각자 자유롭게 정할

수 있고, 움직임도 자유롭고, 다른 사람을 깨울 걱정도 사라지는데 따로 못 잘 이유가 있을까? 게다가 같이 자는 사람의 소음과 체온으로 수면을 방해받을 일도 적고, 침실 내부의 이산화탄소도 줄고, '혼자만의 시간'도 늘어난다. 자기 전까지 서로 껴안고, 섹스도 하고, 뭐든 함께 하다가 잘 때 각자의 공간으로 가면 된다. 게다가 영원히 그렇게 살아야 하는 것도 아니다. 만성 불면증에서 벗어나고 나서 모두에게 제일 좋은 방법이 무엇인지 다시 고민하면 된다.

- **귀마개와 안대를 활용하라.** 한집에 사는 사람들이 내는 여러 소음이 수면에 방해될 때 소리와 빛을 차단할 수 있는 간편하고 저렴한 방법이다. 주저 말고 이 두 가지 도구를 활용하자.

- **필요하면 알람을 두 개씩 맞춰두자.** 알람 소리를 못 듣고 늦잠을 잘 것 같아서 걱정된다면 알람을 두 개씩 맞추자. 하나는 일어나야 하는 시각, 다른 하나는 첫 번째 알람을 못 들을 경우를 대비해서 몇 분 더 뒤로 맞춰둔다. 하나는 휴대전화로, 다른 하나는 시계에 맞춰두는 방법도 있다. 자기 전에 둘 다 잘 울리는지 확인도 해보자.

의욕이 생기지 않을 때

처음에는 넘쳤던 의욕이 일주일이 흐르는 동안 미지근해졌을 수도 있다. 충분히 이해되는 일이다. 수면 강화를 포기하고 그만두는 경우도 흔하다. 더욱이 밤에 잠 못 들고 깨어 있는 시간이 계속 길어지면 자연히 다 관두고 싶은 마음이 드는 게 당연하다. 그럴 때는 다음 사항을 기억하면 도움이 된다.

1 **변화가 나타나려면 시간이 걸린다.** 불면증에 시달리는 전체 기간에 비하면 그리 긴 시간이 아니지만, 2주는 지나야 점차 나아지고 있음을 실감할 수 있다. 그 기간을 견디는 건 힘든 일이다. 그래도 버텨보자. 앞으로 평생 잠과 좋

은 관계를 맺고 살아가기 위해 투자하는 시간이라고 생각하자. 이 지구에서 사는 일평생 중 4분의 1, 혹은 그 이상의 시간 동안 잠과 친하게 지낼 기회다.

2 **지금은 수면의 질이 우선이다. 수면의 양은 나중에 알아서 따라온다.** 잠을 전보다 더 많이 잘 수 있는 것도 아니고, 심지어 총수면 시간이 더 짧아져서 실망스러울 수 있다. 하지만 수면과의 관계를 되돌리려면 꼭 필요한 단계다. 수면 시간은 먼저 수면의 질부터 확립해야 늘릴 수 있다. 잠을 더 오래 자는 방법보다 뇌가 '더 효율적으로' 잠들 수 있도록 훈련하는 방법부터 설명하는 이유도 그 때문이다.

3 **처음에 왜 이런 노력을 시작하려고 했는지 기억하자.** 지금은 변화를 시도하기에 무리라고 생각한다면, 언제가 적절할까? 이건 솔직하게 생각해봐야 할 문제다. 잠과의 관계를 바로잡으려고 노력하기에 지금은 정말로 적합한 때가 아닐 수도 있다. 또는 수면 문제가 이렇게까지 힘들게 노력할 만큼 심각하지 않을 수도 있다. 이 두 가지가 확실하다면 그만둬도 된다! 그런 경우라면 실행에 옮겨야 한다는 부담감 없이 이 책의 남은 부분을 가볍게 읽어보면서, 불면증을 개선하려고 다시 노력할 만큼 상황이 나빠졌을 때가 언제인지 판단할 기준을 정해두자(예를 들어 '일주일에 4일 이상 잠을 설칠 때', 또는 '불면증이 아이들 양육에 나쁜 영향을 줄 때' 등). 서두르지 않아도 된다.

3. 잠자리에서 보내는 총시간 업데이트하기

계속 전진! 이제 잠과의 관계를 되돌리는 두 번째 주에 접어들었다. 잠자리에서 보내는 총시간을 수정할 때다. 다음과 같이 조정해보자.

- 지난 일주일간 평균 수면 효율을 확인한다.
- **평균 수면 효율이 90퍼센트 이상이면 다음 주에는 잠자리에서 보내는 시간**

을 늘려도 된다. 취침 시각을 15~30분 앞당기거나 기상 시각을 15~30분 늦추는 등 15~30분 범위 내에서 취침 시각과 기상 시각을 자유롭게 조정하면 된다. 단, 기상 시각을 변경한다면 일주일간 매일 '같은' 시각에 일어나야 한다.

· **평균 수면 효율이 85~90퍼센트면 4장에서 수립한 첫 주 일정을 그대로 유지한다.** 일주일 더 그대로 해보면서 조건화된 각성을 줄이는 방법 중에 아직 시도하지 않은 것을 실천해보면 우수한 수면 효율을 공고히 다질 수 있다.

· **평균 수면 효율이 85퍼센트 미만이라면 앞의 문제 해결 도움말을 참고해서 수정할 부분이 있는지 살펴보자.** 잠자리에서 보내는 총수면 시간은 4장에서 정한 첫 주 일정을 그대로 유지해도 좋고 4장 내용과 최근 2주간 기록한 수면 일기의 데이터를 토대로 새로운 일정을 수립해도 좋다. 뇌가 수면 강화 프로그램에 익숙해지고 따라오려면 일주일 이상 걸릴 수 있다.

다음 주에 할 일

수면 강화와 조건화된 각성, 이 두 가지 중요한 요소를 고려하면서 잠과의 관계 되돌리기를 계속 이어간다. 다음과 같이 실천하자.

1   매일 규칙적으로 다음 시각에 일어난다: _____ (새로 정한 기상 시각 쓰기)

2   다음 취침 시각과 졸릴 때 중 더 늦은 시각에 잠자리에 든다: _____ (새로 정한 취침 시각 쓰기)

3   밤잠을 설쳤더라도 다음 날 낮잠을 자거나 잠을 '보충'하려고 정해놓은 취침 시각보다 일찍 잠자리에 들면 안 된다. 지난밤의 수면 상태와 상관없이 정해

진 취침 시각 전에 자러 가면 안 되고 아침에도 정해둔 기상 시각에 일어나야 한다. 낮잠은 안전에 문제가 될 수 있는 경우에만 짧게(20분 정도) 자도 된다.

4   잠자리에서는 자는 것 외에 다른 활동을 자제하라. 단, 섹스와 취침 전 즐거움을 위한 독서는 괜찮다.

5   자려고 누워도 잠이 안 오면(또는 자다가 깬 다음에 다시 잠들 수 없으면) 일어나서 다른 즐거운 일을 하자. 침대에 계속 누워 있거나 자려고 '노력'하지 마라.

- 각성은 수면 욕구와 반대로 작용하며 몸이나 생각이 활기를 띠는 상태를 일컫는다.
- 불면증 환자는 과잉 각성을 경험한다. 밤과 낮 모두 뇌 활성도에서 그러한 특징이 나타난다.
- 각성의 원인은 여러 가지다. 불면증에서는 조건화된 각성이 큰 부분을 차지하므로 이 문제부터 해결해야 한다.
- 조건화된 각성은 잠자리에 누웠을 때 자동으로 잠이 깨는 반응이다. 잠이 깬 상태로 침대에서 너무 오랜 시간을 보내면 뇌가 이러한 반응을 학습하고, 잠자리가 잠이 오지 않는 장소가 되고 만다.
- 조건화된 각성을 없애려면,

  ✓ 잠자리에선 자는 것 외에 다른 활동은 하지 않는다(섹스나 짧은 독서는 괜찮다).
  ✓ 잠이 안 오면(또는 자다가 깨서 다시 잠들 수 없으면) 일어나서 다른 일을 하자. 다시 잠들기 위해서가 아니라 조건화된 각성을 차츰 줄이는 것이 목적이다. 보너스로 깨어 있는 시간을 더 즐겁게 보낼 수 있다.
  ✓ 다음 주에는 지난 일주일간 모은 수면 일기 데이터를 바탕으로 침대에서 보내는 총시간을 필요에 따라 조정해서 계획을 계속 실천한다. 조건화된 각성을 없애려는 노력을 추가해도 된다.
  ✓ 매일 빠짐없이 수면 일기를 쓰자!

6

피로를
해소하는 열쇠, 빛

수면치료를 시작하고 몇 주 후, 크리스의 수면 상태는 수치상으로도 훨씬 좋아졌다. 밤에 잠들기까지 걸리는 시간도 10~15분 내로 일정해지고, 밤중에 깨어 있는 시간도 평균 20분 정도였다. 치료 전에는 거의 매일 밤 1~2시간은 깨어 있었으니 엄청난 변화였다. 잘했어요, 크리스! 하지만 이상하게도 정작 크리스는 아침마다 수면을 '나쁨'으로 평가했다. 내가 왜 이렇게 평가했느냐고 묻자, 크리스는 낮에 여전히 피곤하며 아무래도 수면 상태가 나쁜 게 원인인 것 같다고 했다. "아침에 일어나면 진흙 속을 걷는 것처럼 몸이 무거워요. 오후가 되면 녹초가 되고요. 피곤함이 좀 해소되면 잠도 잘 잔다고 느낄 것 같아요!"

아마 이 책을 읽고 있는 여러분 모두 너무 피곤할 것이다. 지치고, 힘이 다 빠지고, 생각이 흐릿하고, 기운이 하나도 없고, 몸이 무겁게 느껴지는 피로감은 불면증의 가장 흔한 증상이다. 불면증을 겪는 사람들은 다른 수면장애를 겪는 사람들보다 피로감에 더 많이 시달린다.* 실제로 수백만 명이 크리스와 같은 경험을 한다. 몸은 피곤한데 정신은 말똥말똥해서 꼭 좀비가 된 기분으로 돌아다니는 이들이 수없이 많다. 이들은 낮에 에너지를 조금이라도 더 끌어낼 방법을 절박하게 찾아다닌다. 스타벅스가 200억 달러 규모의 기업으로 성장한 것도 다 그 덕이다. 내가 만나는 불면증 환자들이 "잠을 더 잘 수만 있으면 이렇게 온종일 피곤하진 않을 것 같아요" 같은 말을 할 때마다 내게 1달러가 생긴다면, 나는 아마 지금쯤 엄청난 부자까지는 아니라도 최소한 장 볼 때 유기농 제품을 별 고민 없이 집어들 수 있을 정도는 됐을 것이다.

하지만 그런 소망이 틀린 전제에서 나왔다면? 피로를 느끼는 원인이 '잠이 부족해서'가 아니라면? 불면증에 시달리는 이들은 대개 이렇게 추측한다.

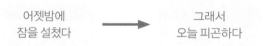

하지만 나는 과학적으로 뒷받침되는 사실이자, 피로 해결에도 더 도움이 될 새로운 사실을 알려주고자 한다.

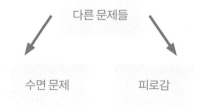

---

* 다시 한번 강조하지만, 피로감(피곤한 기분)과 졸림은 다르다. 졸린 건 곧 잠들 것 같은 상태고 그 외에 느끼는 건 모두 피로감이다.

이 그림에서 수면 문제가 피로의 '원인'이 아니라는 것에 주목해야 한다. 수면 부족과 피로감 모두 다른 문제로 인해 발생한다. 지금은 잘 이해가 안 되겠지만, 이번 장이 끝날 때쯤이면 무엇이 진짜 문제인지 정확히 알게 될 것이다. 먼저 첫 번째 그림('잠을 설쳤다'는 사실이 '피로'의 직접적인 원인이라는 생각)이 왜 틀렸는지부터 살펴보자. 이 생각은 부정확할 뿐만 아니라 해가 된다. 정말로 이 말이 사실이라고 믿으면 피로를 해소할 수 있는 진짜 해결책을 놓치게 되고, 동시에 수면에 부당한 비난과 압박을 가하는 셈이므로 수면과의 관계도 나빠진다.

객관적인 수면 척도는 피로를 예측하지 못한다

잠은 평가하기가 어렵다. 지난밤에 얼마나 잤느냐고 물을 수는 있지만, 이에 대한 대답은 당사자의 '주관적'인 생각이거나 본인이 자각·기억하는 시간일 수 있다. 앞서도 설명했듯이 수면에 대한 주관적인 평가는 언제나 정확하다고 보장할 수 없다. 특히 불면증을 겪고 있는 사람의 평가는 더욱 그렇다. 수면다원검사(57쪽 참고)는 보다 '객관적'인 수면 평가법이다. 이 검사는 결과가 실시간으로, 초 단위로 나오므로 수면 상태를 가장 정확하게 측정할 수 있다.

낮에 작용하는 여러 기능에 잠이 정말로 영향을 주는지 확인하는 가장 좋은 방법은 수면다원검사로 수면 상태를 평가한 후 '객관적인' 수면 척도와 낮에 느끼는 피로도의 연관성을 확인하는 것이다. 그리고 그렇게 연구한 결과 **객관적인 수면 척도로는 피로를 예측할 수 '없다'는 사실이 밝혀졌다.**

2019년에 김석주 교수가 이끈 연구진(성균관대학교와 스탠퍼드대학교 공동 연구)은 불면증 환자 598명을 대상으로 하룻밤 동안 수면다원검사를 실시해서 객관적인 수면 상태를 평가했다.[1] 이 연구에서 다음의 객관적인 수면 척도 중 피로와 상관관계가 있는 건 하나도 없는 것으로 나타났다.

- 수면 지속 시간.
- 수면 효율.
- 수면 시작 후 잠이 깬 시간(즉 밤중에 깨어 있었던 총시간).
- 얕은 수면, 깊은 수면, 렘수면의 비율.

분명 피로와 관련이 있어 보이지만 실제로는 그렇지 않다. 검사가 실시된 그날 하룻밤만 우연히 이런 결과가 나온 건 아닐까(600명 가까이 검사했는데도)? 하지만 캐나다의 에밀리 포르티에브로슈Émilie Fortier-Brochu와 동료들이 불면증 환자들을 대상으로 '3일' 동안 수면다원검사를 진행한 연구에서도 같은 결과가 나왔다.[2] 3일 밤 동안 측정된 수면 시간도 피로와는 무관했다. 위의 두 연구진은 조사 범위를 넓혀서 참가자들에게 평소에 수면 지속 시간(즉, 일반적인 수면 시간)이 얼마나 되는지 물었는데, 두 연구 모두 평소 수면 시간이 '길수록' 피로감을 '더 많이' 느끼는 것으로 나타났다.

수면 시간이 길면 무조건 피로감을 더 느낀다는 소리가 아니다. 인과관계나 무엇이 무엇에 영향을 주는지는 확실하지 않지만, 이 두 건의 연구에서 알 수 있는 건 평소에 수면 시간이 긴 것과 피로감에는 '공통분모'로 작용하는 원인이 있을 가능성이 매우 높다는 것이다. 그 공통분모는 의학적인 질병일 수도 있고 우울증일 수도 있다. 현시점에서 확실하게 말할 수 있는 건 **편향 없이, 제대로 수면 상태를 평가했을 때 수면 시간과 피로도는 관련이 '없다'는 것이다.**

밤잠을 설치면 다음 날
더 피곤하다고 느끼는 건 착각일까?

그렇지 않다. 피로감은 실제 경험이다. 수면 시간이 피로와 무관하다는 연구 결과도 사실이고 잠을 설친 다음 날 느끼는 피로감도 사실이라면 어떻게 이런 모순된 결과가 나올 수 있을까?

1. 과잉 각성이 피로감을 키운다

5장에서 우리는 과잉 각성이라는 개념을 처음 살펴보았다. 몸이나 뇌가 과도하게 활성화된 상태를 과잉 각성이라고 한다는 것과, 노프징어 연구진의 획기적인 뇌 영상 연구에서 불면증을 겪는 사람들은 수면건강에 이상이 없는 사람들보다 밤에 뇌의 대사율이 더 높다는 사실도 함께 확인했다. 이 연구에서 양쪽 그룹 모두 '수면 시간'은 같았지만, 불면증 그룹은 밤에 뇌가 더 활발하게 기능하는 과잉 각성 상태였다. 평지를 걸을 때보다 오르막길을 걸으면 더 피곤하듯이 뇌가 과잉 각성 상태가 되면 그렇지 않을 때보다 피곤한 게 당연하다. 밤에 잠을 충분히 못 자서, 또는 너무 많이 자서 피곤한 게 아니라 과잉 각성이 피로감의 원인일 가능성이 매우 높다.

2. 수면이 피로와 직결된다는 오해

이 문제도 과잉 각성과 관련이 있다. 2장에서 불면증이 있는 사람들 대부분이 수면 시간의 인식에 문제가 있다고 설명했다. 즉, 실제 수면 시간보다 잠을 덜 잤다고 생각하는 것인데, 이런 착각의 원인은 과잉 각성이다. 과잉 각성 상태에서는 뇌가 2단계 수면에 진입해도 자신이 잠들지 않았다고 인지한다. 그러나 2단계 수면도 수면의 한 부분이며 전체 밤잠 시간의 약 50퍼센트를 차지한다. 포르티에브로슈의 연구에서도 극심한 피로를 느끼는 불면증 환자일수록 수면 시간을 심하게 과소평가하는 경향이 있었다. 같은 불면증 환자라도 피로를 덜 느끼는 사람들은 자신의 수면 시간을 부정확하게 인지하는 비율이 낮은 것으로 나타났다. 심지어 객관적인 평가에서 수면 상태가 가장 나쁜 편에 속해도 수면 시간을 실제보다 더 길다고 인지하는 사람들은 피로감을 크게 느끼지 않았다. 이러한 결과는 실제 수면 시간보다 수면에 대한 '주관적 인식'으로 당사자가 느끼는 피로감을 더 정확히 예측할 수 있음을 보여준다.

3. 불규칙한 수면으로 피로감이 커진다

불면증이 있는 사람은 수면 일기를 써보면 밤에 평균 수면 지속 시간이 생각보다 길다는 사실을 깨닫고 놀라는 경우가 많다. 그럴 만도 한 것이, 우리의 기억은 잠을 심하게 설친 경험 위주로 왜곡되는 경향이 있다. 하지만 밤마다, 그것도 매일 밤 6시간 반씩 일정하게 자는 것과 어떤 날은 8시간 반을 자고 어떤 날은 4시간 반을 자서 평균이 6시간 반으로 나오는 건 큰 차이가 있다. 불면증이 있으면 후자일 가능성이 더 높다. 토론토대학교의 앤드리아 L. 해리스Andrea L. Harris 연구진[3]은 이처럼 밤마다 수면 시간이 오락가락하는 것이 잠을 가장 심하게 설친 다음 날 경험하는 피로감과 관련이 있다고 밝혔다. 또한 평균 수면 시간이 5시간이건 8시간이건 당사자가 느끼는 전반적인 피로감과는 무관하다는 사실도 확인했다. 중요한 건 총 몇 시간을 잤는지가 아니라, 얼마나 일정하게 자는가다.

4. 수면과 피로감의 관계에 관한 오해가 문제를 키운다

낮에 피곤한 이유가 밤에 잠을 충분히 못 자서라고 굳게 믿는 사람은, 피로감을 느낄 때면 자신이 간밤에 잠을 푹 못 잤으리라 추측한다. 그리고 잠을 충분히 못 자면 어떻게 되느냐고 누가 물으면 "다음 날 피곤하다"고 대답한다.

　앞에서 소개한 해리스 연구진은 불면증의 정도와 피로감의 정도를 연결 짓는 사고 유형에 관해서도 조사했다. 그 결과 불면증이 심한 사람일수록 자신의 피로감을 더 많이 곱씹고(예를 들어 지금 자신이 얼마나 피곤한지 수시로 생각하거나, 하루를 버틸 에너지가 부족하다고 여기거나, 자신의 피로감에 관해 계속 되새기는 등) 수면에 대한 '역기능적 신념(예를 들어 불면증은 재앙이라는 생각)'을 갖는 경향이 큰 것으로 나타났다. 결국 **자신이 느끼는 피로를 곱씹는 일, 그리고 수면에 관한 무익한 확신이 피로감을 키운다.** 피로감과 수면 문제를 걱정하는 것이 얼마나 진 빠지는 일인지를 생각해보면 당연한 결과다! 자신이 지금 얼마나 피곤한지 생각하는 데 몰두할수록 생활에서 피로가 차지하는 비중이 커지고, 기분은 더 나빠지고, 그만큼 즐겁게 지내지 못하고, 잠을 생각할수록 더 짜증이 나고, 그 바람에 과잉 각성은 더 강화되고, 더더욱 잠을 이루지 못한다. 스스로 못 잘 거라고 예언한 대로 되는 것이다.

그렇다면 도대체 왜 이렇게 피곤한 걸까?

이제 우리는 과잉 각성, 수면에 관한 잘못된 인식, 불규칙한 수면 시간, 잠과 피로감의 관계를 생각하는 방식 등 불면증 외에 '다른 문제'가 피로감에 영향을 준다는 사실을 알게 됐다. 이 모든 문제가 밤에는 불면증, 낮에는 피로감을 유발한다. 지금 이 책의 프로그램을 실천 중이라면(즉, 수면 강화와 조건화된 각성을 없애려는 노력을 실천 중이라면) 이미 이 문제들도 해결되기 시작했을 것이다. 이제 피로감에 영향을 주는 이 '다른 문제'들 중 몇 가지를 좀 더 자세히 살펴보자.

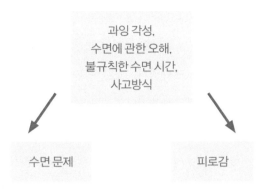

과잉 각성,
수면에 관한 오해,
불규칙한 수면 시간,
사고방식

수면 문제   피로감

피로의 원인은 아주 다양하다. 특별한 순서 없이 몇 가지만 나열해보면 다음과 같다.

- 불규칙한 일주기 리듬.
- 주로 앉아서 생활하는 것.
- 우울증.
- 직장이나 가족 스트레스.
- 인종차별, 기타 차별로 인한 스트레스.
- 여성으로 사는 것.[*]
- 높은 체질량 지수.[BMI]
- 염증.
- 빈혈.
- 호르몬 변화.

---

[*] '여성으로 사는 것'이 주는 피로감이 생물학적인 성별의 차이 때문인지, 아니면 여성이 겪는 성차별 때문인지, 보수 없는 노동 때문인지, 배우자보다 자녀 양육에서 담당하는 몫이 더 크기 때문인지 확실하게 판단하기에는 아직 연구가 충분히 이루어지지 않았다. 학자들이 '여성으로 사는 것'을 피로를 유발하는 의학적인 증상처럼 언급한 것을 보면 좀 씁쓸하다.

- 완경, 임신, 출산(그리고 출산 이후 몇 달).

- 질병(당뇨병, 암, 갑상선 질환, 자가 면역 질환 등).

- 의학적인 치료(항암 치료, 투석 등).

- 약물 부작용(수면제 포함).

- 통증이나 부상.

- 트라우마와 PTSD.

- 눈의 피로.

- 영양 부족.

- 물질 남용(담배, 알코올, 카페인 등).

이 중에 하나라도 해당되는 게 있다면 그동안 자신이 느끼는 피로의 원인을 잠에 돌린 건 부당한 비난이었을 가능성이 있다. 의심되는 항목이 여러 개라면 잠이 피로감의 주된 원인이 아니며 피로감을 해결해줄 진짜 해답도 아닐 가능성이 매우 크다. 위의 항목은 하나하나가 책 한 권(또는 도서관 하나)을 통째로 할애해야 할 만큼 강력한 영향을 발휘하지만, 대부분 이 책의 주제와 무관하다. PTSD와 완경, 통증에 관해서는 4부에서 따로 설명한다. 지금은 피로감의 가장 흔한 원인이 되는 세 가지를 집중적으로 살펴보자.

불규칙한 일주기 리듬

1장에서 일주기 리듬에 관해 설명했다. 잠시 기억을 되살려보자면, 자고 일어나는 걸 포함해 우리 몸에서 일어나는 모든 생물학적인 과정은 대략 24시간 주기로 일정한 패턴에 따라 이루어진다. 이 복잡한 체계는 시신경교차상핵의 지시를 따른다. 뇌의 지휘자인 시신경교차상핵은 제각기 다른 악기로 구성된 거대한 오케스트라가 조화롭고 정확하게 연주하도록 이끄는데, 현재 시각을 정확히 알 때 가장 원활하게 기능한다. 즉, 활동 시각이 일정해야 자고 일어나는 리듬을 비롯한 모든 기능이 잘 유지된다.

'불규칙한 일주기 리듬'이란 시신경교차상핵이 지금 몇 시인지, 하루 길이가 얼마나 되는지 헷갈려서 혼란을 겪는 모든 상황을 포괄하는 표현이다. 이런 혼란은 자주 일어나며 특히 다음과 같은 상황이 영향을 준다.*

- 야간 근무나 교대 근무.
- 시차가 나는 지역으로의 여행.
- 일주일 내내 취침 시각과 기상 시각이 불규칙한 경우.
- 밥을 불규칙하게 먹거나 일반적인 식사 시각이 아닐 때 식사함.
- 낮잠을 무작위로 자는 경우.
- 생물학적으로 타고난 저녁형 인간인데 아침형 인간처럼 생활함(또는 그 반대).
- 낮에 실내에서 보내는 시간이 긴 경우.
- 낮에 앉아서 보내는 시간이 아주 긴 경우.

위와 같은 상황으로 시신경교차상핵에 혼란이 생기면 밤에는 잠들기 어렵고 낮에는 각성 상태를 유지하며 활기차게 생활하기가 어려워진다. 생체 시계에 발생하는 혼란과 실내에서 생활하는 시간이 길 때 발생하는 영향은 이처

---

* 중요한 참고 사항은 소수 인종, 소수 민족, 소득 수준이 낮은 사람들이 이러한 상황에 놓인 경우가 훨씬 더 많다는 점이다. 이는 수면건강에서 나타나는 격차에도 상당한 영향을 준다. 실제로 소수 인종과 생활 여건이 열악한 사람들은 수면 문제를 겪는 비율이 더 높고 이것이 신체건강과 정신 건강에 문제가 생길 확률이 더 높아지는 요소로 작용한다.

럼 상당히 큰데도 피로감에 영향을 주는 요소로 고려되지 않는 경우가 많다. 내가 만난 환자들, 특히 선천적으로 아침형 인간이 아닌 사람들은 낮에 햇볕을 많이 쬐고 일주기 리듬이 정상으로 돌아오면 스스로 놀랄 만큼 활기를 크게 되찾는다.

빛이 있으라!—1

일주기 리듬을 행복하고 건강하게 만드는 공식
선사시대에 살던 인류의 조상은 낮에 햇볕을 많이 쬐고 밤에는 불빛이 은은해서 시신경교차상핵을 자극하지 않는 모닥불 외에는 사실상 빛에 거의 노출될 일이 없었다. 이와 달리 우리는 만성적으로 낮에는 어둑한 곳에서 생활하고 밤에는 훤한 곳에서 생활한다. 뇌가 선사시대와 가까운 환경에 놓이도록 하는 광치료[4]는 피로감과 수면, 각성과 관련된 건강의 여러 측면을 개선하는 데 도움이 된다. 빛의 효과를 (거의) 무료로 누리는 방법을 소개한다.

1. 낮에 밝은 빛에 많이 노출되어야 한다
특히 아침에 일어나면 가장 먼저 빛부터 쬐는 것이 중요하다
그렇다고 방 안에 조명을 켜고 앉아 있으라는 소리가 아니다. 인공조명으로는 햇빛의 유익한 영향을 똑같이 얻을 수 없다. 가장 좋은 방법은 밖에서 시간을 보내는 것이다. 영국에서 40만 명 이상을 대상으로 실시한 한 연구에서는 밖에서 보내는 시간이 길수록 잠을 더 잘 자고 피로를 덜 느끼며 기분도 나아지는 것으로 나타났다.[5] 하루가 시작되는 아침에 빛에 노출되고 하루 동안 빛을 많이 쬐면(예를 들어 하루 중에 최소 몇 분간 직사광선을 받는 것) 수면에 특히 큰 도움이 된다! 그런 날은 밤에 깊은 수면 시간도 길어진다.[6] 매일 야외에서 최소 1시간을 보낼 수 있거나

생활·업무 공간에 커다란 창문이 있고 내부가 굉장히 환한 환경이 아니라면, 아침에 청색광이 강한 광치료용 스탠드*를 켜고 빛을 쬐거나 눈을 향해서 빛을 발생시키는 특수 안경을 최소 20분간 사용하자.

2. 저녁에는 빛을 줄이고 어둑하게 지내자

밤에 밖이 인공조명으로 훤하게 밝혀진 동네에 사는 사람은 수면 시간이 짧고 수면의 질도 나쁘다.[7] 이런 환경은 거의 마음대로 바꿀 수 없지만, 바꿀 수 있는 부분도 있다. 가령 실내조명은 저녁에 어둑하게 조절할 수 있다. 나는 보통 취침 시각 두어 시간 전부터 조도를 줄이라고 권한다. 휴대전화와 태블릿 화면은 야간 모드로 바꾸고, 천장 조명은 주황색 전구를 쓰거나 블루라이트 차단 안경을 착용한다. 저녁이 되면 생활환경을 태양이 아닌 모닥불만 있는 환경과 비슷하게 만드는 것이 핵심이다. 일주기 유형의 특성상 아주 늦은 시각까지 깨어 있는 사람들(즉, 저녁형 인간)에게 특히 이 방법을 추천한다.

3. 낮과 밤의 확실한 대비가 핵심이다

저녁에 TV를 즐겨 보거나 태블릿을 많이 사용한다고 해도 걱정할 것 없다. 해가 지면 모든 전자기기 화면을 끄고 멀리할 필요도 없다. 낮에 밝은 빛을 충분히 쬐면 저녁에 그런 활동을 즐겨도 밤에 분비되는 멜라토닌 양이나 졸린 정도에 큰 영향을 주지 않는다. 낮에 밝은 빛에 많이 노출될수록 저녁 시간에 노출되는 빛의 영향을 덜 받는다.[8] 뇌가 낮과 밤을 구분하는 기능에 중대한 영향을 주는 것은 낮과 밤의 대비이기 때문이다. 따라서 핵심은 낮에 밝은 빛에 많이 노출되는 것이다. 밖에 나갈 기회도 없고 광치료용 스탠드를 이용할 수도 없는 경우에는 저녁에 전자

---

* 탁상 거울처럼 세워두고 얼굴 쪽으로 빛을 쬘 수 있도록 고안된 장치. 국내에서도 광치료를 뜻하는 '라이트테라피'라는 설명과 함께 몇 가지 제품이 판매되고 있다. —옮긴이

기기 화면에 노출되는 시간을 최소화하고 블루라이트 차단 안경을 착용하자.

보너스: 매일 아침 일정한 시각에 일어나고 규칙적으로 식사하자

일주일간 꾸준히 지킬 수 있는 현실적인 시각을 기상 시각으로 정하자(기상 시각을 최대한 늦추고 싶다면 창의력을 발휘해서 아침에 꼭 해야 하는 일들을 조정해보자). 아침 식사는 거르지 말고 꼭 챙겨 먹자. 점심도 마찬가지다. 저녁 식사는 되도록 일정한 시각에 먹자. 가장 중요한 건 아침에 일어나서 먹는 식사를 시작으로 새로운 하루가 밝았음을 몸이 정확히 인지하도록 만드는 것이다.

신체 활동과 피로감의 상관관계

1987년 로버트 세이어Robert Thayer는 사람들에게 초콜릿을 하나 주거나 10분간 산책하도록 한 뒤 2시간 동안 각 참가자의 신체 에너지와 피로감, 긴장감을 확인하는 유명한 연구를 실시했다.[9] 참가자들의 컨디션은 어느 쪽이 더 좋았을까? 우리는 일상생활에서 '힘'을 내려고 설탕이 잔뜩 든 간식을 먹곤 하지만, 이 연구에서는 간식을 먹은 사람들이 긴장감과 피로감을 더 많이 느끼는 것으로 나타났다. 산책을 한 사람들은 반대로 더 힘이 나고 피곤함도 덜 느꼈다.

이는 설탕이 긴장감과 피로감을 유발한다는 의미가 아니라, 간식을 즐기는 사람들은 산책이 주는 유익한 효과를 놓칠 가능성이 크다는 뜻이라고 볼 수 있다. 앉아서 생활하는 시간이 길수록 더 큰 피로를 느끼고, 신체 활동이 늘면 활기가 높아진다는 것은 수십 년간 여러 연구를 통해 밝혀진 사실이다.[10] 그렇다고 반드시 마라톤이나 크로스핏 운동을 해야 하는 건 아니다. 저

강도에서 중간 강도의 운동이 활력을 높이고 피로를 줄이는 효과가 가장 우수하다는 사실 또한 여러 연구로 확인됐다. 한 예로 2016년에 실시된 연구에서는 평소에 주로 앉아서 생활하던 대학생들이 몇 주간 매주 3회씩 걷거나 뛰는 저강도 운동(서로 대화를 나눌 수 있을 만큼 천천히 달리는 정도)을 하자 피로감이 줄어든 것으로 나타났다.[11] 이 연구의 참가자들은 빨리 달리려고 하거나 최대한 오래 달리려고 하지 말고 "기분이 좋을 정도로" 달리는 데 중점을 두라는 설명을 들었다. 이들처럼 20세 청년이 아니라도 결과는 동일하다. 중년기, 노년기인 사람들이 참가한 다른 연구에서도 비슷한 결과가 나왔다.

빛이 있으라!—2

신체 활동 계획을 세워보자

1. 일주일 중 운동하기에 좋은 요일을 3일 골라보자. ＿＿＿, ＿＿＿, ＿＿＿

2. 즐겁게 할 수 있는 활동을 골라보자. 야외에서 하거나 다른 사람들과 함께 할 수 있는 활동이라면 더 좋다!

- ✓ 걷기.
- ✓ 조깅.
- ✓ 자전거 타기.
- ✓ 정원 손질.
- ✓ 수영.
- ✓ 춤추기.
- ✓ 요가나 태극권.
- ✓ 아기 돌보기.

✓ 이케아 가구 조립.
  ✓ 장보기.
  ✓ 기타: _____
  ✓ 기타: _____

3. 휴대전화에 위의 활동을 할 요일마다 알람을 설정해두거나, 함께 운동할 친구에게 지금 바로 연락해서 다음 주 운동 일정을 정하자. 메모지에 일정을 써서 냉장고나 욕실 거울에도 붙여두자.
4. 선택 사항: 스티커로 표시할 수 있는 그래프를 마련해서 신체 활동의 진행 상황을 기록해보자. 재밌는 스티커 놀이를 아이들만 하라는 법은 없다.

우울증과 잠

우울증이 없어도 그냥 넘어가지 말고 꼭 읽어보길 바란다. 내가 치료한 환자 중에 아내를 여의고 은퇴 생활 중인 휴라는 신사가 있었다. 사랑스러운 손자·손녀에게 둘러싸여 지내는 휴는 늘 낙관적이었다. 수면 문제도 상당히 빠른 속도로 개선됐지만, 심한 피로감이 사라지지 않았다. 휴의 일상생활을 좀 더 자세히 살펴본 나는 그가 태어나 처음으로 우울증을 겪고 있으며 휴 자신도 그런 줄 몰랐다는 사실을 알게 됐다. 내가 휴에게 우울증일 수 있다고 이야기하자 이런 대답이 돌아왔다. "정말 죄송합니다만, 저는 그렇게 침울하고 시무룩하게 지내거나 불평불만을 달고 사는 사람이 전혀 아닌데요!"

하지만 우울증은 그런 병이 아니다. 성격이나 세계관과도 무관하다. 우울증은 뇌의 특정한 생물학적 상태이며 심하면 뇌 질환이 된다. 우울증의 영향은 사람마다 다르게 나타난다. 인생을 바라보는 관점이 달라지기도 하고, 몸이 더 무겁고, 느려지고, 피로감이 심해지는 등 신체 변화가 나타나기도 한다.

앞서 소개한 2019년의 성균관대학교와 스탠퍼드대학교의 공동 연구에서, 불면증이 있고 극심한 피로를 느끼는 사람들은 불면증이 있지만 피로감은 크지 않은 사람들보다 우울증 척도의 점수가 두 배 가까이 더 높은 것으로 나타났다. 이 연구의 참가자는 모두 불면증 환자였으므로, 참가자들이 느끼는 피로감에 불면증의 영향은 별로 크지 않고 우울증이 더 큰 영향을 주었음을 알 수 있다. 이러한 관련성은 포르티에브로슈의 연구에서 더욱 두드러지게 나타났다. 질병·불안감·직업 등 피로감에 영향을 주는 열두 가지 요소 중 나이와 상관없이 피로감과의 연관성이 확인된 요소는 우울증이 '유일'했다.

'하지만 저는 우울증이 없는데요!'라고 생각할 수도 있다. 위의 연구 참가자들도 그랬다. 심지어 연구진이 참가자를 모집할 때 임상학적 진단 기준에 부합하는 우울증 환자는 제외했는데도 그랬다. 하지만 우울증은 그렇게 뚜렷하게 드러나지 않으며, 누구나 때때로 다음과 같은 우울증 증상을 겪는다.

- 의욕이 없다.
- 기분이 처지고, 모든 것이 무의미하게 느껴진다.
- 짜증이 난다.
- 외로움을 느낀다.
- 자신감이 떨어지거나 긍정적으로 생각할 수가 없다.
- 일에 차질이 생기면 회복하기 어렵다.
- 즐거운 활동에 별로 흥미가 생기지 않는다.
- 죄책감이나 억울함을 예전보다 많이 느낀다.
- 사람들과 어울리는 일이나 창의적인 일이 별로 내키지 않는다.
- 섹스에 흥미가 없다.
- 입맛이 없거나 과식한다.

- 집중하거나 결정을 내리기가 어렵다.
- 평소보다 덜 잔다.
- 평소보다 더 피곤하다.

이 중에 해당되는 항목이 몇 가지 있다면 휴처럼 최소한 경미한 우울증을 겪고 있을 가능성이 있다. 굉장히 흔한 일이다. 겨울철에 낮이 짧아지고 흐린 날이 장기간 이어질 때, 스트레스가 심한 사건을 겪거나 병을 앓을 때, 직장에서 번아웃을 겪거나 지겨움을 느낄 때, 대인 관계에 어려움이 있을 때, 호르몬 변화(월경 주기 포함), 그 밖에 수많은 생물학적·심리적·사회적·환경 변화로 나타날 수 있는 정상적인 반응이다. 우울증은 자글자글 약하게 계속 끓는 물과 같은 양상을 띠기도 하고 몇 주간 강렬하게 몰아치기도 한다. 우울증이 지속되거나 가벼운 수준 이상이라는 생각이 들면 의사와 상담하고 임상심리학자나 정신과 전문의, 기분장애가 전문 분야인 정신건강 전문가의 도움을 받는 것이 좋다.

우울증의 정도와 상관없이 기분과 활력을 높일 수 있는 효과적인 방법이 두 가지 있다. 바로 빛[12]과 운동[13]이다. **이미 눈치챘다면 맞다. 신체 활동을 늘리고 밝은 빛을 많이 쬐는 계획은 우울증에도 효과가 좋은 치료법이다.**

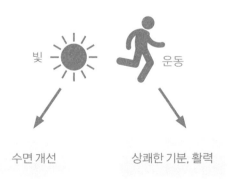

빛 — 수면 개선

운동 — 상쾌한 기분, 활력

휴는 빛을 더 많이 쬐고 운동량도 늘리라는 조언을 받아들였다. 아침마다 밖으로 나가서 산책하고, 고장 난 자전거를 수리해서 주말마다 탔다. 먼저 나서서 손주들 돌보는 일을 도왔다. 심지어 밖에서 보내는 시간을 더 늘리려고 지역 유기견 보호소에서 봉사활동도 했다. 이 모든 활동을 시작한 후 휴의 상태는 정말 좋아졌다. 얼마나 뿌듯했는지 모른다. 휴 역시 최근 몇 년 중 가장 활기차게 생활하고 수면 상태도 더욱 개선됐다며 기뻐했다.

잠과의 관계 되돌리기 점검

5장의 마지막 부분과 비슷한 부분도 많지만, 이번 단계에 맞춘 몇 가지 세부적인 변화가 있으니 꼼꼼하게 읽어보길 바란다.

1. 수면 강화와 조건화된 각성을 없애려는 노력은 어떻게 진행되고 있나?

통합 수면 일기 어플리케이션의 보고서를 보면서 진행 상황을 평가한다. 다음 변수를 살펴보자.

- **수면 효율**: 이번 주에는 처음 목표로 정한 85~95퍼센트에 들었기를 바란다. 수면 강화를 위한 계획을 2주간 연속으로 충실하게 실천했다면(즉, 정해진 취침 시각까지 침대에 눕지 않고 매일 일정한 기상 시각에 일어났다면), 수면 효율에 변화가 나타날 것이다.
- **잠자리에서 보내는 총시간**: 5장에서 정한 범위를 크게 벗어나지 않아야 한다. 그보다 크게 길어졌다면 취침 시각보다 너무 일찍 잠자리에 들었거나 기상 시각을 한참 넘겨서 침대에 누워 있다는 의미다.

- **잠들기까지 걸리는 시간**: 평균 30분 미만이거나 대부분 30분 미만이라면 건강한 수면 상태에 가깝다. 그렇지 않다면 잠자리에 드는 시각이 너무 이를 가능성이 크므로 취침 시각을 15~30분 늦춰보자. 기상 시각은 매일 일정해야 한다!

- **한밤중에 깨어 있는 시간**: 잠드는 데는 아무 문제가 없지만 밤중에 깨어 있는 시간이 꽤 길다면 조건화된 각성이 문제다. 자다가 깼을 때 정신이 완전히 깬 기분이 들면, 또는 '생각이 날뛰는' 게 느껴지면 잠자리에서 나와야 한다.

- **총수면 시간**: 현 단계에서는 가장 중요도가 낮다. 더 길어졌을 수도 있고 짧아졌을 수도 있고, 전과 같을 수도 있는데, 어느 쪽이든 큰 의미는 없다. 총수면 시간은 가장 마지막에 바뀌는 변수이자 안정성이 가장 떨어지며 잠과 건강한 관계를 맺으려는 노력과 가장 무관한 요소다. 그러니 지금은 어떤 결과가 나왔든 걱정하지 않아도 된다.

2. 조건화된 각성 관련 문제를 해결 도움말

조건화된 각성을 없애려고 할 때 다음과 같은 문제에 맞닥뜨릴 수 있다.

- **TV 없이는 잠들지 못하는 경우**: 아주 오랫동안 침실에서 TV 보는 습관이 들면 TV가 잠드는 데 도움이 된다고 느끼기도 한다. 하지만 이 경우에도 나는 TV를 침실이 아닌 다른 방에 두고 소파나 침대에서 종이로 된 책을 읽다가 자라고 권고한다. 일주일 동안만 정직하게 이 조언대로 해본 다음에도 소용없으면 원래대로 침실에서 TV를 봐도 된다. 침실에서 꼭 TV를 봐야 한다면, 화면 밝기를 어둑하게 낮추고 1시간 이내로 꺼지도록 타이머를 설정해두자. TV를 보다가 잠들기까지 1시간 이상이 걸린다면 아직 잘 때가 안 된 것이다.

- **밤에 잠이 깨도 일어나기가 힘든 경우**: 잠자리에 그대로 누워 있고 싶은 유혹

이 얼마나 큰지는 나도 잘 알고 있다. 편안하게 누워 있으면 꼭 다시 잠들 것만 같은 기분이 든다. 하지만 잠이 깬 후에 그렇게 억지로 조는 시간이 길어지면, 거기다 '날뛰는 생각'이나 잠을 제대로 못 자고 있다는 불안감까지 더해지면 조건화된 각성이 장기화된다. 잠이 깼어도 정신이 완전히 깨지는 않고 일어나야 할 만큼 불안하지 않다면 그리고 그 상태로 조는 게 정말로 편하게 느껴진다면 얕은 수면 상태일 가능성이 있다. 얕은 수면은 수면 기록에 '자다가 깨어 있었던 시간'으로 기록하지 않는다.

- **잠이 깨서 일어나면 더 말짱하게 깨는 경우:** 그래도 상관없다! 잠이 깼을 때 잠자리에서 벗어나라고 하는 이유는 잠을 유도하기 위해서가 아니다. 잠이 깬 채로 침대에 오래 머무르면 조건화된 각성이 더 강화되므로 이것을 피하는 게 핵심이다. 잠이 깨서 일어났더니 잠이 더 말짱하게 깨버렸다면 '혼자만의 시간'을 좀 더 즐길 기회로 여기자. 또한 일어나야 수면 욕구를 채울 수 있다. 지금은 잠자리에 들면 졸리고 자야 한다는 것을 뇌가 인식하도록 훈련하는 중이라는 사실을 잊지 말자.

- **잠자리를 자는 장소로만 쓰기가 힘든 경우:** 생활하는 공간이 협소하면 잠자리를 잠만 자는 곳으로 분리하기 어렵다. 그럴 때는 '수면' 모드와 '활동' 모드를 최대한 구분하려고 노력하자. 예를 들어 함께 사는 친구가 거실에서 시끄러운 비디오게임을 하는 중이라 침실에서 공부해야 한다면, 공부는 책상(또는 빈백, 안락의자, 바닥 등)에서 하자. 침대에서 공부해야 한다면 발치에서 하자. 또한 침실에서 다른 활동을 할 때는 전등을 켜고, 빛이 약한 등을 따로 마련해서 잘 시간이 되면 그 등만 켜자. 자녀와 침대에서 놀 때는 활기찬 음악을 틀어 놓고 잘 시간이 되면 편안한 음악으로 바꾸자.

3. 잠자리에서 보내는 총시간 업데이트하기

계속 전진! 이제 잠과의 관계를 되돌리기 위한 셋째 주 일정을 시작할 때다. 잠자리에서 보내는 총시간을 다음과 같이 조정해보자.

- 지난 일주일간 평균 수면 효율을 확인한다.
- **평균 수면 효율이 90퍼센트 이상이면 다음 주에는 잠자리에서 보내는 시간을 늘려도 된다.** 취침 시각을 15~30분 앞당기거나 기상 시각을 15~30분 늦추는 등, 15~30분 범위 내에서 취침 시각과 기상 시각을 자유롭게 조정하면 된다. 단, 다음 일주일 동안 매일 '같은' 시각에 일어나야 한다.
- **평균 수면 효율이 85~90퍼센트면 5장에서 수립한 일정을 그대로 유지한다.** 일주일 더 그대로 해보면서 이번 장에 소개한 방법을 실천하고 변화가 생기는지 살펴본다.
- **평균 수면 효율이 85퍼센트 미만이라면 5장에서 설명한 문제 해결 도움말**(133쪽)을 참고해서 수정할 부분이 있는지 찾아본다. 5장에서 정한 일정을 그대로 유지하고 싶으면 그렇게 해도 된다! 몇 년째 불면증에 시달리고 있다면 2~3주 정도 더 노력하는 건 아무것도 아니니까 말이다.

다음 주에 할 일

수면 강화, 조건화된 각성 없애기, 평상시에 빛을 많이 쬐고 운동하기까지 세 가지를 모두 실천하면서 잠과의 관계 되돌리기를 계속 이어간다. 앞으로 일주일간 지켜야 할 사항을 정리하면 다음과 같다.

1 매일 규칙적으로 다음 시각에 일어난다: _____ (새로 정한 기상 시각 쓰기)

2 취침 시각과 졸릴 때 중 더 늦은 쪽에 잠자리에 든다: _____ (새로 정한 취침 시각 쓰기)

3 밤잠을 설쳤더라도 다음 날 낮잠을 자거나 잠을 '보충'하려고 일찍 잠자리에 들면 안 된다. 지난밤의 수면 상태와 상관없이 밤에는 정해놓은 취침 시각 전까지는 자러 가면 안 되고 아침에도 정해둔 기상 시각에 일어나야 한다. 수면 효율이 90퍼센트 이상이라면 낮에 졸릴 때 20분 정도 낮잠을 자도 좋다.

4 잠자리에서는 자는 것 외에 다른 활동은 하면 안 된다. 단, 섹스와 취침 전 짧은 독서는 괜찮다.

5 자려고 누워도 잠이 안 오면(또는 자다가 깬 다음에 다시 잠들 수 없으면) 일어나서 다른 즐거운 일을 하자. 침대에 계속 누워 있거나 자려고 '노력'하지 마라.

6 6장 내용(149~153쪽)을 참고해서 빛 많이 쬐기+많이 움직이기를 생활화하자.

· 생활 환경을 낮에는 밝게, 저녁에는 어둑하게 확실한 대비를 이루도록 하자.

· 일주일에 3회 이상 낮에 신체 활동을 하자. 밖에서 움직이는 게 가장 좋다.

핵심 요약

· 피로는 불면증의 가장 흔한 증상이며 많은 이가 가장 성가신 증상으로 꼽는다.

· 놀랍게도 밤에 잠을 몇 시간이나 잤는지와 낮에 느끼는 피로감은 대체로 관련이 없다.

  ✔ 낮과 밤에 과잉 각성 상태가 유지되면 피로를 느낀다.

✓ 수면 시간과 수면의 질에 변동이 심한 것도 피로감의 원인이다.

✓ 수면에 관한 잘못된 인식, 수면 문제와 피로감을 곱씹는 것(불면증을 겪는 사람들에게서 흔히 나타나는 특징) 또한 피로를 유발한다.

- 낮에 피로를 느끼는 원인은 여러 가지가 있다. 가장 흔한 원인 세 가지는 다음과 같다.

  ✓ 불규칙한 일주기 리듬: 생활이 불규칙하거나 낮에 빛을 충분히 쬐지 않으면 생체 시계에 혼란이 생긴다.

  ✓ 주로 앉아 있는 생활: 신체 활동이 부족하면 피로감이 심해진다.

  ✓ 우울증: '진짜' 우울증이 아니더라도 경미한 우울증 증상으로 신체 에너지가 저하될 수 있다.

- 위와 같은 피로의 원인을 가장 효과적으로 해결할 수 있는 두 가지 방법은 빛과 운동이다.

  ✓ 빛: 낮에는 빛을 많이 쬐고 밤에는 빛에 덜 노출되어야 한다. 생활환경을 낮과 밤에 노출되는 빛의 양이 최대한 대비되도록 만들자.

  ✓ 운동: 많이 움직여라! 저·중강도의 운동(걷기 등)을 20분 정도만 해도 피로감에(우울증과 수면에도) 변화가 생길 수 있다.

- 다음 일주일 동안 잠자리에서 보내는 총시간을 지난주 수면 기록 데이터를 바탕으로 조정한 대로 잘 지키고 계속 노력하며 잠과의 관계를 되돌리자. 조건화된 각성을 없애려는 노력, 빛 많이 쬐기와 많이 움직이기를 일상화하는 노력도 지속한다.

- 매일 잊지 말고 수면 일기를 꼭 쓰자!

7

날뛰는 생각을 버리는
쓰레기통 만들기

불면증을 겪는 사람들이 가장 보편적으로 경험하는 것이 '날뛰는 생각'이다. 어둠 속에서 살아나 점점 더 끈질기게 뻗어나가는 생각, 아무리 애원하고 위협해도 벗어날 수가 없는 강력한 생각이 '날뛰는 생각'이다. 긍정적인 생각, 부정적인 생각, 어느 쪽도 아닌 중립적인 생각, 모호한 생각, 지루한 생각, 불안한 생각 등 무엇이든 날뛰는 생각이 될 수 있다. 어떤 생각이든, 이런 일을 겪는 모두가 어떻게든 이 날뛰는 생각을 멈추고 싶다고 이야기한다. 생각을 잠재울 수만 있다면 불면증도 사라질 것 같다고 말이다. 캐모마일 차를 마시면 도움이 될까? 천천히 호흡하면? 행복했던 장소를 떠올리면? 생각을 비우려고 최선을 다해 집중해서 노력하면? 그 밖에 이미 시도해본 다른 방법들은 어떨까?

다 소용없다. 미안하지만 이 책에 뇌의 기능을 '끄는' 방법은 없다. 그건 불가능한 일이기 때문이다. '머리를 비우는 것'도 불가능하다. 한번 해보면 알게 된다. 지금부터 보라색 반점이 박힌 분홍색 코끼리를 절대 생각하지 마라. 생각하면 죽을지도 모른다. 떠올리지 마라! 어떤가? 마찬가지로, '아직 시험 결과가 안 나왔으니까 미리 걱정하지 말자'라든가 '10년 전에 뱉은 수치스러운 말을 더 이상 곱씹지 말자', '뇌야, 제발 조용히 좀 하자!'라고 생각해봐야 다 같은 결과를 얻게 된다.

생각을 끄는 스위치가 없다면, 한밤중에 뇌가 과도하게 활성화되어 가차없이 무작위 공격을 시작해도 그냥 영원히 당하고 있어야 할까? 그렇지 않다. **뇌 기능을 억지로 끌 수는 없지만, '해치우기' 모드와 '내버려 두기' 모드를 구분하도록 가르칠 수는 있다. 그리고 힘들게 애쓰지 않아도 한밤중에 뇌가 이 두 가지 모드 중 한쪽으로 얼른 전환되도록 만들 수 있다.** 밤에 생각을 '내버려 두기' 모드로 전환하도록 만드는 데 큰 도움이 되는 방법이 세 가지 있다.

1 **수면 욕구를 높인다.** 보통은 날뛰는 생각 때문에 각성 상태가 유지되는 게 아니라 각성 상태가 유지되기 때문에 생각이 날뛴다. 바꿔 말하면 충분히 졸리면 자는 것 외에 다른 생각이 들어설 여유가 없어서 생각이 날뛸 수 없다. 수면 욕구를 늘리는 노력은 4장에서부터 이미 시작했을 것이다.

2 **조건화된 각성을 줄인다.** 침대에 누울 때마다 뇌가 바쁘게 돌아가는 상태(조건화된 각성)에서 벗어나면 이런저런 생각들이 추진력을 얻어 토네이도처럼 거세게 휘몰아칠 가능성도 크게 줄어든다. 조건화된 각성을 줄이려는 노력은 5장에서부터 시작했을 것이다.

3 **다른 각성의 원인을 줄인다.** 그 외에 깨어 있을 때 각성을 유도하는 모든 원인은 각성의 '다른' 원인으로 분류한다. 이 책의 나머지 부분에서 자세히 살펴볼 주제다. 이번 장에서는 먼저 낮에 발생하는 각성의 원인 중에서 특히 한밤중에 생각이 날뛰게 하는 요소부터 살펴본다.

낮에 하는 행동은
밤에 날뛰는 생각에 어떤 영향을 줄까?

우리가 사람들과 잠에 관해서 이야기할 때는 보통 밤잠이 중심이 된다. 즉 잠 드는 것, 잠든 상태를 유지하는 것, 더 깊이 자는 것에 관해 이야기한다. 하지만 만성 불면증 수프에 들어가는 재료의 절반 이상이 낮 동안 일어나는 일이다. 낮과 저녁에 발생하는 불면증 유발 요소를 세 가지로 요약하면 다음과 같다.

1　낮에 충분히 휴식하지 않는 것.
2　낮에 생각을 '처리'할 기회가 부족한 것.
3　잠자리에 들기 전 준비 시간이 부족한 것.

수면 방해 요소 1: 낮에 충분히 휴식하지 않는 것

나는 아이를 키우면서 일도 하고 관심사가 워낙 많아서 온종일 '해치우 기' 모드로 사는 것에 아주 익숙하다. 늘 계획을 세우고, 전략을 짜고, 배우고, 문제를 해결하고, 한 번에 여러 가지 일을 처리하고, 문제가 생기면 수습한다. 장담컨대, 이렇게 쉬지 않고 달리는 정신력의 원천은 아이들이나 일이 아닐 것 이다. 그보다는 엉덩이에 불이라도 붙은 것처럼 생산성을 발휘해야 한다는 생 각에 쫓기기 때문이라고 봐야 한다. 지금부터 1시간 동안 생산성 있는 일은 '아무것도' 하면 안 된다고 상상해보자. 이 책도 읽으면 안 되고, 빨래 개기도 안 된다. 가장 먼저 어떤 감정 반응이 일어나는가?

상상만 해도 안심이 되거나 즐겁고 반가운 마음이 든다면, 뼈 빠지게 부 지런히 사는 게 당연하다고 여기는 문화*에 붙들리지 않았다는 증거다. 하지 만 내가 기업체 워크숍에서 강연할 때 이 질문을 던지면 청중의 90퍼센트는 생산적인 일을 안 하면 조금은 불안해지거나 죄책감을 느낀다고 이야기한다 ("그러니까 '아무것도 하지 말라'는 의미인가요? 그럼 전 뭘 하죠?" 같은 반응을 보인다. 뭐든 하지 않고는 가만히 있질 못하는 것이다).

이게 수면과는 무슨 상관일까? 우리의 생물학적인 특성은 초기 인류의 조상들에게서 물려받았으므로 그들은 어떻게 생활했는지 생각해보자. 그 시절에 온종일 생산적인 일을 하거나 돌아다닌다는 건 어떤 의미였을까? 그때는 호랑이가 계속 쫓아올 때나 온종일 돌아다녔고 그 외에는 쉬지 못할 이유가 없었다. 아침 사냥을 마치고 당장 걱정해야 할 위험 없이 안전하다고 판단하면 그냥 느긋하게 누워 있거나, 먹거나, 동굴에 그림을 그리거나, 서로의 몸을 가꿔주었다. 생산성에 중독되어 과잉 각성 상태가 만성적으로 지속되는 것은 '호랑이가 내 뒤를 죽도록 따라오고 있어!'와 같은 판단이 몸과 뇌에 계속 전달되는 상태와 같다. 호랑이에게 쫓기는 상황에서 잠드는 건 목숨을 거는 일이다. 이런 상태에서는 밤에도 몸과 뇌가 '내버려 두기' 모드로 전환될 수 없다.

이제 솔직하게 답해보자. 하루 중 언제 쉬는가? TV 앞에 죽치고 앉아 남들 살아가는 이야기에 수동적으로 자극을 받는 그런 '휴식'이나, 고객을 대하는 일정 사이에 극심한 스트레스로 아무 생각 없이 감자 칩을 우적우적 씹는 것, 최신 정치 팟캐스트를 틀어 놓고 설거지하는 것 말고 '제대로' 쉬는 시간은 언제인가? 몸과 영혼을 충전하는 시간이 따로 있는가?

---

*   이런 문화에서는 자본주의를 연료 삼아 생산과 소비를 끊임없이 지속하고, 사람과 모든 것의 가치를 경제적인 결과물이나 잠재력으로 평가한다.

TV(그리고 비디오게임, 소셜미디어 등)에 관한 간략한 설명

오해하지 마라. 대중매체가 무조건 나쁘다는 소리가 아니다. 나도 TV와 영화를 정말 좋아한다. 한자리에서 드라마 〈브레이킹 배드〉 전편을 다 본 적도 있다. 그것도 여러 번이나 말이다. 하지만 이런 건 제대로 된 휴식이 아니다. 다음 질문에 답해보자.

- ✓ TV를 3시간씩 보는 건 마음과 영혼에 활기가 생기는 게 느껴지기 때문인가, 아니면 피곤하고 지루하기 때문인가? TV를 몇 시간씩 보고 나면 정말로 덜 피곤하고 덜 지루한가?
- ✓ 비디오게임이 대인 관계에 방해되지는 않는가? 연인이나 배우자가 함께 보내는 시간이 더 많았으면 좋겠다고 이야기한 적은 없는가? 몸을 돌보는 시간을 더 늘려야 하지는 않을까?
- ✓ 소셜미디어에서 1시간 정도를 보내고 나면 몸과 마음, 정신이 더 건강해진 기분이 드는가?
- ✓ 유튜브에서 스스로 선택한 콘텐츠를 보는가, 아니면 자동으로 재생되는 콘텐츠를 그냥 계속 보고 있는가?

대중매체를 수동적으로 소비하는 시간 중 25퍼센트를 온전히 자신에게 관심을 쏟는 시간으로 대체해보자. 그리고 어떤 감정·생각·욕구·상호작용이 일어나는지 관찰해보자.

바꿔보자

사업가이자 10대 자녀 셋을(세상에!) 키우고 있는 주디는 불면증치료 기간에 친구들과 여행을 다녀왔다. 돌아와서 다시 치료를 시작할 때, 주디는 이해가 안 된다는 표정으로 이렇게 말했다. "친구들과 찰스턴에 있을 때 '정말 푹' 잤거든요, 그런데 집에 돌아오자마자 다시 수면 문제가 생겼어요." 여행 기간에 잠을 잘 잤다는 걸 어떻게 아느냐고 묻자, 주디는 너무 당연하다는 듯 대답했다. "낮에 기분이 상쾌하고 힘이 넘쳤어요. 잠을 잘 잤으니 그런 것 아니겠어요." 앞서 6장에서 이런 추측이 틀린 이유를 설명했다. 지난밤의 수면 상태는 다음 날 컨디션을 좌우하는 주된 요소가 아닐 수도 있다. 주디의 경우, 수면 일기를 보면 수면과 관련된 수치들(총수면 시간, 수면 효율, 밤중에 깨어 있는 시간 등)이 휴가 기간이나 집에 있을 때나 별 차이가 없었다. 오히려 휴가 중에는 밤늦게까지 친구들과 노느라 수면 시간이 약간 더 줄었다.

잠을 더 많이 자서 컨디션이 좋았던 게 아니라면, 찰스턴에서 무슨 일이 있었기에 잠이 달라졌다고 느꼈을까? 친구들과 함께하면서 많이 웃고, 게임도 하고, 음악도 듣고, 도시 곳곳을 돌아다니고, 잘생긴 선장이 모는 배도 탔다. 또한 휴가 중에는 회사에서 온 이메일을 한 번도 열어보지 않았고 가족들을 뒷바라지할 일도 없었다. 진짜 '휴식'을 취한 것이다.

몸과 마음에 활기를 채우는 것이 진정한 휴식이다. 뚜렷한 목표가 있는 활동이 아니다. 휴식의 결과로 얻는 건 정량화할 수 없는 경우가 많다. 어딘가로 멀리 휴가를 가지 않아도 휴식할 수 있다. 예를 들어 다음과 같은 활동이 진정한 휴식이다.

- 걷기.
- 몽상.
- 독서.
- 새 관찰.
- 음악 감상.

- 음악 연주.

- 스트레칭.

- 뜨개질.

- 수다.

- 목욕.

- 손톱이나 머리 손질.

- 새집 만들기.

- 껴안기.

- 낙서하기.

- 풀잎을 만지작거리며 놀기.

- 바깥에 앉아서 커피 마시기.

- 컵케이크 장식하기.

- 감정을 깨우는 그림 감상하기.

그래도 무엇이 진정한 휴식인지 아직 확실히 이해가 안 된다면? 어린 시절을 떠올려보라. 해적 놀이를 하거나, 인형들과 둘러앉아 차를 마시거나, 땅에 구멍을 파는 놀이는 왜 했을까? '해야만 해서' 한 게 아니다. 한창 놀고 있는 아이들에게 그런 놀이를 왜 하느냐고 물으면 아마 이런 답이 돌아올 것이다. "모르겠어요. 그냥 하는 거예요." 어른이 된 후에도 바로 그런 기분으로 하는 활동이라면 뭐든 휴식이 된다.

현재 휴식 시간이 얼마나 되든 두 배, 세 배로 늘려라. "하지만 쉴 시간이 없어요! 해야 할 일들로 하루가 꽉 차 있다고요"라고 반발할지도 모른다. 나도 깊이 공감하지만, 창의력을 발휘해보자. 저녁 식사 후 습관적으로 뉴스를 보는 시간에 음악을 듣거나 스트레칭을 할 수 있으리라. 또는 자녀의 과외 활동을 하나 정도 줄이면 아이를 데려다주고 다시 데려오느라 붙들려 있던 시간을 산책 시간으로 활용할 수도 있다. 일주일에 하루는 저녁 식사를 코스트코에서 미리 사둔 냉동 라자냐로 대신하고 오븐이 열심히 라자냐를 녹이는 동안 반려견과 놀 수도 있다. 우리는 항상 우선순위를 정하고 산다. **휴식을 쓸모 없는 일, '생산성 있는' 목표를 추구하는 사이사이에 비어 있는 공간처럼 여기고 우선순위가 밀리는 게 당연하다고 배웠을 뿐이다. 하지만 사실 휴식은 대륙과 대륙 사이를 채운 바다, 생명이 처음 생겨난 원천과 같다.** 휴식을 소중하게 여기고 우선순위를 높게 부여하는 법을 익혀야 한다. 처음에는 어느 정도 훈련이 필요하겠지만 노력할 필요가 있다. 차분하게 쉬어보자! 먼저 휴식 계획부터 세우자.

1 평일 휴식 시간을 정하자. 5분에서 30분 사이면 된다. _____

2 휴일 휴식 시간을 정하자. 5분에서 30분 사이면 된다. _____

3 무엇을 하면서 쉬면 좋을까? TV 시청, 소셜미디어 구경하기 같은 '시체 놀이' 말고 다른 활동을 생각해보자.

- _____
- _____
- _____
- _____

정해놓은 계획대로 휴식을 취할 수 있도록 지금 바로 휴대전화에 알람을 설정하자.

아무것도 안 하면 불안한 사람들을 위한 조언

1시간 동안 아무것도 안 한다는 생각만으로도 초조해진다면, 일주일을 휴식 준비 기간으로 삼고 이렇게 해보자.

- ✓ **매일 1시간씩 휴식 시간을 만든다.** 그리고 업무 회의처럼 반드시 지킨다(업무 일정표에 기입하고 그 시각이 되면 현재 상태를 '바쁨'으로 표시한다). 휴식 시간에 자신이 뭘 하는지 굳이 다른 사람들이 알아야 할 필요는 없다. 스스로 쉬어야 할 때임을 인지하고 쉬면 된다.
- ✓ **'업무 시간'과 '업무 외 시간'을 철저하게 구분한다**(업무 시간은 오전 9시부터 오후 5시까지로 정해두는 등). 업무 외 시간에는 업무 관련 이메일이 와도 휴대전화에 알림이 오지 않도록 설정하라. 또한 업무 '외' 시간에는 노트북도 켜지 마라. 그냥 견뎌라. 금단증상을 이겨내야 한다.
- ✓ **매일 최소 한 가지 부탁을 거절하라.** 사생활이나 직장 생활 중 부탁을 받았을 때 거절할 줄 알아야 한다. 거울을 보면서 예의 바르면서도 확실하게 거절하는 법을 연습하거나, 거절하는 내용으로 이메일을 쓰는 연습을 하자.
- ✓ **지루함을 받아들여라.** 지루한 감정에 다시 익숙해져야 한다. 뭔가 '생산적인' 일로 그 시간을 채우려는 자동 반응을 막아야 한다. 지루함이 커지면 마음이 어디로 흘러가는지 가만히 관찰해보자. 낙서를 끄적이거나, 공원에서 사람들을 구경하거나, 그냥 숨만 쉬어도 된다.

수면 방해 요소 2: 낮에 생각을 '처리'할 기회가 부족한 것

평소에 머릿속 생각들을 처리하는 시간이 따로 있는가? 중요한 사건이나 즐거웠던 일을 다시 떠올리는 시간, 그리운 장소와 시간을 상기하는 시간, 마음대로 할 수 없는 걱정을 가라앉히는 시간, 미래에 생길지 모를 멋진 일들을 공상하는 시간, 호기심이나 창의적인 생각이 마구잡이로 흘러가도록 내버려두는 시간이 따로 있는가? 특정한 치료를 받는 중이라면 매일 이런 시간을 일부러 내라는 과제를 받았을 수도 있다. 규칙적으로 일기를 쓰는 것도 생각을 '처리'하는 이런 시간을 따로 마련하는 것이다.

하지만 대다수는 온종일 자동 운전 모드로 생활하고, 당장 해야 하는 일이나 다가올 일을 계획하느라 꼭 필요한 경우에만 자동 운전 모드를 멈추고 진지하게 생각한다. 또는 마음속에서 많은 생각이 특별한 목적 없이 계속 처리되고 그런 상태가 잔잔한 배경음악처럼 온종일 지속되지만, 정작 자신이 가장 흥미를 느끼거나 걱정하는 생각에 온전히 집중하는 경우는 거의 없을 수도 있다. 이런 상황에서는 머릿속을 채운 생각이 보여줄 게 있다고 소맷자락을 붙들고 늘어지는 아이처럼 관심을 얻으려고 계속 애를 쓰지만, 우리는 다른 일에 정신이 팔려서 생각을 자꾸 밀어내며 기다리라고 한다. 그러다가 밤이 되고 불을 다 끈 다음 잠자리에 들면, 사방이 조용하고 깜깜해지면서 하루 중 처음으로 다른 데 정신을 팔지 않게 되는 순간이 찾아오면, 내내 억눌렸던 생각들이 "지금이다!" 하고 외치며 얼른 튀어나온다. "때가 됐어! 생각, 걱정, 표출하고 싶은 것들, 마구잡이로 떠오르는 기억을 전부 최고 속도로 펼쳐보자!" 마음은 이렇게 날뛰기 시작한다.

바꿔보자

낮이나 저녁에 생각을 처리할 기회가 충분하면 밤에 머릿속에서 생각이 폭발할 일도 없다. 해결책은 간단하다. 생각에만 온전히 집중할 수 있는 시간을 낮에 따로 확보하면 된다. 다음과 같은 방법을 택할 수 있다.

- **매일 일기를 쓴다.** 대단한 문장을 구사하려고 하지 마라. 그래봐야 자꾸 미

루게 된다. 일기장을 계속 흘러가는 의식을 쏟아붓는 장소(말을 토해내는 곳)로 활용하라. 글솜씨가 신경 쓰인다면 쓰자마자 태워버리는 것도 한 가지 방법이다.

- **혼자 기도하는 시간을 가져라.** 종교가 있고 이미 기도하는 시간이 따로 있다면, 기도할 때 생각·두려움·기쁨·희망을 솔직하게 털어내라! 여럿이 함께 하는 기도도 좋지만 그런 환경에서는 매번 속마음을 전부 쏟아낼 수 없다. 그러므로 매일 혼자 기도하는 시간을 갖자.

- **산책을 길게 즐겨라.** 발걸음을 따라 생각도 떠돌 수 있게 하라. 걷는 동안 어떤 생각이든 자유롭게 흘러나오도록 두자. 가능하면 20분 이상 걷는 게 좋다.

- **생각 쓰레기통을 만들어라.** 걱정이 많고 생각을 곱씹는 습관이 있는 사람들에게 특히 유용한 방법이다. 고양이를 키우는 집은 집 안 곳곳에 고양이 배설물이 묻지 않도록 고양이 전용 화장실을 마련한다. 우리 머릿속의 생각도 고양이와 같다. 움직임이 빠르고, 즐거움을 찾고, 따로 지정된 장소가 없으면 아무 데서나 배출된다. 걱정을 따로 모을 수 있는 생각 쓰레기통을 만들고, 걱정이 내키는 대로 아무 때나, 아무 데서나 분출되지 않고 하루 중 자신이 정한 때에만 배출되도록 가르쳐야 한다. 생각도 고양이처럼 요령을 잘 가르치면 놀라울 만큼 이 경계를 잘 지킬 수 있다. 모두에게 효과가 있는 방법은 아니지만, 잘 맞는 사람에게는 마법 같은 효과를 발휘한다. 다음 페이지에 자세한 방법을 소개한다.

생각 쓰레기통 만들기

1 매일 30분 정도 따로 시간을 낸다. 오전/오후 _____ 시부터 _____ 시까지. 아무 방해도 받지 않는 시간을 내기가 너무 힘들다면 깊이 신경 쓰지 않고 해도 되는 일들과 병행해도 좋다(저녁 퇴근길이나 설거지하는 동안 등).

2 그 30분은 생각을 쓰레기통에 비우는 시간으로 정하고 걱정거리를 최대한 다 꺼내라. 걱정하지 않으려고 애쓰거나 '좋게 생각하자'고 다독이지 마라. 그냥 걱정이 마음껏 흘러나오도록, 최악의 시나리오가 전부 펼쳐지도록 내버려 둬라.

3 정해진 30분이 다 되면 "내일 보자, 걱정아"라고 말하자. 그리고 다른 일에 집중한다(요리, 아이들이나 반려동물 돌보기, 업무 등).

4 정해진 30분 외에는 걱정이 생겨도 쓰레기통을 다시 여는 시각까지 미뤄둔다. 지금은 걱정할 시간이 아니며, 다음번 또는 내일 걱정 시간에 제대로 걱정하자고 다짐한다.

선택 사항: 생각 쓰레기통이 열리는 시간에 떠오른 걱정거리를 종이에 써보고 '조절할 수 있는 것'과 '조절할 수 없는 것'으로 나눈다. '조절할 수 있는 것'으로 분류된 걱정들은 어떻게 조절할 수 있는지 그다음 단계를 써본다('오늘 바로 연락해서 약속 잡기' 등). '조절할 수 없는 것'으로 분류된 걱정은 생각 쓰레기통을 열어두는 시간 동안 마음껏 걱정한다. 일부러 시간을 내서까지 걱정한다는 것이 언뜻 이상하게 느껴질 수도 있지만, 정해진 시간 동안 '내 마음대로 할 수 없는' 걱정이 머릿속에서 전부 흘러나오도록 하는 것이 이 활동의 핵심이다.

팁 한 가지: '걱정'이 아닌 다른 생각에도 이 방법을 적용할 수 있다. 자꾸 곱씹는 여러 생각, 자신에게 드는 회의감, 자기 비난, 과도한 계획, 후회, 제때 하지 못하고 너무 늦게 떠오른 말, 머릿속을 맴도는 중독성 있는 멜로디 등 쓸모없는 생각이나 밤에 한 번 떠오르면 가라앉히기가 쉽지 않은 생각이라면 뭐든 가능하다.

수면 방해 요소 3: 잠자리에 들기 전 준비 시간이 부족한 것

고속도로에서 시속 130킬로미터로 계속 달리면 나들목이 나타나도 제때 빠져나갈 수 없다. 원하는 곳에서 나가려면 나들목에 이르기 전에 속도를 줄여야 한다. 그렇지 않으면 나가는 길을 지나쳐 다음 출구가 나올 때까지 계속 가야 한다. 마찬가지로, 취침 시각이 되기 전 몸과 마음이 잠자리에 들 준비를 할 수 있도록 '해치우기' 모드에서 '내버려 두기' 모드로 전환하는 시간이 필요하다. 몸이나 정신이 한껏 들뜬 과도한 흥분 상태 그대로 잠자리에 들면 뇌의 조건화된 각성이 더욱 강화된다.

바꿔보자

몸과 마음을 차분하게 가라앉히는 방법은 많지만, 다음 원칙을 고려해서 일상생활의 한 부분으로 만들어보자.

- **오늘 할 일은 이쯤에서 마무리한다는 신호를 스스로 확실하게 보낸다.** 저녁 8시 정각이 되면 노트북을 만족스럽게 탁 닫고, 일단 닫은 뒤에는 노트북으로 업무는 물론 뉴스도 보지 않는다. 또는 밤 9시가 되면 집안의 큰 전등은 다 끄고 마음에 드는 램프만 켜둔 채로 책을 읽거나 피부를 관리한다. 밤 10시에 휴대전화 알람을 맞춰두고 알람이 울리면 하고 있던 집안일을 전부 내려놓고 잠옷을 갈아입는 것도 좋은 방법이다. 정해진 시각이 되면, 해야 할 일을 모두 다음 날로 미룬다. 이런 노력을 꾸준히 실천하면 뇌는 하루를 마무리하는 신호를 감지할 때마다 자동으로 잘 준비를 시작하게 된다.
- **하루를 마무리하는 신호와 함께 매일 꼬박꼬박 실천하는 일들을 만든다.** 정확히 엄격하게 지킬 필요는 없다! 잘 준비를 훈련하듯이 하지 않아도 된다. 잠자리에 들기 전 1시간 정도 대체로 일정하게 하는 일들이 생기면 뇌가 자

동으로 각성 상태에서 빠져나오도록 하는 데 도움이 되므로 이를 활용하면
된다. 매일 저녁 자기 전에 하는 일이 다양해도 마지막 5분 정도는 매번 스트
레칭하고 머리를 빗는 것으로 마무리할 수 있다. 다음 날 챙겨갈 점심 도시락
을 만들거나, 연인 또는 배우자와 꼭 껴안고 자러 갈 준비를 하는 것도 좋다.
자기 전에는 항상 불 끄기 직전까지 책을 읽거나 기도하는 습관을 들이는 것
도 좋다.

- **취침 전에는 즐거운 활동을 한다.** 매일 할 일 목록을 작성하고 다 했는지 확
  인하는 생활은 지나치게 목표 위주다. 자기 전에는 음악을 듣거나,* 족욕을
  하거나, 고양이와 놀거나, 피부 관리를 하는 등 생산성과 무관한 일을 하자.
  오감을 만족시키는 일들을 즐겨보자. 뭔가를 '하는' 상태에서 벗어나서 그냥
  있어보자.

- **강요는 금물.** 가장 중요한 원칙이다. 자기 전에 일상적으로 하는 일들을 각성
  상태를 깨부수는 망치처럼 여기면 안 되고, 졸음을 부드럽게 불러내는 초대
  장처럼 활용해야 한다. 초대한다는 건 상대방이 응하지 않을 수도 있음을 알
  고, 거절해도 개의치 않는 것이다. 거절당했다고 잔뜩 성질내거나 붙잡고 말
  겠다며 쫓아가봐야 잠은 더 멀리 달아날 뿐이다. 잠자리에 들기 전 꾸준히 하
  는 일들을 다 했는데도 아직 졸리지 않다면, 졸릴 때까지 계속 책을 읽거나,
  스트레칭을 하거나, TV를 보거나, 다른 즐거운 일을 하면 된다(잠자리 밖에서).
  운동을 해도 되느냐고 묻는 환자들도 많다. 자기 전 몇 시간 이내에 운동하
  면 몸에 너무 심한 자극이 가해져서 수면에 방해가 된다는 이야기를 들어본
  적이 있을 것이다. 그런 말은 다 무시해라. 자기 직전에 종합격투기 경기에 출

전하는 게 아니라면 운동이 잠을 설칠 만큼 심한 자극 요소가 될 가능성은 거의 없다. **사실 운동은 수면에 도움이 되고, 깊은 수면 시간을 늘리는 효과도 있다.**[1] 게다가 앉아서 생활하는 시간이 너무 긴 현대인에게는 지금이 운동하기에 알맞은 타이밍인지 걱정하기보다 언제가 됐든 짬 날 때 운동하는 게 훨씬 낫다.

규칙은 깨지라고 있는 법

살다 보면 잠자리에 들기 전에 일상적으로 하는 일들을 '완벽하게' 지키기가 어려운 날도 있고, 각자의 상황에 맞게 조금씩 조정하면 더 큰 도움이 될 때도 있다. 내가 저녁마다 자기 전에 하는 일들을 예로 들면 다음과 같다.

- 저녁 7시 30분: 아이를 침대에 눕히고, 그대로 무사히 잠들면 엄청난 안도감을 느끼고 일단 소파에 그대로 쓰러져 눕는다.
- 저녁 7시 45분: TV를 틀어 놓고 물리치료 효과가 있는 운동을 한 후 집안일을 한다.
- 저녁 8시 30분~10시 30분: 책이나 칼럼을 쓴다.
- 밤 10시 30분: 개인 위생을 챙긴다.
- 밤 10시 45분: 오디오북을 틀고 불은 다 끈 다음 잠자리에 든다.

눈치챘겠지만, 나는 취침 전 총 3시간 반의 준비 시간 중 2시간을 목표 지향적인 활동인 글쓰기에 할애하고 있다. 내가 말한 "규칙"에 어긋나는 일이다. 하지만 나는 글 쓰는 게 좋다! 글을 안 쓰면 쓰고 싶어서 안달이 나고, 그대로 잠자리에 들면 쓰고 싶었던 내용이 머릿속을 휘젓고 다닌다. 그래서 위에서 말한 원칙들을 내게 맞게 조정해서 따르고 있다. 내게 '하루를 마무리하는' 신호는 아이를 재우는 것이고, 자기 전에 꾸준히 의식처럼 치르는 활동은 집안일과 글쓰기, 개인 위생을 챙기는 일이다. 긴장을 풀려고 하는 이 활동의 대부분이 내게 즐거움을 준다.

긴장을 최대한 풀겠다는 일념으로 '완벽한' 휴식을 일상으로 만들려고 애쓰지 않는 것이 중요하다. 저녁 시간을 즐기고, 뇌에 모든 게 안전하고 다 괜찮다고 알리는 것이 핵심이다.

긴장을 풀기 위한 저녁 시간 계획

1 오후 ____ 시부터 그날 해야 할 일은 마무리한다. 이 시각부터는 ____ 를 신호로 삼아(휴대전화 알람 등) '그냥 있기' 모드로 전환한다.

2 정해진 신호와 함께 아래와 같은 활동을 규칙적으로 실천하면서 긴장을 푼다.

- ✓ 개인 위생 챙기기.
- ✓ 피부 관리, 머리 손질.
- ✓ 허브차 마시기.
- ✓ 독서.
- ✓ 배우자·연인·자녀·친구와 수다 떨기.
- ✓ 반려동물과 놀기.
- ✓ 내일 입을 옷을 미리 정하고 준비하기.
- ✓ 음악 감상.

- ✓ 명상.

- ✓ 스트레칭.

- ✓ 빈둥대기.

- ✓ 기타: _____

- ✓ 기타: _____

3 졸리면 잠자리에 든다. 잠이 깨거나 잠들려고 애쓰고 있다는 느낌이 들면 잠자리에 계속 머무르지 말고 일어나서 나온다.

잠과의 관계 되돌리기 점검

이제 이 항목에도 익숙해졌을 것이다. 이번 주 잠과의 관계 되돌리기는 어떻게 진행됐는지 확인해보자!

1. 수면 강화와 조건화된 각성 관련 노력은 어떻게 진행되고 있나?

통합 수면 일기 어플리케이션의 보고서를 보면서 진행 상황을 점검하자. 다음 변수를 살펴보자.

- **수면 효율**: 두 주 이상 연속으로 수면 강화 일정을 충실하게 지켰다면(즉, 정해놓은 취침 시각까지 잠자리에 눕지 않고 매일 기상 시각에 잘 일어났다면), 수면 효율은 처음 목표로 정한 85~95퍼센트 범위에 들거나 그에 가까운 수치가 되어야 한다.

- **잠자리에서 보내는 총시간**: 6장에서 계산한 범위를 크게 벗어나지 않아야 한다. 그보다 크게 길어졌다면, 너무 일찍 잠자리에 들었거나 기상 시각을 한 참 넘겨서 잠자리에 누워 있다는 의미다.
- **잠들기까지 걸리는 시간**: 평균 30분 미만이라면, 또는 대부분 30분 미만이 라면 건강한 수면이다. 그렇지 않다면 지금도 잠자리에 드는 시각이 너무 이 를 가능성이 크므로 취침 시각을 15~30분 더 늦춰보자. 기상 시각은 매일 일정해야 한다!
- **한밤중에 깨어 있는 시간**: 위의 항목과 동일하다. 자다가 깼을 때 정신이 완전 히 깬 기분이 들면, 또는 '생각이 날뛰기' 시작하면 잠자리에서 나와야 한다.
- **총수면 시간**: 현 단계에서 가장 중요도가 낮다. 더 길어졌을 수도 있고, 짧아 졌을 수도 있고, 전과 같을 수도 있는데, 어느 쪽이든 큰 의미는 없다. 총수면 시간은 가장 마지막에 바뀌는 변수이자 안정성이 매우 떨어지며 잠과 건강 한 관계를 맺으려는 노력과도 거리가 제일 먼 요소다. 그러니 지금은 어떤 결 과가 나왔든 걱정하지 않아도 된다.

2. 빛 많이 쬐기 + 많이 움직이기 관련 문제 해결 도움말

아무리 열심히 노력해도 빛을 많이 쬐고 많이 움직이는 노력을 규칙적으 로 실행하기가 어려울 수 있다. 보통 다음과 같은 문제가 걸림돌이 된다.

- **취침 전에 하려고 계획한 일들을 잊어버리거나 시간을 내기가 어려운 경우**. 몸 을 움직여야 하는 활동은 건너뛰기가 쉽다. 주로 앉아서 생활하거나, 생활하 는 환경에 자연광이 부족하면 더욱 그런 경향이 나타난다. 그럴 때는 계획한 운동을 마치면 즐거운 일(좋아하는 TV 프로그램 보기, 디저트 먹기, 거품 목욕 등)로 스스로에게 보상을 주면서 의욕을 다질 수 있다. 더 괜찮은 방법은 친구와 함

께할 수 있는 활동을 계획해서 사회적인 책임감을 스스로 부여하는 것이다.

- **신체 활동에 의욕이 생기지 않는 경우.** 무기력의 영향력은 막강하다. 특히 우울증이 조금이라도 영향을 준다면 더욱 그렇다. 하지만 내킬 때까지 마냥 기다리지 않는 게 중요하다. 그랬다가는 영원히 기다리기만 할지도 모른다! 기분이 나아지고, 없는 의욕을 조금이라도 북돋우려면 일단 그냥 해야 한다. 첫걸음을 몇 발 떼고 나면 긍정적인 추진력이 생긴다.

- **낮에는 도저히 밖에 나갈 수가 없는 경우.** 계획을 변경하면 된다. 일터나 집 주방에 광치료용 스탠드를 한 대 마련하자. 더 좋은 방법은 특수 빛 안경을 마련해서 아침에 착용하는 것이다. 매일 아침에 20분만 투자해도 큰 효과가 있다!

3. 잠자리에서 보내는 총시간 업데이트하기

계속 전진! 이제 잠과의 관계 되돌리기 네 번째 주가 시작된다. 잠자리에서 보내는 총시간을 다음과 같이 조정해보자.

- 지난 일주일간 평균 수면 효율을 확인한다.
- **평균 수면 효율이 90퍼센트 이상이면 다음 주에는 잠자리에서 보내는 시간을 늘려도 된다.** 취침 시각을 15~30분 앞당기거나 기상 시각을 15~30분 늦추는 등 15~30분 범위 내에서 취침 시각과 기상 시각을 자유롭게 조정하면 된다. 단, 다음 일주일간 기상 시각은 매일 같아야 하며 침대에서 '꾸물거리는' 시간이 1시간을 넘어가면 안 된다.
- **평균 수면 효율이 85~90퍼센트면 6장에서 수립한 일정을 유지한다.** 일주일 더 그대로 해보고, 취침 시각 전에 너무 졸리면 그냥 일찍 잠자리에 들도록 일정에 조금은 여유를 허락하자. 그렇다고 정해놓은 취침 시각보다 2시간

일찍 자면 안 된다. 정말 졸리면 30분 정도는 일찍 잠자리에 들어도 된다.

- **평균 수면 효율이 85퍼센트 미만이라면 5장과 6장의 문제 해결 도움말을 참고해서 전체 일정에 수정할 부분이 있는지 살펴본다.** 6장에서 정한 일정을 그대로 유지하고 싶으면 그렇게 하자. 지시 사항을 꾸준히 잘 지킨다면 다음 주에는 수면 효율이 85퍼센트를 넘어설 것이다. 수면 강화를 위한 노력을 '일주일 더' 연장하는 건 이번 주가 마지막이다. 다음 주에는 다른 내용으로 넘어가야 한다.

다음 주에 할 일

① 수면 강화, ② 조건화된 각성 없애기, ③ 평상시에 빛을 많이 쬐고 운동하기, ④ 낮에 각성을 일으키는 다른 요소 없애기를 모두 실천하면서 잠과의 관계 되돌리기를 계속 이어간다. 앞으로 일주일간 지켜야 할 사항을 정리하면 다음과 같다.

1 매일 규칙적으로 다음 시각에 일어난다. _____ (새로 정한 기상 시각 쓰기)

2 다음 취침 시각이나 졸릴 때 중 더 늦은 쪽에 잠자리에 든다. _____ (새로 정한 취침 시각 쓰기)

3 낮잠이나 늦잠은 피하자. 수면 효율이 90퍼센트 이상이거나 가끔씩 잠자리에 머무르는 총시간을 급격히 줄여야만 하는 외적인 요인이 생기는 경우(새벽 4시 30분에 배우자를 차로 공항에 데려다줘야 하는 경우 등)에는 낮에 너무 졸리다면 30분 정도 낮잠을 자도 된다.

4 잠자리에서는 자는 것 외에 다른 활동은 하면 안 된다. 단, 섹스와 취침 전 즐

거움을 위한 독서는 괜찮다.

5 자려고 누워도 잠이 안 오면(또는 자다가 깬 다음에 다시 잠들 수 없으면) 일어나서 다른 즐거운 일을 하자. 잠자리에 계속 누워 있거나 자려고 '노력'하지 마라.

6 6장 내용을 참고해서 빛 많이 쬐기+많이 움직이기를 생활화하자.

- 생활환경을 낮에는 밝게, 저녁에는 어둑하게 확실한 대비를 이루게 하자.

- 매주 3회 이상 낮에 신체 활동을 하자(밖에서 움직이는 게 가장 좋다).

7 7장 내용을 참고해서 낮에 각성을 없앨 수 있는 활동을 하자.

- 생각 쓰레기통 활용하기(별로 도움이 안 되면 산책하거나 일기 쓰기).

- 휴식 시간을 정해놓고 지키기.

- 자기 전에 긴장 푸는 시간 갖기.

핵심 요약

- '날뛰는 생각'은 불면증의 여러 가지 특징 중에서도 가장 큰 절망을 안기는 특징이다. 수면 욕구를 높이고 조건화된 각성을 줄이려고 지금까지 해온 모든 노력은 날뛰는 생각을 잠재우는 데에도 도움이 된다.
- 날뛰는 생각을 더 확실하게 없애려면, 낮에 몇 가지 변화가 필요하다.

  ✔ 낮에 뇌가 생각을 처리할 기회가 있어야 한다.

  ✔ 낮에 충분히 휴식하자.

  ✔ 잠자리에 들기 전 긴장을 푸는 시간이 필요하다.

- 다음 일주일 동안, 지난주 수면 일기 데이터를 바탕으로 잠자리에서 보내는 총 시간을 새로 정하고 그 시간을 기준으로 삼아 잠과의 관계 되돌리기를 지속한다. 더불어 빛 많이 쬐기 + 많이 움직이기를 일상화하여 조건화된 각성을 없애는 노력도 계속한다. 이번 장 내용(생각 쓰레기통 등)을 참고해서 밤에 생각이 날뛰지 않도록 해보자.
- 수면 일기는 잊지 말고 매일 써야 한다!

Hello

3부

잠과 더 깊은
관계 맺기

Sleep

8

불면증은 걱정할수록
심해진다

케이는 자다가 깨는 날이 많고 한 번 깨면 거의 다시 잠들지 못했다. 가만히 누워서 자려고 최선을 다하지만, 멀뚱히 시계를 보면서 잘 수 있는 시간이 얼마나 남았는지 계산하고 내일은 또 얼마나 힘들까 하는 생각만 떠올렸다. 어둠 속에서 절망적으로 혼잣말을 내뱉기도 했다. "이렇게 잠을 못 자면 내일 어쩌란 말이야?" 그러다 겨우 잠들어도 알람 소리에 눈을 뜨면 잠깐 자고 깬 기분이었다. 침대 밖으로 겨우 빠져나올 때마다 이러다 불면증으로 죽을지도 모른다는 생각이 들었다. 이런 상황은 차츰 모든 일에 영향을 주었다. 꾸준히 나가던 헬스장도 도저히 운동할 힘을 끌어모으지 못할 것 같아서 거의 발길을 끊었다. 케이는 늘 성질이 나 있고, 억울함과 절망감을 느낀다. 굉장히 피곤한 건 말할 것도 없다.

새벽 3시에 아무 이유 없이 잠이 깼다고 해보자. 익숙한 방 안 풍경이 보이고, 잠이 살짝 깬 게 아님을 곧바로 알아챈다. '제대로' 깨버린 것이다. 이럴 때 가장 먼저 무슨 생각이 드는가?

- "오, 안 돼……."
- "또 시작이네. 뭐가 문제야?"
- "내일은 다 글렀다."
- "정말 짜증 나. 한밤중에 깨는 거 너무 싫어."
- "오늘 할 거 전부 잘 지켰잖아! 그런데도 왜 깨는 거야?"
- "왜 나만 이런 일을 겪어야 해? 나 말곤 아무도 이런 고생을 안 한다고."
- "15분 내로 잠들면 아직 3시간 45분 더 잘 수 있어. 그럼 2시간 45분 잤고 거기에 3시간 45분 더 자는 거니까 오늘 밤은 다 해서 6시간 30분 자는 거고, 그럼 내가 원래 자야 하는 시간보다 18.75퍼센트가 부족해. 큰일 났네, 이미 이틀 내리 6시간 45분씩밖에 못 잤단 말이야. 이렇게 되면 부족한 잠은 (8시간−6시간 45분) × 2일 + (8시간−6시간 30분)이고……."

이런 생각이 들 때 기분은 어떤가? 가끔은 이런 생각이 떠오르긴 해도 휙 지나가서 아무렇지 않을 수도 있다. 하지만 내 불면증 클리닉을 찾아오는 사람들은 대부분 위와 같은 생각과 함께 아래와 같은 감정을 느낀다고 이야기한다.

- 좌절감.
- 불안감.
- 억울함.
- 분노.
- 절망감.
- 의기소침.

이 중에 다시 잠드는 데 도움이 되는 감정이 있는가? 다음 날 힘이 나거나 기분 좋게 하루를 보내는 데 도움이 되는 감정은? 이런 감정을 느끼면 짜증만 늘고 생각이 더 많아져서 기껏해야 반쯤 깨어 있고 반쯤 잠든 상태로 마음만 더 초조해진다. 최악의 경우 남은 밤 내내 더 깊은 불면증의 나락으로 떨어진 다. 한마디로 모두 **불면증의 불행을 자초하는 생각**이다. 그리스 비극 같은 이 잔인한 자승자박의 전개에서는 불면증을 어떻게 해석하는지가 불면증을 지 속시키는 가장 효과적인 연료로 작용한다.

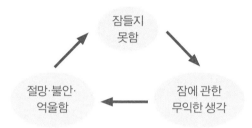

밤중에 떠오르는 생각만 그런 것도 아니다. 낮에 다음과 같은 생각을 해 본 적이 있는가?

- "불면증이 내 인생을 망치고 있어."
- "불면증 때문에 죽을 것 같아."
- "이대로는 못 살아."
- "평생 잘 때마다 이래야 하나?"
- "내 몸이(또는 뇌가, 잠이) 날 배신하는 기분이야."
- "출산(또는 인생의 다른 사건)으로 잠이 영원히 망가졌어."
- "수면 문제만 없어도 _____(간절히 바라는 활동)을/를 할 수 있을 텐데."

- "이번 여행(또는 파티, 프로젝트 등)은 잡질 말았어야 했어. 잠이 이렇게 엉망이니 컨디션이 나빠서 제대로 즐기지도 못할 거야."

이런 생각은 잠과 다정하고 포근한 관계를 맺는 데 도움이 될까? 압박감이 커지고, 절망에 불을 붙이고, 불안감을 키우고, 하루하루 느끼는 정신적인 부담만 커질 뿐이다. 가장 중요한 문제는 이런 생각 때문에 삶을 온전하게 살아가지 못하고 생각과 감정의 여유 공간이 전부 분노로 채워진다는 것이다.

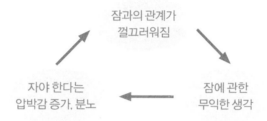

이와 같은 악순환은 불면증의 주된 연료인 과잉 각성이 24시간 일주일 내내 유지되도록 만든다. 지금까지 우리는 조건화된 각성과 충분히 쉬지 않아서 생기는 각성, 불규칙한 일주기 리듬으로 발생하는 각성, 그 밖에 다른 몇 가지 원인으로 발생하는 각성을 줄이려고 열심히 노력했다. 이제는 각성을 일으키는 또 한 가지 거대한 원인, 바로 잠에 관한 무익한 생각을 없앨 차례다.

우리는 생각의 막강한 영향력을 과소평가할 때가 많다. 생각 하나로 졸린 상태에서 각성 상태로 바뀔 수 있고, 사고 습관에 따라 잠은 친구가 될 수도 있고 적이 될 수도 있다. 다른 걸 다 떠나서, 잠의 성과를 따지면서 계속 압박하고 자신이 겪는 문제를 다 잠 탓으로 돌리고 잠에 관해서는 늘 최악의 결과만 확신한다면 잠이 우리와 친구가 되려고 할까? 잠과 친구가 되고 싶다면, 밤에 우리가 보낸 초대장을 잠이 기꺼이 받아들이길 바란다면 수면과 불면증을 생각하는 방식부터 다시 짚어봐야 한다.

케이와 내가 가장 많은 시간을 쏟은 것도 바로 이 부분이다. 케이는 그의 표현을 빌리자면 "생각이 폭풍처럼 휘몰아치는" 경향이 있었다. 즉 "생각을 끄거나" 잠에 관한 부정적인 생각을 긍정적인 방향으로 바꾸려고 하면 머릿속에서 빠른 속도로 사고의 악순환이 일어나 더 큰 좌절감만 느꼈다. 어떤 날은 아침 출근길 내내 불면증 생각을 곱씹느라, 밤새 잠을 설치고 일어났을 때보다 짜증이 점점 더 심해지고 있음을 문득 깨달은 적도 있다고 했다. 케이는 잠을 떠올릴 때마다 자동으로 시동이 걸리는 생각이 불면증에 아무 도움도 안 된다는 사실을 깨달은 후부터 그런 생각에 더욱 적극적으로 대응했고,[1] 연습을 거쳐서 무익한 생각을 유익한 생각으로 자연스레 대체하게 되었다. 그러자 주변 사람들도 그에게 한결 편안해 보인다고 말하기 시작했다! 케이처럼 생각의 유연성을 키우면 잠과의 관계가 회복되는 긴 여정을 시작할 수 있다. 이제 시작해보자.

1단계: 잠에 관해 자동으로 떠오르는 생각 인지하기

뭐든 바꾸고 싶은 게 있다면 제대로 이해하는 게 첫 순서다. 자동으로 떠오르는 생각은 보통 다음 그림처럼 흘러간다.

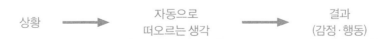

예를 들면 다음과 같다.

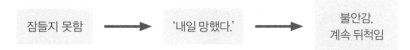

주목할 부분은 자동으로 떠오르는 생각('내일 망했다')이 상황(잠들지 못함)과 감정·행동으로 나타나는 결과(불안감, 계속 뒤척임)를 잇는 가교라는 점이다. '자동'으로 떠오른다고 하는 이유는 이런 생각이 굉장히 빠른 속도로 일어나고, 그 생각을 하는 사람 스스로도 알아채지 못할 만큼 꼭꼭 숨어 있기 때문이다. 그래서 사람들은 잠을 제대로 못 자면 기분이 나빠지는 게 당연하다고 여긴다. 상황과 결과가 직접 연결된 것처럼 느끼기 때문이다. 여러분이 반발하는 소리가 들리는 듯하다. "밤에 자다가 깨면 기분이 안 좋은 게 당연하잖아요!" 하지만 그건 오랫동안 쌓인 개인의 경험이다. 밤에 깨어 있어도 무조건 불안하거나 괴로운 건 아니다. 가령 생각이 아래와 같이 흘러갈 수도 있다.

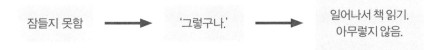

믿기지 않을 수도 있지만, 의외로 이 모든 과정을 스스로 통제할 수 있다. 물론 훈련이 필요하지만 서두르지 않아도 된다. 최종 목표로 가려면 먼저 잠을 떠올릴 때마다 머릿속에서 어떤 생각이 자동으로 떠오르는지 인지하는 것부터 시작해보자.* 다음 생각 기록표를 일주일 동안 작성해보자.

---

* 판단은 배제하고 그냥 시작하면 된다. 죄책감이나 자책은 느낄 필요 없다! '그런 생각은 하지 말아

자동으로 떠오르는 생각을 잘 인지하지 못하겠다면?

사실 자동으로 떠오르는 생각은 알아채기가 굉장히 어렵다! 자연스레 인지하기 어렵더라도 여러분 혼자만 그런 게 아니니 걱정할 것 없다. 자동으로 떠오르는 생각을 포착하는 두 가지 팁을 소개한다.

1   거꾸로 되짚어보기. 수면 문제로 절망감과 불안감을 느끼고 분통할 때 다음 표의 세 번째 칸에 그런 감정을 쓰고 스스로 이런 질문을 던져보자. "왜 이런 기분을 느낄까? 무슨 생각을 했길래? 이 상황의 '어떤 면' 때문에 기분이 이렇게 나빠졌을까?" 떠오르는 답이 너무 당연해도(예를 들어 "잠을 충분히 못 잤으니까") 일단 써넣자.

상황	자동으로 떠오르는 생각	결과 (감정·행동)
잠들지 못하고 최소 1시간이 흘렀음.	'내일 망했다.'	좌절감, 절망감. 자려고 안간힘을 씀.

야 해'라던가 '이건 멍청한 생각이야'라는 혼잣말이 들리면, 무익한 생각도 뇌가 우리를 도와주려고 노력하는 방식일 뿐임을 상기하자. 불면증으로 이미 불안감과 좌절감을 느끼고 있는데 자책까지 더하면 안 된다. 뇌가 무익한 생각과 도움이 되는 생각을 구분하도록 하는 가장 효과적인 방법은 자신에게 부드럽게 계속해서 피드백을 주는 것이다(예를 들어 '흥미로운 생각이네. 지금 상황에 그게 도움이 되는지 한번 살펴보자').

2   이어서 다음 질문을 던진다. "그래서 뭐가 어쨌다는 건데?" 별로 도움이 안 되는 생각이 떠올랐다면(예를 들어 "지금 새벽 4시야" 또는 "또 깼어"), 이렇게 되묻는다. "지금이 새벽 4시면 뭐가 어떻다는 건데? 또 잠이 깨면 어때?" 그러다 보면 머릿속에 자동으로 떠올라서 화가 치밀게 만든 '진짜' 원인을 찾을 수 있다. 아마도 이런 답이 떠오를 수도 있다. "이제 잘 수 있는 시간이 2시간 남았다는 건데, 그럼 잠이 부족하잖아. 내일은 망했어."

떠오른 생각이 다 정확하거나 긍정적이라면?

상관없다! 이 노력의 핵심은 생각을 평가하는 게 아니다. 자동으로 떠오르는 생각이 정확한지 틀렸는지, 긍정적인지 부정적인지는 중요하지 않다. 자신이 잠에 관해서 어떻게 생각하는지, 그런 생각이 어떤 결과로 이어지는지를 파악하는 과정일 뿐이다. 아마도 잠에 관한 여러 가지 다양한 생각이 복합적으로 떠오를 것이다.

떠오른 생각이 어렴풋하기만 하다면?

누구나 가끔은 "아, 제발 그만", "또 시작이야" 같은 말을 뱉는다. 하지만 잠들지 못하는 문제를 정확히 해결하려면 좀 더 구체적인 내용이 있어야 한다. "제발 그만"이라는 말은 구체적으로 무엇 때문에 나왔을까? 무엇이 또 시작이라는 의미인가? "아, 제발 그만. 잠 못 든 지 벌써 몇 시간째야" 또는 "또 시작이야, 자려고 또 용쓰고 있어…… 갈수록 더 힘들어질 거야"와 같이 구체적으로 말할 수 있을 것이다.

떠오른 생각이 전부 의문문이라면?

생각들이 온통 물음표투성이일 때가 있다. "나한테 왜 이런 일이 생기는 걸까?", "왜 나는 잠을 못 잘까?", "이래서야 내일은 어떻게 하나?" 같은 의문이 이어지기도 한다. 이런 의문 뒤에 숨은 생각, 즉 진짜 하고 싶은 말이 무엇인지를 확실하게 드러내는 게 매우 중요하다. 생각을 따져보고 해결하려면 우선 의문의 바탕이 된 생각부터 알아야 한다. 그러니 마음속에서 의문이 솟아나면 그에 답을 해보자. 예를 들어 위의 질문 뒤에 숨은 진짜 생각은 '내가 이런 일을 겪다니 정말 부당해', '잘 때마다 오늘은 또 얼마나 뒤척일지 알 수도 없고, 내 맘대로 어떻게 할 수도 없어', '내일은 하루 종일 엉망일 거야'일 수 있다.

2단계: 잠에 관해 자동으로 떠오르는 생각 따져보기

절대 서두를 필요가 없음을 명심하자. 먼저 1단계를 충분한 시간을 들여 훈련해 자동으로 떠오르는 생각을 최소 몇 가지 인지하고, 그런 생각이 떠오르면 바로 알아챌 수 있도록 훈련한다. 이 첫 단계에만 꼬박 일주일이 걸릴 수도 있는데, 그래도 괜찮다. 준비됐다는 확신이 들면 이제 그 생각을 따져볼 차례다. 2단계를 처음 연습할 때는 되도록 낮에 시작하자. 낮에는 새벽 2시쯤 불면증으로 좌절감에 젖어 있을 때보다 생각이 더 명료하므로, 무익한 생각을 과도하게 해석할 위험을 피할 수 있다. 시간이 지나 이 기술에 익숙해지면 언제든 무익한 생각이 자동으로 떠오르는 즉시 기술을 활용할 수 있다. 우선 생각 기록 중 하나를 골라서 '이 생각은 도움이 되는가?'라는 질문을 스스로에게 던져보자. 대답이 '그렇다'라면 다행이다! 떠오를 때마다 기분이 좋아지고 수면에도 도움이 되는 생각이라면 그런 대답이 나오리라. 그러나 대답이 '그렇지 않다'라면, 다음 질문을 추가로 던져보자.

1 이 생각의 바탕은 사실인가, 두려움인가? 이 책에서 알게 된 수면에 관한 과학적인 사실과 일치하는가?

수면에 관해 어디선가 들은 이야기가 슬쩍 마음속으로 흘러 들어와서 '매일 8시간씩 꼬박꼬박 자야 하는데, 그렇지 않으면 치매에 걸릴지도 몰라' 같은 생각이나, 막연히 '나는 잠이 부족해' 같은 생각이 들 수 있다. 그럴 때는 이 책 1장과 2장에 잠과 불면증에 관한 사실이 정리되어 있으니 다시 읽어보자. 이 생각을 정확한 내용으로 수정하면 다음과 같다. '꼭 8시간씩 잘 필요는 없어', '나는 불면증이지 수면 부족이 아니야. 잠이 진짜 부족하면 무서운 결과가 나타나는데, 나는 그런 상태는 아니야.'

2 떠오른 생각이 예측이라면, 예측이 빗나간 적은 없나? 예측이 틀린 사례가 있는가?

'내일은 진짜 아무것도 제대로 못 하겠다'는 생각을 예로 들면, 잠을 충분히 못 자고도 다음 날 어찌어찌 하루를 잘 보낸 적이 정말 한 번도 없었을까? 반대로 잠을 충분히 많이 잤는데도 다음 날 하는 일마다 엉망이었던 날도 있지 않은가? 하루를 잘 보낼지 엉망진창으로 보낼지를 좌우하는 다른 요소는 없는가? 그런 요소가 혹시 있다면, 내일 하루가 오늘 밤 수면 상태에 전적으로 달려 있다고 할 수 있을까?

3 예측이 정확하다면, 발생할 수 있는 최악의 사태는 무엇인가? 그런 일이 생길 가능성은 얼마나 될까? 만약 정말로 그런 일이 생긴다면 나는 이겨낼 수 있을까?

'내일은 정말 피곤할 거야'라는 생각을 예로 들어보자. 컨디션이 끔찍하게 나쁜 나머지 직장에서 엄청난 실수를 저질러서 해고되는 사태가 최악의 시나리오로 떠오를 수 있다. 지금까지 밤잠을 설친 다음 날 실제로 그런 일이 일어난 경우는 얼마나 되는가? 내일 정말로 그런 사태가 일어날 가능성이 높은가? 그런 상황이 되면 수습하거나 이겨낼 수 있을까?

4 잠에 너무 큰 부담을 주는 건 아닌가? 부당하게 잠을 탓하거나, 수면에 거는 기대가 과한 건 아닐까?

'내 몸에 배신당한 기분이야. 원래 안 이랬는데, 예전처럼 잘 수 있어야 해'라는 생각을 예로 들어보자. 잠과 관련하여 자동으로 떠오르는 생각에 이처럼 '~해야 한다'는 판단이 슬쩍 끼어든다면 잠을 지나치게 압박하고 있을 가능성이 상당히 크다. 또한 잠이 내게 큰 잘못을 한 것처럼 여기는 것도 부당한 평가일 수 있다.

5 이 상황을 좀 더 객관적이고 균형 있게, 정확히 바라본다면 어떻게 이야기할 수 있을까?

긍정적인 생각을 더 많이 하라는 소리가 절대 아니다. 장밋빛 렌즈를 쓰고 상황을 바라본다고 해서 해결되는 건 없다. 그보다는 현실적이고 올바른 시각이 필요하다. 때로는 문장을 끝마치는 것만으로 그럴 수 있다. 예를 들어 '불면증에 너무 오래 시달리잖아……'에서 흐지부지 끝나던 생각을 '불면증에 너무 오래 시달리잖아…… 정말 짜증 나! 그래도 지금 잠과 새로운 관계를 맺으려고 노력하는 중이잖아. 아마 잘될 거야'로 바꿀 수 있다.

소크라테스는 질문을 던지면서 가르침을 주는 방식을 활용한 것으로 유명하다. 잠에 관해 자동으로 떠오르는 생각도 그런 방식으로 접근하면 더 깊이 이해할 수 있다. 다음 질문들을 메모장에 써서 갖고 다니거나 침대 옆 탁자에 두고 필요할 때마다 꺼내서 마음속 소크라테스와 상담해보자.

- ✓ 이 생각의 바탕은 사실인가, 두려움인가? 이 책에서 알게 된 수면에 관한 과학적인 사실과 일치하는가?
- ✓ 이 생각이 예측이라면, 예측이 빗나간 적은 없나? 예측이 틀린 사례가 있는가?
- ✓ 예측이 정확하다면, 발생할 수 있는 최악의 사태는 무엇인가? 그런 일이 생길 가능성은 얼마나 될까? 만약 그 일이 생긴다면 나는 이겨낼 수 있을까?
- ✓ 잠에 너무 큰 부담을 주는 건 아닌가? 부당하게 잠을 탓하거나, 수면에 거는 기대가 과한 건 아닐까?
- ✓ 이 상황을 좀 더 객관적이고 균형 있게, 정확히 바라본다면 어떻게 이야기할 수 있을까?

3단계: 관점을 유익한 방향으로 바꾸는 연습

자동으로 떠오르는 생각을 따져보는 단계부터 잠을 더 유익한 시선으로 바라보려는 노력은 이미 시작됐다. 앞서 소개한 케이의 사례를 함께 살펴보면서 각자 추가로 노력해볼 만한 부분이 있는지 생각해보자. 케이와 나는 잠에 관해 그가 자동으로 떠올리는 생각을 찾아낸 다음 그중에서도 가장 자주 떠올리는 생각을 골랐다. 그리고 소크라테스 시대 사람들이 걸쳤던 가운을 걸치고 그 유명한 철학자가 제자 중 한 명과 대화를 나눈다고 상상하면서 이야기를 나누었다.

자동으로 떠오르는 생각 1:
'눕자마자 바로 잠들지 못하면 내일 할 일을 제대로 못 할 거야.'

케이 눕자마자 바로 잠들지 못하면 내일 할 일을 제대로 못 할 것 같아요.

소크라테스 밤에 잠을 설친 다음 날에 그런 일을 겪곤 하나요?

케이 네, 전 불면증에 몇 년째 시달리고 있어요. 밤중에 자다가 깨면 최소 1시간, 어떨 땐 2~3시간씩 깨어 있기도 해요.

소크라테스 그렇게 힘든 밤을 보내고도 다음 날 컨디션이 괜찮았던 날도 있었나요?

케이 있었던 것 같아요. 어떻게든 다 해내긴 해요.

소크라테스 그럼, 잘 넘어갈 가능성도 있겠군요?

케이 네, 어쩌면 해낼 수도 있을 겁니다. 잠을 충분히 못 자면 실수를 저지르거나 뭘 까먹거나 하겠지만요.

소크라테스 잠을 푹 자고 난 다음 날에도 실수를 저지르거나 깜박한 일이 있지 않나요?

케이 네, 있었던 것 같아요.

소크라테스 그럼, 다음 날 일을 제대로 하느냐가 전적으로 잠에 달려 있다고 할 수 있을까요?

케이 아뇨, 다른 것도 많아요. 아침밥을 먹느냐 안 먹느냐, 회사에서 얼마나 바쁜 하루를 보내느냐, 같은 거요.

소크라테스 만약에 정말로 실수를 저지르거나 뭔가를 잊어버린다면, 생길 수 있는 최악의 결과는 무엇인가요?

케이 사과하고 실수를 바로잡겠죠. 너무 큰 실수가 아니라면 그렇고, 엄청난 실수를 한다면 직장을 잃게 될 겁니다.

소크라테스 직장을 잃을 만큼 엄청난 실수를 저지른 적이 몇 번이나 되나요?

케이 한 번도 없어요.

소크라테스 그렇다면, 눕자마자 잠들지 못해서 내일 할 일을 제대로 못 할 거라는 예측을 좀 더 정확하고 객관적으로 바꾼다면 어떻게 말할 수 있을까요?

케이 내일 피곤하고, 컨디션이 최상은 아니겠지만 그래도 할 일은 해낼 수 있을 겁니다. 완벽하게 해내지 못해도 괜찮아요. 세상이 끝나는 건 아니니까요.

마음속 소크라테스와 이런 대화를 나누기 전과 후에 케이의 기분은 어땠을까? 오늘 밤 그리고 앞으로 보낼 수많은 밤에 잠을 더 잘 자는 데 어느 쪽이 도움이 될까?

자동으로 떠오르는 생각 2: '불면증 때문에 죽을 것 같아.'

케이 불면증 때문에 죽을 것 같아요.

소크라테스 안녕! 또 저예요. 불면증 때문에 죽을 것 같다는 건 어떻게 알죠?

케이 수면 부족은 심장, 뇌, 장, 모든 것에 안 좋다는 글을 읽었거든요.

소크라테스 《매일 잘 자고 싶은 사람들을 위한 책》을 읽고 알게 된 사실은 어떤가요? 불면증과 수면 부족은 같은 문제인가요?

케이 아니요. 수면 부족은 외부 요인(야간 근무 등)으로 잠을 못 자는 것이고, 불면증은 잘 기회가 충분히 주어져도 뇌가 잠들지 못하는 겁니다.

소크라테스   그렇다면, 당신의 생각은 사실과 두려움 중에 어디서 나온 걸까요?

케이   불면증 때문에 죽을까 봐 겁이 나요. 그러니 두려움이겠군요.

소크라테스   불면증 때문에 죽을 것 같다는 생각이 도움이 되나요?

케이   아뇨, 더 불안해지기만 해요.

소크라테스   그런 생각이 들 때 어떻게 해야 자신에게 도움이 될 수 있을까요?

케이   불면증 때문에 죽을 것 같다는 생각이 정말 사실인지는 알 수 없어요. 불면증은 정말 싫지만, 지금 제가 수면 부족으로 생기는 문제를 겪고 있진 않은 것 같아요. 어쨌든 지금 저는 수면을 개선하려고 노력 중이고, 좋은 방향으로 가고 있어요.

케이가 소크라테스와 대화하기 전과 후의 생각 중 어느 쪽이 수면과의 관계를 더 돈독히 만들 수 있을까? 각성을 강화하는 생각과 가라앉히는 생각은 어느 쪽인가?

자동으로 떠오르는 생각 3:
'수면 문제만 없으면 헬스장에 자주 갈 수 있을 텐데.'

케이   수면 문제만 없으면 헬스장에 자주 갈 수 있을 거예요.

소크라테스   오늘 헬스장에 못 가는 이유가 구체적으로 무엇인가요?

케이   너무 피곤해서 갈 수가 없어요. 어제 잘 못 잤거든요.

소크라테스   피곤해진 다른 이유는 전혀 없나요?

케이   스트레스도 심하고, 기분도 엉망이에요. 우리 아이들이 10대인데, 오늘따라 유독 철없이 구네요.

소크라테스   그럼, 피로감과 헬스장을 못 가는 이유를 전부 수면 문제 탓으로 돌리는 것이 객관적인 생각일까요?

케이 가끔 그걸 핑계로 삼는 것 같아요. 기분이 안 좋고, 의욕이 안 생길 때요.

소크라테스 헬스장에 가면 기분이 나아지거나 좀 더 기운이 나기도 하나요?

케이 네, 애초에 헬스장 가는 걸 좋아했던 것도 그래서거든요. 그래서 자주 가고 싶습니다.

소크라테스 최근에 잠을 제대로 못 잔 다음 날 헬스장에 가본 적이 있나요?

케이 아뇨, 안 간 지 한참 됐어요.

소크라테스 정말로 헬스장을 '못 간다'고 할 수 있을까요? 잠을 못 자도 그냥 헬스장에 간다면 최악의 결과는 무엇일까요?

케이 한번 가봐야겠다는 생각이 드네요. 최악이라고 해봐야 운동량을 평소만큼 채우지 못하거나 녹초가 되는 정도일 겁니다.

대화 전과 후의 생각 중 어느 쪽이 헬스장에 가서 운동의 이점을 누릴 가능성이 더 높은가? 수면 욕구가 늘어나고, 기분이 더 나아지고, 스트레스가 줄어드는 건 어느 쪽인가? 무익한 생각이 떠오르면 내면의 소크라테스를 소환해서 이런 대화를 나눠보자! 그 생각의 대화를 확장해서 다음 표와 같이 활용할 수도 있다.

상황	자동으로 떠오르는 생각	결과 (감정·행동)	더 정확하고, 올바르고 객관적이고, 유익한 생각	결과 (감정·행동)
밤에 자다가 깼더니 옆 사람이 코를 골면서 쿨쿨 자고 있다.	우리 식구 중에 수면 위생을 잘 지키는 건 나뿐인데, 불면증은 나만 겪고 있다. 이건 너무 부당하다.	좌절감. 분노. 옆 사람 코 고는 소리가 아까보다 더 거슬린다.	혼자 불면증을 겪고 있다는 게 너무 외롭고 마음에 안들지만, 이건 누구의 탓도 아니다. 잠과 좋은 관계를 회복하려고 노력 중인 건 자랑스러운 일이다.	기분이 조금 나아졌다. 일어나서 내가 좋아하는 팟캐스트를 들었다.

여기서 **궁극적인 목표는 무익한 생각을 재판정에 끌고 가는 게 아님을 기억하자.** 뇌와 맞서서 논쟁하고 이기는 게 목적이 아니다! **무엇이 진실이고 무엇이 거짓인지 따지는 데 너무 골몰하지 말고**(이런 이분법적인 사고가 모든 일에 적용되는 건 아니므로) 유익한 생각인지 무익한 생각인지 구분하는 데 중점을 두자. 가족 중 누구도 지금 내가 얼마나 고생하는지도 모르고 혼자 이렇게 불면증에 시달리는 건 정말 짜증 나는 일이라고, '이건 불공평해'라는 생각을 계속 붙들고 늘어질 수도 있다. 하지만 한밤중에 그런 생각에 매달리는 것이 정말 도움이 될까? 그냥 일어나서 좋아하는 팟캐스트를 들으며 '혼자만의 시간'을 조금 더 즐기는 편이 더 유익할 것이다.

인내심을 키우자. 무익한 생각이 들 때 소크라테스처럼 접근하는 건 일종의 기술이고, 이런 기술을 익히려면 자전거 타는 법을 배울 때처럼 연습이 필요하다. 매일 자동으로 떠오르는 생각을 최소 하나씩 선택해서 1~2분간 내면의 소크라테스와 대화하며 어떤 새로운 관점을 얻을 수 있는지 살펴보자. 잠에 관해서 자동으로 떠오르는 생각이 거의 없다면 정말 다행이다! 이 기술은 수면과 관련된 생각뿐만 아니라 업무 마감일이 다가와 불안감이 커지거나, 아이가 브로콜리를 먹지 않아 걱정될 때처럼 다른 무익한 생각에도 동일하게 적용해서 문제를 인지하고 따져볼 수 있다. 어떤 상황에든 적용할 수 있는 기술이다.

다음 주에 할 일

지금까지 약 4주간 잠과의 관계 되돌리기를 시도했다. 수면 일기 데이터에서 수면 효율이 개선되고(일주일 평균 85퍼센트 이상), 잠드는 데 걸리는 평균 시간이 줄고(30분 이내로 잠듦), 밤중에 깨어 있는 시간도 감소하고(30분 미만), 자다 깨서 장시간 깨어 있는 빈도도 줄어드는 등 여러 변화가 나타났을 것이다. 수면에 느끼는 자신감과 만족감도 더 커졌기를 바란다.

이러한 진전이 있었다면 정말 축하한다! 대단한 성취다. 이제부터는 잠과의 관계를 되돌리는 단계만큼 엄격하게 생활하지 않아도 된다. 예를 들면 다음과 같이 상황을 조정할 수 있다.

- 이전에 정해둔 취침 시각 전에 정말로 졸리면 일찍 잠자리에 들어도 된다.
- 아침 기상 시각에 좀 여유를 둬도 되지만 1시간을 넘겨선 안 된다.
- 낮에 졸리고 낮잠을 즐기는 편이라면 짧게(30분 미만) 눈을 붙여도 된다.
- 자다가 깬 후 다시 잠들 수 없으면, 잠자리에 든 직후든 한밤중이든 잠자리에

서 나오는 노력은 계속해라. 하지만 자다가 깬 후에도 기분이 편안하고 만족스럽다면, 잠이 들었다 깼다 하는 걸 반복하더라도 그냥 누워 있어도 된다.

우리의 최종 목표는 잠을 엄격한 규율대로 관리하거나 무조건 끝마쳐야 하는 프로젝트처럼 취급하지 않는 것이다. 이제 그 목표에 가까워지고 있다. **잠의 관계에서 굵직한 부분을 성공적으로 바로잡았으므로, 이제 잠과 새로운 관계를 시작할 수 있다. 다음 장부터는 이 관계의 좀 더 세부적이고 정서적인 측면에 초점을 맞춘다. 몸에 귀를 기울이는 것, 몸이 말하는 것을 신뢰하는 것도 포함된다.**

잠과의 관계 되돌리기가 잘되지 않았다면, 왜 그럴까?
내가 위에서 설명한 변화가 나타나지 않았다면, 다음과 같은 요인이 작용했을 가능성이 있다.

- 일주일 더 노력해야 할 수도 있다. 몇 주씩 아무 진전이 없다가 갑자기 효과가 나타나는 사람들도 있다. 자신이 그런 경우다 싶다면 잠과의 관계 되돌리기 단계를 일주일 더 해보고, 정말로 할 만큼 다 해봤다는 판단이 서면 3부로 넘어가서 새로운 기술을 익혀보자.
- 불면증의 지속 요인 중에 잠과 관련된 행동보다 잠을 어떻게 여기는지가 더 큰 비중을 차지할 수도 있다. 2부의 내용은 대부분 '행동' 변화에 관한 것이고, 3부는 '생각'의 변화에 관한 것이다. 3부의 다른 장에서 소개하는 기술들을 시도해보면 정말로 생각이 행동보다 불면증에 더 영향을 주는지 알 수 있을 것이다.
- 빛 많이 쬐기 + 많이 움직이기의 일상화, 또는 낮에 제대로 휴식하는 전략을

최근에야 처음으로 실천하기 시작했다면, 몸에 효과가 나타나기까지 시간이 더 걸릴 수도 있다. 유익한 일들을 실천한다고 해서 몸과 뇌가 하루아침에 달라지지는 않는다. 투자라고 생각하고 계속 노력해보자!

- 아직 설명하지 않은 각성의 다른 큰 요인이 작용하고 있을 수도 있다. 과도한 카페인 섭취, 트라우마 경험, 극심한 스트레스가 지속되거나 같이 자는 사람이 수면을 크게 방해하는 등의 요인이 각성에 너무 큰 영향을 끼치면, 다른 영향을 줄여도 별 소용이 없다. 그런 가능성이 의심된다면, 먼저 3부의 나머지 내용과 4부부터 읽어보자. 각성에 영향을 주는 다른 큰 요인이 따로 있다면 이 책의 프로그램을 차례로 진행하는 것보다 그 문제가 뭔지를 아는 게 더 중요하다.

- 일주기리듬장애나 다른 질환(또는 진행 중인 약물 치료)이 불면증치료의 효과가 온전히 나타나기 힘든 요인으로 작용하거나 수면을 심하게 방해할 수도 있다. 이런 가능성은 반드시 의사를 통해 확인해야 한다. 복용 중인 약을 의사와 함께 살펴보고, 폐쇄성수면무호흡증이나 주기성사지운동장애(16장 참고) 등 불면증에 잠재적으로 영향을 주는 다른 문제가 있는지 알아볼 필요가 있다.

어떤 경우든 '낮에 빛 많이 쬐기 + 많이 움직이기'를 생활화하고 휴식 시간을 제대로 지키는 습관은 해가 될 게 없으므로 꼭 실천하자. 지금쯤이면 이러한 노력이 일상생활의 한 부분으로 자리 잡았기를 바란다. 앞으로 일주일간 지켜야 할 사항을 정리해보자.

1 매일 규칙적으로 다음 기상 시각에 일어난다. _____
2 졸리기 전에는 잠자리에 들지 않는다.

3 잠자리에서는 수면 외 다른 활동은 하지 않는다(단, 섹스와 독서는 괜찮다!).

4 자려고 누워도 잠이 안 오면 잠자리에서 벗어나야 한다. 자려고 억지로 애쓰지 마라.

5 빛 쬐기, 많이 움직이기, 휴식을 계속해서 우선적으로 지키자.

6 이 장의 내용을 참고해서(193쪽, 203쪽) 잠과 관련하여 자동으로 떠오르는 생각을 알아차리고 그 내용이 객관적인지 따져본다. 잠을 바라보는 자신의 관점을 더 정확하고 객관적인, 유익한 방향으로 돌리는 연습을 한다.

핵심 요약

- 잠에 관해 어떻게 생각하는지가 잠과의 관계에 강력한 영향을 준다.
- 불면증에 관해 자동으로 떠오르는 무익한 생각 때문에 잠들기가 더 어려워지고, 이런 생각이 불면증이 장기간 지속되는 원인이 되기도 한다.
- 다음 세 단계로 이런 자기충족적인 예언에서 벗어날 수 있다.

  ✓ 잠에 관해 자동으로 떠오르는 생각과 그로 인한 영향을 인지한다.
  ✓ 마음속 소크라테스가 제시하는 질문을 활용해서 그런 생각의 내용을 따져본다.
  ✓ 잠과 관련된 상황을 더 객관적이고, 정확하고, 유익한 관점으로 보는 연습을 한다.

- 잠과의 관계를 되돌리는 연습 덕에 수면 일기의 각 항목이 개선됐다면 대단한 일을 해낸 것이다! 이제 잠자리에서 머무는 시간을 덜 엄격하게 지켜도 된다. 몸이 졸릴 때 보내는 신호에 더 귀를 기울이자.
- 수면 일기는 계속 써야 한다!

자려고 애쓸수록
잠은 더 멀리 달아난다

다음 주에는 자려고 노력하는 데 시간을 얼마나 들이게 될까? 내년에는? 남은 평생은? 잠을 위해 낮과 밤에 들이는 시간이 전체 인생에서 몇 퍼센트를 차지했으면 좋겠는가? 만약 99세까지 장수한다고 가정한다면, 25~33년은 자려고 애쓰는 데 쓰인다. 이 시간 중 수면을 관리하고, 어떻게 해야 잠들 수 있을지 고민하고, 전략을 세우느라 보내는 시간은 얼마나 되길 바라는가? 그보다 더 길게, 추가로 더 노력해야 한다면 그럴 의향이 있는가?

이런 질문에 곧바로 답하지 못한다면, 가장 먼저 당연히 떠오르는 대답은 있지만 제외했기 때문일지도 모른다. '1분도 쓰고 싶지 않다'는 대답 말이다. 가능할 것 같지 않아서, 즉 잠을 위해 '노력'하는 시간이 완전히 사라지는 건 불가능하다고 생각하기 때문이리라. 그게 그렇게 쉬운 일이었다면 애초에 이 책을 읽지도 않았을 테니까. 하지만 불신은 잠시 접어두고, 잠시 이런 상상을 해보자.

- 한밤중에 깨도 지금 몇 시인지 알 필요가 없고, 몇 시간이나 더 잘 수 있는지 계산하지 않아도 된다면 어떨까?
- 최근에 잠을 얼마나 못 잤는지 평가하고 계속 쌓인 '밀린 수면 시간'을 더해 보지 않아도 된다면?
- 새벽 3시 38분에 잠이 깼고, 다음 날 중요한 프레젠테이션이 있어도 곧바로 잠들지 않아도 된다면?
- 연휴에 함께 캠핑하러 가자는 초대를 받았을 때 거기서 몇 시간이나 잘 수 있을까, 하는 걱정은 하지 않아도 된다면?
- 연인이나 배우자보다 수면 위생을 더 철저히 지키는데도 상대방은 베개에 머리를 대자마자 잠들고 자신은 그러지 못한다는 사실을 굳이 비교하지 않아도 된다면?
- 어둠 속에서 "좀 자자, 제발!"이라고 소리 없이 아우성치는 상황을 두 번 다시 겪지 않아도 된다면?

아마 이런 생각이 들 것이다. '전부 기막히게 좋은 일이군. 잠만 잘 잘 수 있다면 노력할 필요도 없겠지.' **하지만 그 반대라면?** 자려는 노력을 버려서 잠을 더 잘 잘 수 있게 된다면 어떨까?

수면 노력이란?

수면 노력은 잠이 오게 만들거나 잠을 더 잘 자려고 의도적으로 하는 모든 행동·생각·시도를 의미한다.[1] 다음 항목 중 익숙한 내용이 있는지 살펴보자.

- 숙면에 좋다는 베개나 매트리스를 검색한다.
- 밤에는 머릿속을 비우고 생각을 끄려고 정말 열심히 노력한다.
- 숙면에 가장 좋은 자세, 가장 효과적인 숙면 습관을 찾아본다.
- 충분히 자려고 일찍 잠자리에 든다.
- 가족들에게 자신이 잠자리에 든 이후나 아침에 일어나기 전에는 최대한 조용히 해달라고 부탁한다.
- 밤에 자다가 깨면 몇 시인지 확인한다.
- 수면제를 어떻게 복용할지 고민한다(한 알을 다 먹어야 하나? 오늘은 반만 먹을까?).
- 잘 시간이 가까워지면 수면에 관해 긍정적인 태도를 가지려고 노력한다.
- 자다가 화장실을 들락날락하지 않으려고 늦은 저녁부터는 되도록 액체를 마시지 않는다.
- 잠이 잘 오게 하려고 특별한 수면 명상이나 음악, '입체 음향 비트'를 활용한다.
- 잠이 잘 오게 해준다는 제품을 구입한다(라벤더 미스트 등).
- 수면과 불면증에 관한 정보를 인터넷에서 계속 검색하고 조사한다.

수면 노력에 주목해야 하는 이유는 이런 노력이 만성 불면증의 가장 큰 지속 요인 중 하나이기 때문이다. 잠을 자려면 노력해야 하는 것들만 산더미고 즐거운 건 전혀 없다면, 어떻게 잠과 좋은 관계를 맺을 수 있을까? 수면 노력에서 벗어나기가 유독 까다로운 이유는 직관과 반대되기 때문이다. 우리 인생에서 다른 일들은 전부 열심히 노력할수록 좋아진다. 철인3종 경기에 나가려고 훈련하려면 정해진 운동 일정을 계획적으로, 철저히 지켜야 한다. 스페인어를 구사하고 싶다면 공부하고 연습해야 한다. 우리는 뭐든 열심히 노력하는 건 좋은 일이라고 배웠다.

하지만 수면은 열심히 노력할수록 역효과만 생기는 경우가 많다. 정말 성실한 환자였던 데니스는 잠을 아르바이트와 비슷하게 여겼다. 간밤에 몇 시간을 잤는지(또는 못 잤는지) 계속 생각하고, 어떻게 해야 더 많이 잘 수 있을지 전략을 세우고, 완벽한 수면 습관을 만들려고 인터넷을 뒤져서 찾아낸 온갖 방법을 전부 시도했다. 그러다 자신의 수면 문제는 명상이 해답이라는 확신을 갖게 됐다. 하지만 주말마다 명상 수련회에 참가하고, 명상 어플리케이션도 구입하고, 효과적인 수면 명상 음악도 검색해서 활용하는 등 명상에 모든 노력을 쏟자 오히려 잠을 더 못 자게 됐다. 가끔 명상이 효과가 있는 듯한 날도 있어서 실낱같은 희망을 품기도 했지만, 대체로 명상을 더 열심히 할수록 잠은 더 멀리 달아나는 듯했다. 밤에 잠이 깨면 참지 못하고 몇 시인지 확인했다. 내가 시각을 왜 확인하냐고 묻자, 데니스는 이렇게 대답했다. "글쎄요, 그냥 몇 시인지 알고 싶어서요."

데니스는 주변 사람들 사이에서 '잠 때문에 고생하는 사람'으로 굳어졌고, 사람들과 어울릴 기회가 생겨도 거절할 때가 많아졌다. 예를 들어 친구들이 토요일 저녁에 만나서 술을 마시자고 해도 데니스는 귀가 시간이 너무 늦어지면 잠을 더 못 잘까 봐 거절하고 집에 있었다(잠드는 데 1시간 반씩 걸리니까, 밤 9시 반에는 침대에 누워야 11시에는 잠들 수 있다고 계산한 결과였다). 집에만 있다 보니 지루하고 즐거울 일이 없어서 우울해졌다.

이렇듯 데니스는 잠을 연구하고, 전략을 세우고, 명상을 열심히 하고, 제때 잠자리에 드는 것을 우선적으로 지키면서 잠을 공학적으로 해결하려고 지나치게 애를 썼다. 이 모든 수면 노력의 공통점은 무엇일까? 바로 과잉 각성을 초래한다는 것이다. 이런 노력 때문에 자야 한다는 불안감만 커지고, 잠에 대한 두려움에 스스로 더 집중하고, 수면 문제로 느끼는 좌절감은 더 커진다. 우리는 과잉 각성이 불면증의 가장 강력한 연료임을 배웠다. 하지만 데니스는 자신이 불난 데 기름을 붓고 있다는 사실을 알지 못했다.

자려는 노력에서 벗어나자

만화영화에서 누군가 모래 수렁에 빠지는 장면을 한 번쯤 본 적이 있을 것이다.* 모래에 무릎까지 파묻히고 몸이 점점 더 깊이 가라앉고 있을 때 절대로 하면 안 되는 건 무엇일까? 몸부림이다. 그럼 어떻게 해야 할까? 움직이지 말고 가만히, 가로로 누워야 한다.

불면증을 다루는 방법도 이와 상당히 비슷하다. 밤에 자다가 깨서 다시 잠들지 못한 상태에 갇혔다면 절대 하지 말아야 하는 것이 몸부림이다. 부당하다고 성질을 내고, 긴장을 풀려고 노력하고(이게 어디 마음대로 되는 일인가), 잠을 얼마나 '자야만' 하는지 생각하는 것이 몸부림이다. 이런 몸부림은 우리 몸의 투쟁 혹은 도피 반응을 깨워서 조건화된 각성에 불을 지핀다. 이는 불면증의 모래 수렁으로 점점 더 깊이 가라앉는 결과를 낳는다.

'발버둥 치지 말라'는 전략(그리고 모래 수렁에 비유한 것)은 수용전념치료[2]의 내용이다. 네바다대학교의 심리학자 스티븐 헤이스Steven Hayes 박사가 개발한 증거 기반 심리치료법인 수용전념치료는 러스 해리스Russ Harris와 같은 작가들의 책(《행복 전환 연습[3]》)을 통해서 널리 알려졌다. 수용전념치료의 핵심은 심리적 유연성이다. 나는 이것이 수면 노력을 해결하는 열쇠라고 생각한다. 한밤중에 깼을 때 늘 하던 대로 몸부림치지 말고 더 유연하게, 직관과는 정반대인 방식으로 반응해본다면? 모래 수렁에 빠졌을 때 '움직이지 말고 가만히 가로로 누워 있기'를 잠에 적용한다면? 수면 노력을 어떻게 하면 멈출 수 있는지 구체적으로 살펴보자.

---

* 나는 어린 시절 중국에서 미국 만화를 보며 자랐다. 만화에 몸이 푹 빠지는 모래 수렁이 하도 자주 나오길래 미국에는 저런 곳이 정말 많구나, 생각했었다. 하지만 아쉽게도 미국에서 지금까지 사는 동안 그런 수렁을 한 번도 본 적이 없다.

몸부림 중단 팁 1: 현실 수용(큰 소리로 말하기)

모래 수렁에 몸이 점점 깊이 빠질 때는 가만히 가로로 누워 있어야 문제가 '더 커지지' 않고 탈출에 '도움'이 된다는 사실을 이해했는가? 이미 몸이 푹푹 빠지는 모래 수렁에 발을 들이고 말았다면, 제발 이게 현실이 아니길 아무리 간절히 바라고 팔다리를 사방으로 휘저어봐야 사방에 가득한 모래가 갑자기 단단하게 바뀌는 마법 같은 일이 일어나지는 않는다는 사실을 받아들여야 한다. 밤에 자다 깨서 잠이 다 달아났을 때도 비슷하다. 이미 잠은 깨버렸고, 제발 이게 현실이 아니길 아무리 간절히 바라고 뇌가 아무리 자려고 애를 써도 마법처럼 갑자기 잠이 쏟아지지는 않는다는 사실을 받아들여야 한다.

다시 말하면, 현실을 받아들일지 말지는 스스로 선택할 수 있다. 받아들이는 건 분석하거나, 평가하거나, 노력하지 말고 그냥 지금 벌어진 일을 알아차리는 것이다. 현재 상황을 그냥 있는 그대로 인정하면 된다. 다음 예를 보면서 현실을 수용할 때와 데니스처럼 현실을 수용하지 않을 때를 비교해보자.

현실을 벗어나려는 몸부림	현실 수용
정말 이럴 거야? 이렇게 한밤중에, 아무 이유도 없이 잠이 깬다고?	잠이 깼구나.
제발, 긴장 풀고, 이런 젠장!	지금 내 몸은 하나도 안 졸리나 봐.
다 제대로 했어, 이렇게 깨어 있을 이유가 없다고.	천장에 빛이 꼭 무늬처럼 보여.
이건 부당해. 고문이야.	에어컨 돌아가는 소리가 들린다.
생각을 비우자. 생각을 비우자. 생각을 비우자.	피부에 닿는 시트의 감촉이 느껴져.
이완 훈련이 왜 효과가 없지?	머릿속에 이런저런 생각이 지나가는구나.

○○시까지 다시 잠들지 못하면 정말 미쳐버릴 것 같아.	–
왜 새벽 3시 47분이야?	–
잠만 잘 자면 인생이 훨씬 편해질 텐데.	–
계속 이렇게 살 순 없어.	–

지금까지 내가 일로나 사적으로 만난 사람들 가운데 현실을 거부하고 맞서서 승리를 거둔 이는 아주 드물다. 모두가 아는 사실이지만, 때로는 알면서도 시도하게 된다. 여태 벗어나려고 발버둥 치던 일을 그냥 받아들이기로 생각을 고쳐먹는 건 절대 쉽지 않다! 하지만 그럴 때 이런 질문을 떠올려보자. "지금 몸이 점점 깊이 빠지는 모래 수렁에 빠졌는데도 발버둥 치고 있는 건 아닐까?" 이 생각을 시작점으로 여기고, 멈춰야 한다는 사실을 깨달았다면 이렇게 (입 밖으로) 말해보자. "지금은 잠이 안 오나 봐. 그렇군." 이 정도면 아주 훌륭한 출발이다.

몸부림 중단 팁 2: 언제 어디서나 잘 자는 사람이라면 이럴 때 어떻게 할까?

수면 노력이 슬금슬금 끼어드는 기미가 느껴질 때, 가령 여행 계획을 다 짜놓고 다시 살펴보면서 이런 상태로 정말 여행을 가도 될지 의구심이 들기 시작한다면("호텔 도착 시각이 이렇게 늦으면 그날 밤은 잠이 엉망이 되지 않을까?") 잠시 멈추고 이 질문을 떠올려보자. **"불면증이 없다면 이런 상황에서 어떻게 할까?"** 대부분 같은 답을 내놓는다. "잠 걱정은 안 하겠지, 잠에 관해서는 아예 생각하지도 않을걸."

실제로 그렇게 사는 본보기가 주변에 있다면 도움이 된다. 아무 노력 없이도 정말 쿨쿨 잘 자는 사람이면 된다. 그리고 질문을 이렇게 바꿔보자. "이런 상황에서 그 사람은 어떻게 할까?" 데니스는 내가 이 사고 실험을 제안하자 머릿속에 전구가 반짝 켜진 듯한 반응을 보였다. "제 여동생 클레어는 세상에서 제일 잘 자는 인간이에요. 정말 얄미워요. 클레어라면 지금 저 같은 상황을 겪어도 그냥 친구 집에 놀러 가서 칵테일도 마시고 이런저런 소문을 공유하면서 신나게 떠들지 잠에 관해서는 생각조차 안 할 거예요. '잠이 안 오면 그냥 늦게 자면 되잖아, 뭐가 문제야?'라고 할 걸요."

명상은 어떨? 데니스는 잠시 생각해보더니 이렇게 말했다. "클레어라면 이럴 거예요. '명상을 왜 해? 스트레스만 받아.' 그리고 자다가 깨면 그냥 일어나서 밀린 빨래를 하거나 TV를 볼 것 같아요."

그래서 우리는 주문을 하나 만들었다. 바로 '클레어라면 이럴 때 어떻게 할까?'였다. 이 주문은 데니스에게 큰 변화를 가져왔다. 데니스는 불면증의 그림자가 일상에 커다랗게 드리워진 적이 없는 것처럼, 바라던 대로 불면증 없이 사는 것처럼 행동했다. 그렇게 일주일이 지나자 데니스는 자신이 3일 연속으로 잠 생각을 전혀 안 했음을 깨달았다. 얼마나 홀가분했을까!

데니스가 얻은 효과는 우리 몸이 우리가 하는 행동에서 단서를 얻는다는 사실에서 나온 것이다. 즉, 우리가 잠을 깨지기 쉬운 물건처럼 조심스럽게 대하면, 우리 몸은 밤에 깨어 있는 것을 더욱 경계하게 되고 그 결과 자다가 쉽게 깨고 한 번 깨면 잠들지 못하기 쉬운 상태에 빠진다. 마찬가지로 우리가 자기 전에 하는 습관이 조금이라도 제대로 지켜지지 않았다고 큰일 날 것처럼 행동하면, 우리 몸은 자기 전에 평소와 조금이라도 뭔가가 달라지면 불안한 반응을 보인다. 반대로 잠을 얼마든지 회복될 수 있고 상황에 따라 적응할 수 있는 존재로 대하면, 즉 수면과의 관계가 돈독하니 어쩌다 잠이 좀 들쑥날쑥해도 충분히 견딜 수 있다고 믿고 그에 따라 행동하면서 몸도 각성 상태에 들어가지 않는다. 그러면 몸은 위험한 상황처럼 경계할 필요가 없다고 판단하고 긴장하지 않는다.

몸부림 중단 팁 3: 머릿속에서 빠져나와 몸속으로 갈 것

이 책에서 딱 한 문장을 골라 문신으로 새겨 넣는다면, 나는 이걸 선택할 것이다. "머릿속에서 빠져나와 몸속으로 갈 것."

인간의 생각은 정말 경이롭다. 인류가 이토록 성공할 수 있었던 것도 생각 덕분이다. 그러나 생각이 생산성을 떨어뜨릴 만큼 과해질 때가 있다. 예를 들어 '만약에'로 시작하는 예측이 꼬리에 꼬리를 물고 너무 깊이 이어지면 몸은 최악의 시나리오가 실현된 가상의 미래를 상상하며 스트레스에 시달린다. 인간의 생각은 우연히 일어난 일들에 너무 많은 의미를 부여하고, 정말 푹 잘 잤던 때를 떠올리며 다시 그런 상황을 만들려고 애를 쓴다. 그때와 정확히 똑같은 상태로 만들려고 전과 같은 시각에 트라조돈을 정확히 같은 양만큼 먹는 식이다. 하지만 이런 노력은 잠을 조심해서 다뤄야 할 깨지기 쉬운 물건처럼 여기는 (잘못된) 생각을 더욱 굳힌다. 이러면 취침 시각이 가까워질수록 몸은 더욱 긴장하게 된다.

몸은 현실에서 데이터를 모으는 능력이 뛰어나며, 지금 실제로 무슨 일이 일어나고 있고 얼마나 위험한지(또는 위험하지 않은지)를 토대로 우리를 보호한다. 그러므로 현재 어떤 상황인지를 몸에게 물어보면 머릿속 생각에 묻는 것보다 단도직입적이고 덜 감상적인 답을 들을 수 있다.

물론 몸에 머무는 것이 영 달갑지 않을 때도 있다. 몸이 통증에 사로잡히거나 불안감이 심하게 끓어오를 때도 있다. 트라우마를 겪었거나 섬유근육통 같은 병을 앓는 사람은 그런 상태가 만성적으로 지속되기도 한다. 그럴 때는 몸에서 벗어나고 싶은 마음이 간절해진다. **하지만 그럴 때조차도 마음속으로**

고통을 밀어내는 대신, 현실을 받아들이고 몸의 감각을 있는 그대로 허용하면 통증과 불안감이 줄어든다.[4] 현실에 억지로 맞서기보다는 그에 순응하는 게 더 수월하다.

갈수록 더 인기를 얻고 있는 마음챙김이라는 개념을 안다면 "머릿속에서 빠져나와 몸속으로 가라"는 말이 바로 그 개념임을 알아챘을 것이다. 동양 철학에서 시작된 마음챙김은 아무런 판단 없이 현재 순간을 인식하는 것이다. 마음챙김이라는 용어는 이를 위한 명상, 의식을 바꾸는 다양한 기법을 아우르는 포괄적인 의미로도 쓰인다. 최근 들어서는 숨을 고르고 생각을 비우거나 마음을 진정시키는 주문을 반복해서 읊는 것이 마음챙김이라고 잘못 알려지는 경우도 많다. 특히 마음챙김이 명상과 하나로 묶인 개념으로 유명해져서 더 그러는 듯하지만, 마음챙김의 진짜 의미는 그와 정반대다. 통제하려는 마음을 '내려놓는 것', 판단하지 않는 것, 자신의 의지를 몸과 환경에 강요하지 않는 것, 바꾸려고 하기보다 내게 일어나는 일들을 가만히 관찰하는 것이 마음챙김이다. 내가 마음챙김에 관해 이야기하면 회의적인 반응을 보이는 환자들도 있다(데니스도 그랬다). 여러 다양한 호흡법을 이미 시도해봤거나 명상 수업을 들어봐도 현실적으로 꾸준히 실천하기가 어렵거나 별로 도움이 안 된다고 느껴서, 또는 전보다 오히려 좌절감이 더 커진다고 느낀 경험이 있어서다.[*] 하지만 마음챙김의 진정한 의미를 배우면서 받아들이는(수용) 연습을 시작하면 현실을 인식하는 체계가 바뀐다. 이는 수면은 물론 삶의 모든 면에 적용할 수 있다.

---

[*] 명상하지 말라는 소리가 아니다. 명상을 유용하게 활용하는 사람들도 많고 명상을 즐긴다면 그 자체는 문제 될 게 없다. 마음챙김을 실천하는 방식 중 하나가 명상이기도 하다. 내가 분명히 짚고 넘어가고 싶은 것은 어떤 특정한 명상을 시도해봤고 별로였다고 해서 마음챙김이 자신에게 맞지 않는다고 판단할 수는 없다는 것이다.

마음챙김을 더 깊이 알고 싶다면 읽어볼 만한 책이 많다(부록의 추천 자료를 참고하라). 여기서는 우선 '머릿속에서 빠져나가 몸속으로 가는' 몇 가지 간단한 방법을 배워보면서 마음챙김이 어떤 것인지 살짝 맛보기로 하자.

5-4-3-2-1 연습

지금 소개할 마음챙김 연습은 장소와 시간에 구애받지 않는다. 어떤 생각을 끝없이 곱씹는 악순환에 빠졌을 때 특히 큰 도움이 된다. 잠시 멈추고, 이런 질문을 던져보자.

- ✓ 지금 주변에 보이는 것 다섯 가지는?
- ✓ 지금 귀에 들리는 소리 네 가지는?
- ✓ 지금 내 몸에 느껴지는 것 세 가지는?
- ✓ 지금 코에 느껴지는 냄새 두 가지는?
- ✓ 지금 느껴지는 맛 한 가지는(미각을 느낄만한 상황이 아니라면 몸의 다른 감각이나 감정으로 대체해도 좋다)?

내가 환자들과 이 연습을 해본 결과, 처음 시도하는 사람들은 마음챙김의 개념과 어긋나는 다음 두 가지 행동을 하는 경향이 있음을 알게 됐다.

1. 목록으로 정리해서 얼른 해치우려는 경향

진정하자! 이건 먼저 끝내야 승리하는 겨루기가 아니다. 우리 뇌는 '휴대전화, 그림, 컵, 휴지통, 펜'이라고 굳이 꼭꼭 짚어가며 말하지 않아도 사물의 이름을 떠올리는 능력이 아주 탁월하다. 이 연습의 핵심은 물건의 이름을 소리 내어 말하는 게 아니라 하나하나를 제대로 보는 것이다. 눈에 보이는 특징, 또는 미처 몰랐던

세부적인 특징을 관찰하자. 예를 들면 '내 휴대전화 화면에 먼지 자국이 있네, 저 그림은 한쪽 구석이 살짝 바랬어, 컵 가장자리에 햇빛이 닿아서 반짝이는구나, 휴지통에 저런 스티커가 붙어 있는 줄 전혀 몰랐어, 이 펜은 빛이 이렇게 닿으니까 감청색으로 보인다'와 같은 식으로 관찰해보자.

2. 모든 경험을 분석하거나 평가하려는 경향

감각을 느끼는 데 다음과 같은 평가가 슬그머니 끼어드는 경우가 많다. '오늘 온종일 귀가 이렇게 가렵단 말이야…… 귓속에 모기가 들어갔나'라든가, '아들 방에서 양말 냄새가 난다, 벗어놓은 지 한참 됐을 거야. 정말 싫어.', '책상 위에 놓인 저 꽃들…… 참 좋다.' 이렇게 평가가 끼어들면 몸과 다시 멀어지고 머릿속으로 돌아가게 된다. 그냥 알아차리고, 그걸로 끝내야 한다. 해석하거나 분석할 필요가 없다. 몸에 느껴지는 감각을 그대로 따라가면서 마치 지금 막 세상에 태어난 아기가 된 것처럼 마음을 열고 호기심을 발휘해 보자.

5-4-3-2-1 연습은 오감을 활용해서 지금 있는 곳, 현재를 경험하는 방법이다. 현재에 깊이 몰두하면 미래에서 스트레스를 끌어오거나 머릿속에 온갖 생각이 줄줄이 떠오르는 일이 사라진다.

마음챙김 호흡법

우리는 항상 숨 쉬면서 살고 있으므로 이 호흡법 역시 언제 어디서든 할 수 있다. 조용한 장소나 마음이 차분해지는 대나무 숲을 굳이 찾아갈 필요 없이 어디에 있건 그냥 호흡하면 된다.

- ✓ 지금 호흡이 어떻게 느껴지는지 살핀다. 코로 들어오는 공기가 어떻게 느껴지는가? 코로, 또는 입으로 빠져나가는 공기는 어떤가? 호흡할 때 몸에 어떤 움직임이 느껴지는가?
- ✓ 호흡을 바꾸려고 하지 말자. 숨을 잘 쉬는지 별로인지 평가하지도 마라.
- ✓ 다른 생각이 끼어들어도 없애려고 애쓰지 마라(예를 들어 '아까 마트에서 우유도 샀나? 아니면 달걀만 사 왔나?', '이 마음챙김이라는 게 정말 도움이 될까?'). 생각이 떠올라도 괜찮다.
- ✓ 머릿속에 맴도는 생각을 알아차리고, 가만히 옆으로 밀어낸 다음 준비가 되면 다시 호흡에 집중한다.
- ✓ 숨 쉬면서 느껴지는 감각을 계속해서 인식한다.

인터넷에 무료로 제공되는 오디오 호흡 가이드가 있으니 함께 활용할 것을 적극 추천한다.

몸 살피기

내가 애용하는 방법이다. 나는 만성 요통에 시달리다가, 이 연습으로 내 몸과 통증의 관계를 완전히 새롭게 바꿀 수 있었다. 쉽고 언제 어디서나 할 수 있다는 것도 장점이다.

- ✓ 마음챙김 호흡으로 지금 있는 곳, 현재에 집중한다.
- ✓ 정신을 왼쪽 새끼발가락에 집중한다. 어떤 느낌이 드는가? 꼼지락거리면서 모든 감각을 인식한다. 어떤 식으로든 좋은지 나쁜지 평가하지 마라. 그냥 지금 느끼는 감각을 인식하면 된다.
- ✓ 이제 나머지 발가락에 집중한다. 어떤 느낌이 드는가?
- ✓ 발바닥과 발등에 집중한다. 어떤 느낌이 드는가?
- ✓ 발목, 종아리 앞쪽과 뒤쪽은?
- ✓ 시간을 충분히 들여서 천천히 몸의 각 부분에 주의를 기울인다. 아무런 평가나 해석, 명령 없이, 아무것도 피하지 말고 느껴지는 감각을 있는 그대로 알아차린다.
- ✓ 통증처럼 불쾌한 감각을 느껴도 그대로 경험한다. 그냥 그 감각에 머물러라. 통증이 어떤 형태인지 생각해본다. 색깔로 표현한다면 무슨 색일까? 통증이 커졌다가 줄어드는가, 아니면 일정하게 유지되는가? 호기심을 가져보자.

이 연습의 핵심은 몸의 감각을 더 좋아지게 만들거나 긴장을 더 많이 푸는 게 아니라 몸의 감각과 가까워지는 것이다. 몸이 무엇을 필요로 하는지를 좀 더 자세히 이해하려는 연습이며, 졸릴 때(그리고 졸린 것과 달리 피곤할 때) 몸에 어떤 느낌이 드는지도 이런 연습을 통해 더 정확히 알 수 있다. 또한 몸의 입장은 생각하지도 않고 과도한 기대만 하는 대신 몸에 귀를 기울이고 몸을 믿는 법을 배울 수 있다. 다르게 말하면 몸부림치기보다 있는 그대로 존재할 수 있게 된다.

몸부림을 멈추는 보너스 팁: 시계는 안 보이게 가려라

잠들지 못할 때나 밤에 자다가 깼을 때 몇 시인지 꼭 알아야 할 이유는 없다. 기상 시각에 알람을 맞춰뒀다면 굳이 늦잠 잘까 봐 걱정된다는 이유로 기상 시각까지 얼마나 남았는지 계산하지 않아도 된다. '잠이 깨거나 잠들지 못해서 좌절감이 들 때는 잠자리에서 벗어나기'를 잘 실천하고 있다면, 잠이 깬 후로 몇 분이 지났는지 몰라도 된다. 수면 일기는 전부 추정치로 쓰면 된다. 밤에 몇 시간 깨어 있었는지 정확한 숫자를 써넣지 않아도 된다. 시간을 확인하는 건 여러모로 도움이 안 될 뿐만 아니라 오히려 큰 방해가 된다. 니콜 탕^{Nicole} ^{Tang}이 실시한 대표적인 실험에 따르면, 불면증을 겪고 있는 사람들에게 시간을 확인할 수 있게 하자 시계를 보지 않도록 한 사람들보다 잠드는 데 더 오랜 시간이 걸렸다. 또한 이들은 밤에 깨어 있었던 시간을 과대평가했다.[5] 그리 놀라운 일도 아니다! 잠이 오지 않는데 시간은 계속 흐르고 있음을 인지하면 마음이 초조해지고 절망감도 커지며, 시간 감각이 왜곡되어 과잉 각성이 더 심해진다.

"알람 시계를 침실에 두기만 하고 그냥 안 보면 안 될까요?" 이렇게 묻는 환자들도 있다. 하지만 다른 연구에서, 불면증이 있는 사람들은 자신도 모르게 현재 시각에 더욱 신경 쓰는 편향성이 있는 것으로 확인됐다. 이는 이들이 다른 사람들보다 한밤중에 잠이 깼을 때 시간을 확인하지 않고는 못 견디는 경우가 더 많다는 의미다. 마치 번쩍이는 시계 숫자들이 어서 여길 보라고 소리라도 치는 것처럼 느끼는 것이다.[6] 그런 상황을 자초할 필요가 있을까! 그러니 시계나 휴대전화는 멀찍이 두고 티셔츠로 덮어서 그쪽은 쳐다볼 생각도 하지 말아야 한다.

다음 주에 할 일

먼저 8장 내용, 즉 불면증에 관한 무익한 생각을 인식하고 따져보는 기술을 어떻게 실천하고 있는지 간략히 점검해보자. 잘 진행되고 있나? 잠에 관해 자동으로 떠오르는 생각을 쉽게 알아챌 수 있게 되었나? 그 생각이 도움이 되는 생각인가? 마음속 소크라테스가 던지는 질문은 무익한 생각을 따져보는 데 유용한가? 그와의 대화로 더 정확하고 객관적인 관점을 갖게 되었나? 이 모든 과정이 너무 어렵게만 느껴진다면, 다음과 같은 원인이 있다고 생각해볼 수 있다.

'내 생각이 다 옳다'는 생각에 사로잡혀 있다

정확한 사실이거나 일부는 사실인 생각도 불면증에는 아무 도움이 안 될 수 있다. 예를 들어 잠을 못 자면 내일 피곤할 것이란 생각에 좌절감을 느낀다면 늘 피곤한 사람에게는 그게 전적으로 틀린 생각이라고 할 수 없다. 그럴 만도 하다! 잠을 못 자도 피곤하지 않을 거라고 억지로 자신을 설득할 필요는 없다. 마술처럼 부정적인 생각을 긍정적인 생각으로 뒤집는 건 우리의 목표가 아니다. 그건 헛소리다. 우리의 목표는 무익한 생각이 쭉 이어져서 그렇지 않아도 안 좋은 기분이 더 나빠지지 않도록 하는 것이다. 이런 질문을 스스로 던져보자. '내일 피곤할 거라는 생각이 맞고, 내일 정말로 피곤하다면? 그래서 어떤 나쁜 결과가 생길까? 최악의 시나리오가 현실이 될 가능성은 얼마나 될까? 내가 이겨낼 수 있는 일일까?' 완전히 망했다는 모호한 감각에만 젖어 있기보다는 이렇게 구체적으로 생각하고 답해보자. 그러면 대체로 나빴던 기분이 조금 덜어지고 전체적인 진실을 좀 더 정확히 인지할 수 있다.

긍정적으로 생각하기가 힘들다

다시 한번 말하지만, 잠과 관련된 생각을 억지로 장밋빛 안경을 끼고 바라볼 필요는 없다. 타고난 낙관주의자가 아니어도 괜찮다. 상황을 전체적으로, 치우침 없이 보는 것을 목표로 삼자. 떠오르는 생각에 긍정적인 생각 몇 가지만 덧붙이는 식으로 해도 된다. 예를 들어 '몇 년째 불면증에 시달리느라 너무 많은 시간을 허비했어'라는 생각이 든다면, 뒤에 이렇게 덧붙여보자. '몇 년째 불면증에 시달리느라 너무 많은 시간을 허비했어. 잠과의 관계를 계속 개선해서 지금부터라도 낭비하는 시간을 줄여봐야지.'

무익한 생각을 깊이 따져보다가 그런 생각을 더 많이 하게 된다

가끔 생기는 일이다. 짜증 나는 생각을 붙들고 그 생각이 옳은지 깊이 따져보다가 오히려 그 생각에 더 많은 시간을 쏟게 될 때가 있다. 잠에 관한 무익한 생각을 따져보는 연습을 소개한 건 여러분이 더 수월하게, 괴로움 없이 화를 '덜' 내는 법을 알려주고 싶어서다. 혼란이나 좌절감이 더 커지기만 한다면 그만두는 게 낫다. 효과가 없어도 걱정하지 마라. 이번 장에서 소개한 몸부림 멈추기 전략으로 방향을 돌려보자.

잠과의 관계 되돌리기 마무리

이제 잠의 생리학적 요소를 바로잡는 관계 되돌리기의 몫은 끝났다. 수면 욕구를 늘리고 다양한 원인으로 발생하는 각성을 줄이고 나면 수면 일기에도 그 결과가 나타날 것이다. 잠들기까지 걸리는 시간, 또는 잠이 깼다가 다시 잠드는 데 걸리는 평균 시간이 줄고 한밤중에 잠이 깨서 장시간 깨어 있는 빈도도 줄었을 것이다. 수면 효율은 대체로 85퍼센트 이상, 평균 85~95퍼센트 범위일 것이다. 애초에 수치가 크게 나쁘지 않았거나 만성 불면증의 다른 지속 요인이 있었던 경우에는 수면 효율 수치가 몇 주간 크게 바뀌지 않을 수도 있다. 어느 쪽이든 이제 집중 훈련 단계를 마치고 새로운 마음가짐을 오래 유지되도록 굳게 다질 때가 됐다. 엄격한 '규칙' 대신 더 여유를 갖고, 몸이 보내는 신호를 믿고, 일상생활을 철저히 관리하던 방식에서도 벗어날 때가 됐다. 구체적으로 다음과 같이 조정할 수 있다.

- 기상 시각이 어느 정도 일정하다면(대략 1시간 이내로), 밤에 미리 정해둔 취침 시각까지 기다리지 말고 졸릴 때 자도 된다. 아마 대부분 비슷한 시각에 자연스럽게 졸릴 것이다.

- 아침에 일어나 더 누워 있고 싶을 때는 조금 더 여유를 즐겨도 된다. 눈을 감고 그저 한가롭게 누워 있어도 좋다. 단, 잠이 깬 후 30분 이내로 잠자리에서 벗어나고 일어난 후에는 최대한 빨리 햇볕을 쬐자.

- 원하면 꼬박꼬박 낮잠을 자도 된다. 낮잠 시간은 짧게 유지하고(30분 정도로 알람을 맞추고, 1시간은 넘기면 안 된다) 매일 비슷한 시간대로, 되도록 오후 이른 시각을 활용할 것을 권장한다. 그래야 밤에 필요한 수면 욕구를 미리 과도하게 써버리는 일을 막을 수 있다.

- 수면 일기는 도움이 되거나 쓰는 게 즐거우면 계속 써도 되지만 그렇지 않으면 가끔 빼먹거나 그만 써도 된다.

다음 주부터는 모든 것을 자연스러운 흐름에 맡긴다. 하지만 건강한 수면을 위해 다음 몇 가지는 꼭 지킬 것을 강력히 권한다.

- **빛 많이 쬐기 + 많이 움직이기를 꾸준히 실천할 것**: 이제는 기분 좋게 실천하면서 이 활동이 주는 혜택을 즐기게 되었길 바란다. 그렇지 않다면 6장을 다시 읽고 이 활동을 즐기는 법을 제대로 익혔는지 확인해보자.
- **낮에 휴식 시간을 우선적으로 지킬 것**: 휴식은 잠과 다르다는 사실을 꼭 기억하자. 휴식은 대체로 자리에서 일어나 뭔가를 하는 것이다. 재밌는 일, 몽상, 산책, 그 밖에 몸과 정신을 충만하게 채워주는 비생산적인 활동을 즐길 시간을 미리 정해두자.
- **수용과 마음챙김 연습하기**: 이번 장에서 설명한 방법을 참고해서 잠 때문에 더 이상 몸부림치지 말자. 특히 '머릿속에서 나와서 몸속으로 가기' 연습을 매일 해볼 것을 추천한다. 몇 분밖에 안 걸린다!

수면 노력은 만성 불면증의 중대한 지속 요인이다. 잠들려고 애쓰거나 더 잘 자려고 노력하면 대부분 과잉 각성이 증대되는 역효과만 얻는다. 자려고 더 열심히 노력하지 않는 것, 그런 몸부림을 그만두는 것만으로도 상황이 완전히 바뀐다. 몸이 푹푹 빠지는 모래 수렁에서는 몸부림치면 안 된다. 대신 이렇게 해보자.

1 현실 수용: 현실을 부정하거나 바꾸려고 하는 모든 형태의 마음을 알아차린다. 현실을 과도하게 분석하는 것도 그런 마음이 모습만 바꾼 것일 수 있으니 주의해야 한다. 숨을 내쉬고, 지금 처한 현실을 있는 그대로 소리 내어 말해본다.

2 질문 던지기: 평소에 언제 어디서나 잘 자는 사람은 이럴 때 어떻게 할까? 주변 사람 중에 아무 노력 없이 쿨쿨 잘 자는 사람을 본보기로 삼고 그 사람이라면 이런 상황에서 어떻게 할지 생각하면서 그대로 따라 해본다. 불면증은 영원히 사라지지 않는 위협이 아니다. 그러므로 몸에 긴장을 풀어도 된다는 신호를 보내야 한다.

3 머릿속에서 나와서 몸속으로 갈 것: 이번 장에서 소개한 간단한 마음챙김 연습(5-4-3-2-1 연습, 마음챙김 호흡법, 몸 살피기)을 활용해서 아무것도 평가하지 말고 현실에 집중해보자. 자려는 몸부림을 멈출 수 있는 가장 강력한 방법이다.

4 밤에 시계는 보지 말 것: 몇 시인지 확인하는 건 전혀 도움이 되지 않는다. 공연히 불안해질 일을 만들지 말고, 시계는 옷으로 덮어두고 휴대전화는 멀찍이 둔다.

10

수면제와
작별하는 법

좋은 관계는 신뢰에서 나온다. 불면증에 오래 시달리면 잠이 언제나 내 곁에 있다거나 나를 챙겨줄 거라는 믿음이 생기기 어렵다. 내가 만나는 많은 환자들도 잠에게 배신당한 기분이 든다고 말한다. 하지만 우리는 잠과 좋은 관계를 새롭게 구축하려고 노력 중이다. '관계 되돌리기' 단계에서 잠과의 관계를 새로 구축했고, 잠에 관한 생각을 더 치우침 없는 방향으로 바꿨고, 무익한 수면 노력을 그만두는 법도 배웠다. 이제는 잠을 더 굳게 신뢰하는 단계로 넘어갈 때다. 바로 수면제 없이 잠드는 것이다.

　걱정하지 마라. 수면제는 최악이니 무조건 멀리하라고 강요할 생각은 없다. 약물의 도움을 받는 것이 최선인 사람도 분명히 있다. 하지만 불면증 환자들과 오랫동안 만나본 내 경험상, 많은 환자가 스스로 느끼는 조바심 때문에 수면제를 끊지 못한다(또는 의사가 그런 성향일 수도 있다). 이번 장에서는 잠과의 관계가 다음 단계로 나아갈 준비가 됐는지 여러분이 스스로 판단하는 데 도움이 되도록 불면증에 쓰이는 약과 그 약을 끊어야 하는지, 어떻게 끊어야 하는지 등 일반적으로 궁금해하는 몇 가지 사항을 살펴본다.

사람들이 수면제와 관련하여 주로 궁금해하는 것은 다음 세 가지다.

1 수면제란 무엇이고, 정말 효과가 있을까?
2 수면제를 먹어야 할까? 또는 현재 수면제를 복용 중인데 계속 먹어야 할까?
3 수면제를 끊으려면 어떻게 해야 할까?

이번 장에서는 이 세 가지 질문과 함께, 사람들이 대체로 생각하지 않지만 꼭 필요한 네 번째 질문의 답을 제공한다.

4 수면제 복용은 심리적인 요소와 어떤 관련이 있을까? 이것을 이해하는 것이 수면과의 관계에 왜 중요할까?

수면제는 정말 효과가 있을까?

먼저 사람들이 불면증을 겪을 때 어떤 수면제를 복용하는지부터 간단히 살펴보자. 지금부터 설명하는 내용은 개개인이 먹어야 하거나 먹지 말아야 하는 수면제를 정할 때 참고할 만한 포괄적인 지침이 아니다. 그런 결정은 반드시 담당 의사나 의료보건 전문가와 함께 내려야 한다.*

---

* 이 주의 사항은 반드시 지켜야 한다. 나 역시 이 분야의 지식과 자격을 갖춘 전문가지만 약을 처방할 권한은 '없다'. 나는 임상심리학 박사 학위를 소지하고 있고, 전문 분야는 '행동'수면의학이다. 약에 관해서는 꼭 의사와 상담해야 한다.

일반적으로 불면증 개선에 쓰이는 물질은 세 가지로 분류된다.

1   불면증치료가 구체적인 용도(적응증)로 지정된 FDA** 승인 의약품.

2   불면증치료에 '용도 외 처방'으로 이용되는 FDA 승인 의약품.

3   일반의약품 중 불면증치료제로 판매되는 수면 보조제(비타민, 보충제, 허브 등).

나는 여기에 비공식적인 네 번째 분류를 추가하고 싶다. 알코올, 기분 전환용 약물, 암시장에서 거래되는 처방 약이다. 의료보건 전문가라면 이런 물질을 불면증치료제로 절대 용납하지 않겠지만, 실제로 자체 처방해서 쓰는 사람들이 있다. 11장에서 이 네 번째 분류에 관해 다시 설명하기로 하고, 지금은 위의 세 가지 분류부터 살펴보자.

FDA 승인을 받은 불면증치료제
다음 약물이 포함된다.***

- 독세핀.^{Doxepin}
- 라멜테온.^{Ramelteon}
- 수보렉산트.^{Suvorexant}
- 에스조피클론.^{Eszopiclone}
- 잘레플론.^{Zaleplon}

** ** 미국 식품의약품청.^{Food and Drug Administration} 미국 보건복지부 소속 연방 정부 기관으로, 식품·의약품·의료기기 등의 생산·판매를 규제하고 안전을 관리한다.―옮긴이

**   ** 이 분류에 해당하는 수면제는 더 있지만, 미국수면의학회의 최신 임상 실무지침에서 다룬 약물만 선별했다. 효능의 근거가 되는 연구 결과가 많기 때문이다.

- 졸피뎀. Zolpidem

- 테마제팜. Temazepam

- 트리아졸람. Triazolam

이 목록에 포함된 의약품에는 매우 다양한 계열의 화학물질이 들어 있다. 뇌에서 일반적으로 뇌 활성도를 억제하는 GABA(감마 아미노뷰티르산) 체계의 기능을 증폭시키는 벤조디아제핀계 약물도 있고(테마제팜), '비벤조디아제핀계'도 있다(졸피뎀). 벤조디아제핀계 약물은 인지 기능 손상·의존증 발생·남용 가능성이 있는 약으로 악명이 높다. 또한 약을 끊을 때 세심한 관리와 함께 양을 서서히 줄이지 않으면 심각한 금단증상을 겪게 된다. '비벤조디아제핀계' 약물은 엄밀히 따지면 이러한 벤조디아제핀계 약물과 화학 구조가 다르지만, 뇌에서 작용하는 방식은 같으므로 부작용 특성은 비슷하다.[1] 위의 수면제 중 오렉신 길항제(수보렉산트)는 뇌에서 각성을 촉진하는 오렉신의 작용을 억제한다. 기면증은 낮에 잠을 이기기가 힘들 만큼 심한 졸음을 느끼고 수면 발작이 나타나기도 하는 쇠약성 질환인데, 흥미롭게도 기면증 환자는 뇌에 오렉신의 활성이 '부족'하다. 위 약물 중에는 항우울제(독세핀)도 있다. 이러한 약은 저용량으로 쓰면 각성 촉진 기능을 차단하는 항히스타민 효과가 있다. 또한 멜라토닌 수용체의 작용제(라멜테온)는 뇌와 몸에 밤이 되었다고 알려주는 멜라토닌의 작용을 강화한다.

이러한 의약품은 모두 위약과 비교할 때 잠들기까지 걸리는 시간과 밤중에 깨어 있는 시간이 전부, 또는 둘 중 한 가지가 감소하고 전반적인 수면 만족도가 향상된다는 사실이 입증되어 불면증 치료제로 FDA 승인을 받았다. 그러나 평균적인 개선 효과는 별로 크지 않은 경우가 많다. 예를 들어 졸피뎀(상품명인 앰비엔으로도 알려져 있다)은 불면증 치료제로 가장 흔히 처방되는 약이지만 잠들기까지 걸리는 시간(수면 잠복기)의 감소 효과는 평균 5~12분 정도고, 하룻밤 동안 수면이 지속되는 시간이 증가하는 폭도 30분 미만이다.[2] 이러한 수치는 임상시험에서 수면다원검사로 측정된 실제 변화량이다. 앰비엔을 복용한 후 수면 시간이 몇 분 정도가 아니라 훨씬 더 늘어난다고 느낀다면 정말 그럴 수도 있지만, 이 약물의 영향으로 알려진 후향성 기억상실 때문에 그렇게 느낄 수도 있다. 즉 앰비엔 복용 시 약을 먹지 않았을 때보다 밤중에 깨어 있었던 사실을 기억하지 못할 가능성이 커진다.

다행히 FDA 승인 의약품은 대부분 부작용이 경미하고, 대다수에게는 해가 될 가능성이 거의 없다. 전문가들도 이러한 약물로 얻는 장점이 위험성보다 대체로 크다고 본다. 하지만 나는 이 분류에 해당하는 불면증 치료제를 조사하면서 놀라운 사실을 알게 되었다. 미국수면의학회가 이런 약물을 불면증 치료제로 추천하긴 하지만 권고의 수준이 '약함' 이상인 약물은 '하나도 없다'. 권고 수준이 약하다는 건, 전문가들이 현재까지 확인할 수 있는 데이터를 전부 검토한 결과 '공식 발표된 데이터를 종합해도 복용 시 얻는 결과와 복용의 적합성을 확신할 만한 근거가 약하다'는 뜻이다. 권고 수준이 '강함'인 치료법은 '임상의가 거의 모든 상황에서 활용해야 한다'는 의미이므로 상당히 대조적이다. 참고로 덧붙이자면, 이 책에서 소개한 프로그램의 핵심인 불면증인지행동치료는 미국수면의학회[3]와 미국내과학회가 모두 '강력하게' 권고하는 치료법이다.[4]

그렇다면 왜 의료보건 전문가들은 불면증인지행동치료를 활용하지 않고 위와 같은 약물을 처방할까? 그건 그들의 잘못이 아니다. 일차 의료기관, 정신의학·신경학 분야에서 일하는 내 동료들은 만나는 환자의 대다수가 불면증 환자지만 행동수면의학 전문가에게 협력진료를 요청하고 싶어도 요청할 사람이 없다고 늘 한탄한다. 이들이 일하는 병원에서 나서서 불면증인지행동치료 전문가를 영입하려고 해도 수개월 이상 기다려야 하는 실정이다. 행동수면의학 전문가는 전 세계를 통틀어 200여 명에 불과하다. 그만큼 수가 턱없이 부족하며, 그나마도 대부분 미국에 몰려 있고 미국에서도 모든 주에 고루 분포하지 않는다. 불면증인지행동치료 전문가 양성 교육 과정을 밟는 사람들은 점차 늘고 있지만 아직 부족하다.

의사들, 그 밖에 앞에서 나온 종류의 약을 처방하는 사람들은 환자의 불면증 증상을 얼른 해소해야 한다는 큰 압박감을 느낀다. 환자들이 잠을 제대로 못 자서 극심한 스트레스에 시달리다가(당연한 일이다!) 다급한 마음에 응급실을 찾는 일까지 벌어지기 때문이다. 의료 체계 전체가 행동의학과 예방의학을 더욱 중시하는 방향으로 바뀌지 않는 한, 의사가 환자와 상담할 수 있는 시간이 몇 분 정도에 불과한 현 상황이 해결되지 않는 한 현실적으로 할 수 있는 방법은 대부분 약 처방뿐이다. 내 의사 동료들 상당수가 불면증치료제를 되도록 장기간 처방하지 않으려고 하지만, 일단 복용하기 시작하면 생리학적·심리적 의존증이 생기는 경우가 많아서 복용 중단 시점을 적절히 찾기가 정말 힘들다고 이야기한다. 어떤 경우에는 환자 나이가 65세에 이르고 그대로 계속 복용했다가는 기억력 손상·낙상·교통사고 위험성이 커질 수 있어 의사가 더 이상 처방할 수 없다고 판단한 뒤에야 마침내 복용량을 줄인다.[5]

안전 경고: 벤조디아제핀계 약물은 절대 갑자기 복용을 중단하면 안 된다

모든 의약품은 복용 방식을 바꾸기 전에 반드시 그 약을 처방한 의사의 허락부터 구해야 한다. 특히 벤조디아제핀계 약물은 절대 마음대로 갑자기 끊거나 복용량을 줄이면 안된다. 알프라졸람alprazolam(자낙스Xanax로 판매), 디아제팜diazepam(발륨

Valium으로 판매), 로라제팜Lorazepam(아티반Ativan으로 판매), 클로나제팜clonazepam(클로노핀Klonopin으로 판매) 등이 이러한 약물에 해당한다(현재 복용 중인 수면제가 벤조디아제핀계 약물인지 아닌지 정확히 확인해야 한다). 이 같은 약물은 용량을 아주 서서히 줄이면서 의사가 환자의 상태를 면밀히 관찰하지 않으면 환자가 치명적인 금단 증상을 겪을 수 있다. 그 '서서히'가 정확히 얼마나 천천히 줄여야 한다는 의미인지는 판단하기가 어렵다. 이번 장 뒷부분에 수면제 복용량을 줄여나가는 방법의 예시가 나오지만, 벤조디아제핀계 약물에는 **절대** 이 방법을 적용할 수 없다.

'용도 외 처방'으로 불면증치료에 이용되는 FDA 승인 의약품

다음 의약품이 포함된다.*

- 가바펜틴.Gabapentin
- 올란자핀.Olanzapine
- 쿠에티아핀.Quetiapine
- 클로나제팜.
- 티아가빈.Tiagabine
- 트라조돈.
- 히드록시진.Hydroxyzine

이 두 번째 분류에서 흥미로운 점은 진정 효과가 있는 의약품은 모두 용

---

* 미국수면의학회의 최신 임상 실무지침에서 검토된 의약품과 내가 수면 클리닉에서 자주 접하는 몇 종이다.

도 외 처방으로 불면증치료에 쓰일 수 있다는 것이다. 용도 외 처방이란 불면증치료를 목적으로 개발된 의약품이 아니지만 불면증에 처방한다는 뜻이다. 내가 의학계 동료들과 논의해보니, 이러한 용도 외 처방이 쓰이는 경우는 대부분 불면증치료제로 승인된 약의 위험한 부작용을 우려해서(벤조디아제핀계 약물 등) 의사가 처방을 꺼릴 때, 또는 환자가 불면증치료제로 승인된 약을 여러 종류 시도해봤지만 도움이 되지 않아서 다른 방법을 찾아야 할 때다. 불면증으로 약을 처방받는 사람의 거의 절반이 용도 외 처방된 약을 받는 것도 이러한 이유로 추정된다.[6]

용도 외 처방으로 불면증에 쓰이는 의약품은 항우울제(트라조돈), 항정신병제(쿠에타아핀), 항경련제(가바펜틴) 등 종류가 다양하다. 미국수면의학회는 위의 목록에 나온 약물 중 어떤 것도 불면증치료제로 권장하지 않는다. 효능을 뒷받침하는 근거가 부족하거나, 복용 시 도움이 되는 부분보다 해가 되는 부분이 더 크다는 근거가 있기 때문이다. 불면증을 치료하려고 트라조돈을 처방받는다는 사람이 전체 성인 인구의 1퍼센트라는 사실[7]을 고려하면 놀라운 일이다. 그 1퍼센트에 해당하는 사람들에게 약을 처방한 의사의 입장을 치우침 없이 볼 수 있도록 덧붙일 말이 있다. 트라조돈은 불면증 환자에게 처방할 수 있는 약 중에서 위험성이 가장 낮은 종류에 속하고, 특히 나이가 은퇴 연령에 가깝거나 그보다 많은 환자에게는 더욱 그렇다. 어쨌든 인구의 1퍼센트라고 하면 별로 많지 않다고 생각할 수도 있지만, 실제로는 불면증치료를 목적으로 개발되지도 않았고 불면증치료제로 권장되지도 않는 약을 수백만 명이 복용하고 있는 셈이다.

환자의 전반적인 상황을 고려할 때 용도 외 처방이 더 알맞은 경우도 있다. 예를 들어 우울증과 불면증을 '동시에' 앓는 환자가 있으면, 정신의학 전문의는 두 가지 문제를 한 번에 해결하려고 진정 효과가 있는 항우울제를 처방할 수 있다. 용도 외 처방 시에는 여러 요인을 고려해야 하므로, 그런 약을 받았다고 해서 무조건 의사가 '하면 안 되는 일을 했다'고 단정 지을 수 없다.

수면 보조용 일반의약품

다음 종류가 포함된다.

- 독시라민. Doxylamine
- 디펜히드라민. Diphenhydramine
- 멜라토닌. Melatonin
- 발레리안(길초근). Valerian
- 아세트아미노펜. Acetaminophen
- L 트립토판. L-tryptophan
- 기타 여러 보충제, 허브.

이 분류에 포함되는 수면 보조제는 '타이레놀 피엠Tylenol PM'이나 '지퀼ZzzQuil'처럼 귀에 쏙 들어오는 이름이 붙어 있는 경우가 많다. 불면증 환자 중에는 이 같은 일반의약품을 이용하는 것이 처방받은 불면증치료제를 복용하는 것보다 걱정이 덜 된다고 하는 경우도 있다. 그런 환자들은 성분표에 명시된 용량이나 주의 사항을 잘 읽지 않고, 복용 시 지켜야 할 사항도 잘 따르지 않고, 의료보건 전문가와 수면 보조제 이용에 관해 잘 상의하지도 않는다.[8] 내가 우려하는 문제는 일반의약품은 장기간 이용하도록 만들어진 약물이 아니라는 점, 그리고 불면증의 원인이 뚜렷하지 않다면 단기 사용도 적합하지 않다는 점이다. 예를 들어 타이레놀 피엠의 정보 표시면을 보면 "경미한 아픔이나 통증이 동반되는 불면증이 가끔 있을 때 사용할 것, 통증 없이 잠이 오지 않는 경우나 수면 문제의 발생 빈도가 높은 경우 사용하지 말 것"이라는 설명이 있다. 이런 일반의약품은 장기간 복용하면 간이 손상될 위험이 있고, 특히 알코올과 함께 복용하면 더욱 위험하다.

미국수면의학회의 임상 실무지침에 타이레놀 피엠과 같은 아세트아미노펜의 복용과 관련된 내용은 없지만, 디펜히드라민과 L트립토판, 발레리안, 멜라토닌 등 일반의약품으로 많이 판매되는 몇 가지 수면 보조제에 관한 내용은 포함되어 있다. 그중 미국수면의학회가 불면증치료제로 권장하는 종류는 한 가지도 없다.

권장 목록에 없는 수면 보조제 중 가장 인기가 높은 멜라토닌은 자세히 살펴볼 필요가 있다. 멜라토닌은 유럽연합과 다른 여러 국가에서는 처방전이 있어야만 구입할 수 있는데도 2003~2014년에 판매량이 500퍼센트 이상 증가했을 정도로 제약업계의 어마어마한 마케팅 성공 사례로 꼽힌다.[9] 미국에서는 처방전 없이도 멜라토닌을 쉽게 구입할 수 있고 사실상 거의 규제되지 않는다는 점이 걱정스럽다. 심지어 성분표에 명시된 함량보다 최대 5배까지 더 많이 들어 있는 멜라토닌 제품도 발견된 적이 있고, 제품의 26퍼센트에서 포함되지 말아야 하는 세로토닌 성분이 검출된 적도 있다.[10] 멜라토닌 관련 임상시험은 대부분 투여 용량이 2밀리그램(mg)이므로, 성분표에 '5mg'이라고 적힌 멜라토닌 제품을 복용한다면 연구에서 안전성이 확인된 용량보다 두 배보다 더 많은 양을 복용하는 것이다.

이보다 더 큰 문제는, 멜라토닌이 실제로 어떤 기능을 하는지 잘 모르는 환자가 많다는 것이다. 이는 환자의 잘못이 아니다. 사람들은 수면 보조제라고 광고하는 일반의약품에 진정 효과를 기대하지만, 멜라토닌은 진정제가 아니다. 멜라토닌은 인체 일주기 체계의 구성 요소이며 뇌에서 자연적으로 만들어지는 호르몬이다. 24시간, 낮과 밤이 오고 가는 주기 속에서 멜라토닌의 양

의약품	불면증치료제로 FDA 승인을 받았나?	미국수면의학회가 불면증 치료제로 권장하는가?*
벤조디아제핀계 수면제		
에스타졸람Estazolam	예	권장 여부가 결정되지 않음
플루라제팜Flurazepam	예	권장 여부가 결정되지 않음
쿠아제팜Quazepam	예	권장 여부가 결정되지 않음
테마제팜	예	예
트리아졸람	예	예
비벤조디아제핀계 수면제		
에스조피클론	예	예
잘레플론	예	예
졸피뎀	예	예
바르비투산계 약물		
부타바르비탈Butabarbital	예	권장 여부가 결정되지 않음
세코바르비탈Secobarbital	예	권장 여부가 결정되지 않음
항우울제		
독세핀	예	예
트라조돈	아니오	아니오
오렉신 수용체 길항제		
수보렉산트	예	예
렘보렉산트Lemborexant`	예	권장 여부가 결정되지 않음
멜라토닌 수용체 작용제		
라멜테온	예	예

타시멜테온^{Tasimelteon}	아니오	권장 여부가 결정되지 않음
항정신병제		
쿠에티아핀	아니오	권장 여부가 결정되지 않음
올란자핀	아니오	권장 여부가 결정되지 않음
항경련제		
클로나제팜	아니오	권장 여부가 결정되지 않음
가바펜틴	아니오	권장 여부가 결정되지 않음
티아가빈	아니오	아니오
항히스타민제		
히드록시진	아니오	권장 여부가 결정되지 않음
일반의약품으로 판매되는 수면 보조제		
아세트아미노펜	아니오	권장 여부가 결정되지 않음
디펜히드라민	예	아니오
독시라민	예	권장 여부가 결정되지 않음
멜라토닌	아니오	아니오
L트립토판	아니오	아니오
발레리안	아니오	아니오
기타 보충제·허브	아니오	권장 여부가 결정되지 않음

수면제 목록

* 미국수면의학회가 발표한 최신 〈임상 실무지침〉을 토대로 함.
예 = 미국수면의학회가 불면증치료제로 권장하는 의약품.
아니오 = 미국수면의학회가 불면증치료제로 권장하지 않는 의약품.
권장 여부가 결정되지 않음 = 〈임상 실무지침〉에 언급되지 않음.

은 자연적인 리듬에 따라(그리고 주변 환경에 빛이 얼마나 환한지에 따라) 달라지면서 인체가 지금 잘 시간인지, 깨어날 시간인지 구분하도록 돕는다. 그래서 수면 전문가들은 수면위상지연장애(극심한 올빼미족)가 있는 사람에게 잠자리에 들기 4~6시간 전 멜라토닌을 (매우 저용량으로) 복용하도록 한다. 몸이 저녁이 더 빨리 찾아온 것처럼 인지하도록 만들어서 더 일찍 잠들고 일찍 '깨어나게' 하기 위해서다. 24시간 주기 중 엉뚱한 시점에 멜라토닌을 복용하면 자칫 잠드는 시점이 더 '늦어질 수도' 있으므로, 멜라토닌은 알맞은 시점에 복용하는 것이 중요하다. 평소보다 일찍 일어나든 늦게 일어나든, 멜라토닌은 수면 시간을 늘리거나 잠들기까지 걸리는 시간을 단축하는 게 아니라, 잠드는 '시점'을 바꾼다.* 잘 시간이 되면 이미 몇 시간 전부터 체내 멜라토닌 농도가 증가한 상태인데 이때 멜라토닌을 복용하면 아무 소용이 없을 뿐만 아니라, 일부 경우에는 잠들기까지 시간이 더 오래 걸리거나 너무 일찍 깨는 역효과가 생길 수도 있다. 다만 멜라토닌은 생리학적인 의존증이나 부작용이 생길 가능성은 매우 낮다고 알려졌으므로 이미 복용 중이라면 안전성은 크게 염려하지 않아도 된다.

멜라토닌을 복용해야 하는지, 복용한다면 언제, 어떻게 복용해야 하는지를 결정할 때는 고려해야 할 요소가 아주 많다는 사실을 기억해야 한다. 앞서 설명한 내용은 멜라토닌이 전적으로 나쁘다거나 절대 누구도 복용하면 안 된다는 의미가 아니다. 예를 들어 소아과 전문의들은 자폐스펙트럼장애가 있는 소아 환자에게 수면과 낮의 기능 개선을 목적으로 멜라토닌을 처방한다.[11] 베타차단제로 치료 중인 성인 고혈압 환자의 경우 부작용으로 멜라토닌 농도가 감소할 수 있으므로(그 결과 불면증을 겪는다) 멜라토닌을 쓰면 수면이 크게 개선

---

* 멜라토닌은 다른 일주기성 수면·기상장애(16장 참고)와 렘수면행동장애 같은 다른 수면 문제 치료에도 쓰인다.

된다.[12] 미국에서는 일반의약품으로 판매되는 수면 보조제를 전문가와 상의 없이도 구입할 수 있지만, 그래도 의사와 꼭 상담하고 복용할 것을 적극 권장한다.

일반의약품으로 판매되는 수면 보조제와 관련하여 마지막으로 덧붙일 말이 있다. "세인트 존스워트 St. John's Wort는요? 카바카바 kava kava는 어떤가요?"라고 궁금해하는 사람이 많으리라 생각한다. 이러한 약초와 보충제는 불면증에 어떤 효과가 있는지 판단할 근거가 부족하다. 기적 같은 효능이 있는데도 과학자들이 연구를 안 한 것뿐이라고 생각할 수도 있지만, 다음 두 가지 이유에서 그럴 가능성은 매우 희박하다.

1 제약업계는 수면 보조제로 쓸 만한 성분이 있으면 절대 그냥 두지 않는다. 불면증에 진짜 효과가 있고 그것을 증명할 수 있는 '천연' 제품이나 비슷한 효과를 얻을 수 있는 화학물질을 찾아서 특허를 획득한다면 돈을 얼마나 벌어들일지 생각해보라! 기적의 약초가 존재한다면 다들 이 책을 사기 전에 이용해봤을 것이다.

2 앞서 만성 불면증은 수면과 그와 관련된 행동을 어떻게 생각하느냐에 따라 촉발되므로 행동치료가 효과적이라고 설명했다. 조건화된 각성을 없애거나 수면 욕구를 채워주는 약초나 약은 없다.

수면제를 계속 먹어야 할까?

지금까지 확인된 근거로 볼 때 불면증치료제의 효능을 크게 기대하기는 힘들다고 설명했지만, 그렇다고 수면제를 절대 쓰면 안 된다는 말은 아니다. 더 안전하고 효능도 더 우수할 것으로 전망되는 새로운 불면증치료제가 계속 개발되고 있고, 그러한 치료제를 복용하는 게 최상의 선택인 사람들도 있다. 불면증에 시달리는 모든 사람이 행동치료를 받을 수 있는 날이 오더라도 행동치료보다 약이 더 잘 듣는 사람이 있을 테고, 그게 문제가 되는 것도 아니다. 하지만 내 임상 경험상 환자들 대다수는 가능하면 수면제를 장기간 복용하지 않으려고 하며, 의료보건 전문가들은 환자가 은퇴 연령에 가까울수록 수면제 처방을 꺼린다.

수면제를 먹어야 하는지, 복용 중인데 계속 먹어야 하는지 고민인 환자들이 어떤 딜레마에 빠지는지 나도 잘 알고 있다. 어느 쪽을 택해도 상황은 계속 나쁘거나 더 나빠지거나 둘 중 하나라 사실상 선택권이 없다는 기분이 들 수도 있다. 내 환자들도 그냥 수면제를 계속 복용하고 나이 들어서 기억력이 손상될 위험을 감수하거나 수면제를 끊고 처참한 기분으로 아침을 맞이하거나 둘 중 하나 아니겠느냐고 체념한 듯 이야기하기도 한다. 수면제를 복용하는 사람들은 때때로 낮에 느끼는 극심한 피로의 큰 원인이 잠을 충분히 못 자서가 아니라 수면제의 영향이 다 가시지 않았기 때문임을 깨닫기도 한다. 수면제를 끊으려고 시도했다가 잠 못 이루는 밤을 며칠 겪고는 "덜컥 겁이 나서" 다시 복용하는 사람들도 있다.

수면제를 복용할 권한은 어디까지나 자신에게 있다는 점을 분명히 해두고 싶다. 지금 당장은 이 말이 전혀 와닿지 않을 수 있지만, 이는 엄연한 사실이다. 하지만 그 결정을 절대 혼자 내리면 안 된다. 수면제의 복용량이나 복용 빈도, 복용 시점 등 수면제와 관련하여 무엇이든 변경할 때는 반드시 약을 처방한 의사의 허락을 받아야 한다. 이 사실을 절대 잊으면 안 된다. 예를 들어 불면증으로 처방받은 약이 실제로는 우울증이나 불안장애, 만성 통증 등 다른 문제를 동시에 해결할 목적으로 처방됐을 가능성도 있다. 이런 경우에는 처방받은 대로 복용하는 게 치료에 가장 좋다. 혹은 효과는 비슷하지만 진정 효과가 없는 다른 약으로 바꾸거나, 약의 용량이나 복용 시점을 조정하는 게 나을수도 있다. 그러므로 약을 처방한 의사와 꼭 상담해야 한다.

수면제 복용과 심리적인 요소

의사와 의논해서 수면제에 관해 어떤 결론을 내리든 자신이 수면제를 어떻게 여기고 느끼는지 알면 도움이 된다. 수면제 복용(또는 복용을 피하는) 과정은 이성적인 판단으로만 이루어지지 않는다. 처방전 없이 살 수 있는 허브 제품, 벤조디아제핀계 약물, 항정신병 약물 중 무엇을 복용하건, 수면제와 관련된 결정은 매일 복용하는 알레르기약이나 어쩌다 필요할 때 복용하는 항생제와 달리 절대로 간단하지 않다. 이제 막 수면제 복용을 고려하기 시작한 사람이나 지난 20년간 쭉 복용한 사람이나 마찬가지다.

수면제 복용은 심리적인 행위다. 위약 효과라는 의미는 아니지만(그런 부분이 많기는 해도[13]), 수면제를 어떻게 생각하는지, 수면제와 관련해 어떻게 행동하는지는 잠과의 관계에 큰 영향을 준다. 예를 들어 다음과 같은 경험이 있다면 수면·수면제와의 관계에 심리적인 요인이 크게 작용한다고 볼 수 있다.

- 잠자리에 들 때, 또는 한밤중에 수면제를 먹을지 말지 고민한 적이 있다. 복

용을 결심하면 '될 대로 돼라'는 생각으로 삼키고, 수면제는 꼭 필요할 때만 먹으려고 했는데 또 복용했다는 생각에 죄책감을 느낀다.

- 수면제 덕분에 잠을 꾸준히 일정하게 자고 있지만, 인지 기능 손상과 같은 부작용이 생길까 봐 두렵고 과연 수면제 복용이 그런 위험을 감수할 만한 가치가 있는지 몇 달째 계속 고민한다.
- 수면제를 쪼개서 반 알만 먹는다(또는 내가 본 어떤 환자처럼 정확히 8분의 1로 쪼개서 복용한다).
- 혹시 효과에 차이가 있을까 싶어서 멜라토닌 제품을 다양한 브랜드로 바꿔가며 이용해본 적이 있다.
- 발레리안 뿌리(길초근), 마그네슘, 그밖에 다양한 보충제를 써봤지만 결과는 실망스러웠다. 하지만 아직 '딱 맞는 조합'을 찾지 못해서 그럴 수도 있다고 보고 그런 조합을 계속 찾고 있다.
- 수면제나 수면에 좋다는 보충제를 끊으려다가 실패한 적이 있다.
- 이 책의 1~9장 내용을 읽지 않고 바로 이 부분부터 읽고 있다.

이러한 행동은 모두 수면제가 본인의 생활에 너무 큰 부분을 차지한다는 단서다(심지어 지금 복용하지 않아도 그럴 수 있다!). 불면증이 지속된다면 이런 상황이 영향을 주고 있을 가능성이 있다. 정확히 어떤 영향을 말하는 걸까? 9장에서 설명한 '수면 노력'을 떠올려보라. 수면제를 '먹어야 하나, 먹지 말아야 하나'를 고민하는 건 명백한 수면 노력이다. 취침 시간이 가까워질 때(또는 한밤중에) 수면제를 먹을지 말지, 먹는다면 얼마나 복용할지 그때그때 즉석에서 결정하다 보면 먹기 싫은 약을 삼켰을 때 얻을 이점과 위험성을 어떤 식으로든 저울질하게 되고, 수면제에 의존한다는 기분 때문에 발생하는 죄책감과 수치심에도 대처해야 한다. 이 모든 불안감이 과잉 각성을 증대시켜서 더더욱 잠들기가 어려워진다. 게다가 불면증이 생활에 차지하는 비중도 더욱 커진다.

"필요할 때 복용하시오"의 역설

수면제와 관련된 심리적인 요소가 불면증에서 벗어나지 못하는 원인이 될 수 있음을 보여주는 구체적인 예가 있다. 바로 'PRN'의 강력한 역설이다.

수면 문제로 처방받아 현재 복용 중인 약이 무엇이든, 의사의 처방전에는 'PRN'이라고 적혀 있을 것이다. 'PRN'은 라틴어 'pro re nata'의 약자로 '필요에 따라'라는 뜻이다. 즉, 수면제는 고혈압 환자가 먹는 약처럼 무기한으로 매일 먹는 약이 아니며 몇 주 동안 매일 꼬박꼬박 먹는 약도 아니다. 수면제는 필요할 때만, 단기간만 복용하도록 권장되는 약이다.

약을 이렇게 처방받으면, 환자는 수면제가 '필요한' 때는 언제고 얼마나 오래 먹어야 복용 기간이 길다고 판단해야 하는지 스스로 알아내야 하는 부담을 짊어진다. 이는 불면증을 더 활활 타오르게 만드는 연료가 된다. 환자는 잠을 전투적으로 치료하려고 하고, 수면제를 되도록 피해야 하는 위험한 대상처럼 조심스럽게 눈치 보면서 대한다. 그럴수록 경계심과 각성도는 높아진다.

이렇게 생각해보자. 친구가 파티에 오라고 초대했다. 그냥 자기 언니 집에서 편하게 모이는 자리니 옷차림도 신경 쓸 필요가 없고 느긋하게 즐기자고 한다. 그러면서 정작 본인은 그날 뭘 입을지 계속 고민하고, 고급스러운 파티 음식을 세심하게 준비하고, 파티가 열릴 언니네 집 구조를 꼼꼼하게 파악하고, 파티 당일이 되자 손가락에 끼우는 호신용품까지 핸드백에 챙겨 넣으면서 잔뜩 긴장한 표정으로 "혹시 모르니까"라고 이야기한다. 이런 상황이라면 기분이 어떨까? 혼란스럽고 긴장도 될 것이다. 정말 편하게 즐기는 파티가 맞는지, 이상한 싸움판에 가는 건 아닌지 헷갈릴 것이다.

수면제에 관해 생각할 게 너무 많으면 바로 그런 반응이 뇌에서 일어난다. 몸과 마음이 수면 문제에 너무 몰두하지 않도록 아무리 노력해도 앰비엔을 복용할지 말지, 복용한다면 언제, 얼마나 자주, 얼마만큼 먹어야 할지 고민하느라 머릿속에서 갖가지 생각이 널을 뛴다. 그러면 인체에는 긴장을 풀라는 신호와는 정반대의 신호가 전달된다. 몸은 잠자리에 드는 것을 철저한 준비와 전략으로 대비해야 하는 중대한 일처럼 해석한다. 이만큼 극단적으로 고민하지는 않더라도 수면제를 삼킬지 말지 고민하는 기간이 길어지면 신경이 계속 잔잔하게 곤두서고, 이런 영향 역시 잠과의 관계를 압박하는 요소가 된다.

이렇게 생각할 수도 있다. '수면제를 최대한 적게 먹고 싶으니까 그렇지. 약에 의존하는 사람이 되고 싶진 않단 말이야. 나는 루네스타를 '정말 꼭' 필요할 때만 먹고, 먹어야 한다면 딱 반 알만 먹는걸.'

하지만 "정말 꼭 필요할 때"는 언제일까? 자려고 누웠지만 잠들지 못한 지 1시간이 지났을 때? 아니면 2시간이 지났을 때? 3일 연속으로 잠을 설쳤을 때? 아니면 4일 연속? 일주일 동안 매일 연속은 아니지만 총 4일간 잠을 제대로 못 잤을 때? 어젯밤에 수면제 한 알을 다 삼켰다면 그건 그 계산에 어떻게 반영해야 할까? 어제 반 알을 먹었다면? 평소보다 이른 시각에 베나드릴^{Benedryl}을 복용했다면? 수면제를 줄이려고 아무리 열심히 노력해도, 늘 약을 놓고 밀고 당기거나 포기하듯 약을 삼키는 상황을 반복한다면…… 안타깝게도 '이미' 수면제에 심리적으로 의존하는 상태다.

수면제를 "정말 꼭 필요할 때"만 복용해서 의존도를 최대한 낮추려는 노력은 대부분 불면증에 역효과를 낳는다. 이런 방식은 몸이 잠을 수학 문제처럼 여기도록 만든다. 결국 만성 불면증은 더욱 심해지고 수면제를 끊기가 더욱 힘들어지는 역설적인 결과가 생긴다.

수면제 덕분이라는 착각

불면증에 작용하는 강력한 심리적인 요소가 한 가지 더 있다. 바로 결과의 원인을 착각하는 것이다. 이는 특정한 모자를 쓰고 슈퍼볼 경기를 봐야 자신이 응원하는 팀이 우승한다고 확신하는 것처럼, 결과가 좋든 나쁘든 엉뚱한 것을 원인으로 믿는 것을 의미한다. 수면제를 끊거나 가끔만 먹으려고(가령 특정 기간 연속으로 잠을 심하게 설친 경우에만 복용하는 등) 노력해본 적이 있다면 이런 오해에 빠져봤을 가능성이 있다.

사태는 이런 식으로 벌어진다. 앰비엔을 복용하면 인지장애가 생길 위험성이 커질 수 있다는 신문 기사를 우연히 읽고, 이제 이 약을 끊기로 결심한다. 하지만 앰비엔을 오래전부터 복용한 터라 불안하기도 하고 과연 약 없이도 잠을 잘 잘 수 있을지 전혀 확신이 들지 않는다(동시에 치매로 향하는 지름길을 스스로 택했다는 걱정도 든다). 약을 끊고 3일간 예상했던 대로 밤잠을 설쳤고, 컨디션이 최악이 되면 4일째 저녁에는 이런 생각을 하게 된다. '어차피 잠을 이렇게 못 자도 똑같이 치매에 걸릴 거야. 될 대로 되라지.' 그리고 그날 밤, 앰비엔을 복용하고 9시간을 내리 잔다. 이제 앰비엔 없이는 잠을 잘 수 없음을 스스로 입증한 셈이므로, 자신이 택한 건 둘 중에 그나마 덜 나쁜 쪽이라고 체념한다.

이 같은 일련의 상황과 생각의 흐름은 모두 충분히 이해가 간다. 나도 불면증을 제외한 다른 상황에서는 비슷한 갈등을 겪는다. 하지만 꼭 이런 식으로 생각해야 하는 건 아니다. 전체 과정을 자세히 살펴보자.

- 수면제, 특히 앰비엔처럼 처방전이 있어야만 복용할 수 있는 약을 갑자기 끊으면 불면증이 일시적으로 더 심해진다. '반동성불면증'이라고 하는 흔한 금단증상이다. 몸에 공급될 줄 알았던 화학물질이 갑자기 사라지면 나타나는 반응이다.

- 이런 상태가 며칠 지속되면, 시험을 앞두고 3일 내리 밤샘 공부를 한 학생처럼 수면 부족에 시달린다. 잠을 거의 못 자고 계속 깨어 있는 상태가 장시간 계속되면 어떻게 될까? 수면 욕구가 가득 쌓인다. 그래서 3일간 밤샘한 다음 날처럼 수면 욕구가 수면제의 금단증상까지 압도할 만큼 흘러 넘쳐서 완전히 곯아떨어진다.
- 하지만 이렇게 푹 잘 수 있었던 것은 수면 욕구 때문이 아니라 전날 밤 수면제와의 싸움에서 항복하고 '될 대로 돼라'는 심정으로 삼킨 수면제 덕분이라고 생각한다. 즉, 엉뚱한 대상에 공을 돌리는 것이다. 푹 잘 수 있었던 건 수면 욕구가 쌓여서인데, 수면제의 영향이라고 여긴다.
- 엉뚱한 대상에 공을 돌리는 것으로 끝나지 않고, 이 일로 자신은 이제 수면제 없이는 잠을 잘 수 없음을 '입증'했다고 생각한다. 하지만 사실이 아니다! 평생 잠 때문에 고생한 적이 한 번도 없는 사람도 앰비엔을 2주쯤 복용한 후 갑자기 끊으면 반동성불면증을 겪는다. 반동성불면증은 몸에 나타나는 일시적인 생리적 반응이며 시간이 지나면 사라진다.

수면제는 어떻게 끊어야 할까

희소식은 수면제를 끊는 과정이 상당히 단순하다는 것이다. 이 책에서 소개하는 여러 가지 방법 중에서도 아주 쉬운 편이다.

2019년 1월 2일에 나는 폴이라는 의욕 넘치는 환자와 만났다. 폴은 그동안 처방전 없이 살 수 있는 수면보조제 여섯 가지와 처방약인 앰비엔을 혼합해서 복용했는데, 이 약들을 다 끊는 것이 새해 목표라고 했다. 그동안 약을 끊으려고 여러 번 시도했지만 다 실패했고, 이번만큼은 반드시 성공하고 싶어서

1만 달러를 모았다고 하면서 자신이 생각한 일정과 예산이 적당한지 물었다. 폴은 3개월간 자기부담금 200달러를 들여서 약을 전부 끊을 수 있었다(그리고 나머지 9,800달러로 유럽 여행을 계획 중이다).

수면제를 끊으려고 이미 시도해봤지만 다 실패했다고 해서 앞으로도 계속 실패할 거라고 장담할 수는 없다. 지금까지는 과학적인 지침과 현실적인 확신이 부족했을 수도 있다. 불면증 때문에 그간 복용했던 약을 효과적으로 끊고 그 상태를 유지하려면, 다음 세 가지 원칙을 지켜야 한다.

1 **의사결정 과정이 없어야 한다.** 협상·고민·죄책감이 끼어들면 안된다. 약 복용은 당연하게 하는 일상의 한 부분, 아무것도 특별할 게 없는 일이 되어야 한다. 폴을 비롯해 내가 만난 많은 환자가 약 먹는 걸 며칠 연속으로 자연스레 잊었고 그 다음부터는 두 번 다시 약을 먹지 않고 완전히 끊을 수 있었다.

2 **이 책의 프로그램**(또는 이 프로그램만큼 입증된 다른 불면증치료 프로그램)**을 다 마친 후에 시작하라.** 불면증인지행동치료와 이 프로그램에서 습득한 기초적인 기술, 지식을 갖추고 나면 성공적으로 약을 끊을 확률이 훨씬 높아진다. 먼저 잠과 탄탄한 관계를 맺거나 최소한 그런 관계가 될 수 있는 방향을 찾은 후에 수면제 복용 중단을 시도하자. 이는 장거리 여행 전에 차 정비부터 마치는 것과 같다. 즉, 앞으로의 여정이 더 순탄해지고 여행이 계획대로 진행될 가능성도 커진다. 이 책의 프로그램을 실천 중일 때는 수면제를 원래대로 계속 복용해야 한다(매일 밤 평소와 같은 용량, 시점을 지키는 게 가장 좋다. 매일 복용하지 않는 경우 복용 간격이 예측할 수 있을 정도로 일정해야 한다).

3 **복용량은 서서히 줄여라.** 수면제를 갑자기 끊으면 극심한 반동성불면증이 발생해서 대부분 약 끊기에 실패한다. 며칠씩 잠을 못 자고 고생한 후에 결국 항복하고 약을 먹으면, 약 없이는 잠을 못 잔다는 생각이 더욱 굳어진다. 수

면제를 갑자기 끊었다가 더 심하게 중독되는 사람들이 생기는 것도 이런 이유 때문이다. 또한 어떤 약은 갑자기 복용을 중단하면 위험한 부작용이 따르기도 하므로 의사와 상의 없이 절대 마음대로 약을 끊으면 안 된다.

약을 구체적으로 얼마만큼씩 어떤 일정으로 줄여야 하는지는 복용 중인 약에 따라 다르고 사람마다 다르지만, 기본적으로는 이 세 가지 원칙을 지켜야 한다. 예를 들어 벤조디아제핀계 약물은 갑자기 끊으면 위험한 금단증상이 따르고 몸이 쇠약해지므로 보통 다른 수면제보다 훨씬 더 서서히 양을 줄여야 한다.[14] 이 다음 수면제를 단계별로 줄여가는 두 가지 예시가 있다. 시작하기에 앞서 다시 한번 강조하지만, 복용 방식은 수면제를 처방한 의사와 상의 없이 어떤 식으로든 마음대로 변경하면 안 된다. 의사에 따라 현재 복용 중인 약물보다 약효가 더 오래 지속되는 약으로 바꿀 수도 있고, 이 책에서 설명한 기간보다 훨씬 더 조금씩 복용량을 줄여야 한다고 판단할 수도 있다. 그러므로 의사에게 이 책의 내용을 보여주고 그대로 따라도 되는지 확인받거나, 의사가 제안하는 방식을 따라야 한다.

반동성불면증을 최소화하는 방법

- 반동성불면증은 자연스럽고 일시적인 반응임을 기억하자. 여기까지 잘 따라 왔다면, 이제 수면 욕구를 늘리고 각성도를 낮추는 법에 익숙해졌으리라 생각한다. 반동성불면증에도 같은 방법을 활용하자. 필요하면 다시 4장으로 돌아가서 잠과의 관계 되돌리기를 다시 시작하자.

- 반동성불면증은 자연스럽고 일시적인 반응임을 기억하자. 여기까지 잘 따라왔다면, 이제 수면 욕구를 늘리고 각성도를 낮추는 법에 익숙해졌으리라 생각한다. 반동성불면증에도 같은 방법을 활용하자. 필요하면 다시 4장으로 돌아가서 잠과의 관계 되돌리기를 다시 시작하자.
- 관계 되돌리기부터 다시 시작해야 할 만큼 심각한 상황이 아니라면, 수면 일기를 쓰는 것만으로도 도움이 된다. 수면 일기를 쓰면 기상 시각을 일정하게 유지하고 잠자리에서 지나치게 긴 시간을 보내지 않도록 스스로 단속할 수 있다.
- 각성을 줄이는 방법 중 자신에게 잘 맞는 기술을 더 적극적으로 활용하라. 빛 많이 쬐기 + 많이 움직이기, 매일 생각 쓰레기통 활용하기, 저녁마다 마음챙김 원리에 따라 몸 살피기 등이 포함된다.
- 잠이 다 깨거나 잠들지 못해서 절망감이 드는 기미가 느껴지면 일어나 잠자리에서 벗어나라. 억지로 밀어붙인다고 해서 잘 수 있는 게 아님을 잊지 말자.
- 지금까지 얼마나 잘했는지 기억하자! 그 상태를 유지하고, 장기적으로 잠과 어떤 관계를 맺고 싶은지 생각하자.

수면제 복용량 단계별로 줄이기

한 가지 수면제를 꾸준히 복용 중인 경우

손드라는 매일 밤 트라조돈 50밀리그램을 복용하도록 처방받았다. 평소에 대부분 반 알만 먹으려고 하고, 일주일에 하루 정도는 아예 안 먹으려고 노력한다. 하지만 때때로 스트레스가 심한 날에는 평소보다 잠들기가 더 힘들거라 예상하고 그냥 한 알을 다 먹는다. 가끔 자다가 밤중에 깨서 반 알을 추가로 먹기도 한다. 손드라가 이 책의 2부와 3부의 과정을 모두 마쳤다고 가정한다면, 내가 손드라에게 제안할 방법은 다음과 같다.

1 매일 밤 일정하게 복용할 양을 정하고 그대로 유지한다. 이미 복용 중인 양과 비슷한 양으로 정하면 된다. 한 번 정하고 나면 그보다 적거나 많은 양을 임의로 복용하지 말고, 한밤중에 잠이 깨더라도 다급한 마음에 '비상' 용량을 추가로 복용하지 말아야 한다.
2 앞서 정한 것보다 적은 양을 미리 계획한 일정대로 복용한다. 여러 주에 걸쳐서 복용량을 서서히 줄인다.

손드라의 주간 복용 계획 예시(버전 A)를 보자.

- 1주: 매일 밤 25밀리그램(반 알) 복용.
- 2주: 화·금요일에는 12.5밀리그램(4분의 1알)을 복용하고 나머지 요일에는 그대로 25밀리그램(반 알) 복용.
- 3주: 월·화·금·토요일에는 12.5밀리그램(4분의 1알)을 복용하고 나머지 요일에는 25밀리그램(반 알) 복용.
- 4주: 매일 밤 12.5밀리그램(4분의 1알) 복용.
- 5주: 화·금요일에는 0밀리그램(복용하지 않음), 나머지 요일에는 12.5밀리그램(1/4알) 복용.
- 6주: 월·화·금·토요일에는 0밀리그램, 나머지 요일에는 12.5밀리그램(4분의 1알) 복용.
- 7주: 트라조돈과 작별.

복용량을 줄일 요일은 처음 계획을 세울 때 미리 정해두어야 한다. 또한 다른 날보다 수면제를 적게 복용할 요일은 한 번 정했으면 무조건 지켜야 한다. 그날그날의 기분이나 특정한 사건을 이유로 계획을 변경하면 안 된다. 6주간은 더 이상 추가적인 의사결정 없이 계획대로만 해야 한다.

손드라에게 제안할 수 있는 또 다른 복용 계획(버전 B)은 아래와 같다.

- 1주: 매일 밤 25밀리그램(반 알) 복용.
- 2주: 매일 밤 25밀리그램(반 알) 복용.
- 3주: 매일 밤 12.5밀리그램(4분의 1알) 복용.
- 4주: 매일 밤 12.5밀리그램(4분의 1알) 복용.
- 5주: 트라조돈과 작별.

두 번째 예시는 1~2주에 걸쳐 복용량을 4분의 1알까지 줄이는 훨씬 단순한 방법이다. 첫 번째 계획보다 용량을 줄이는 속도가 빠르고 기억하기 쉽다. 둘 중 어떤 쪽을 택하건 복용량을 추측하는 일이 적은 쪽이 자신에게 더 알맞은 방법이다.

거의 매일 밤 한 알(50밀리그램)을 복용하는 상태에서 시작한다면, 위의 일정과 비슷하게 첫 주에는 매일 한 알을 복용하고 다음 주에는 3분의 2알, 그다음 주에는 반 알을 복용하는 식으로 서서히 줄여나가면 된다.

한 가지 수면제를 가끔 복용하는 경우

수혜일은 불면증행동치료를 받고 수면 상태가 나아진 것 같아서 에스조피클론 복용량을 스스로 줄였다. 매주 2~3일 정도, 보통 다음 날 매우 바쁠 것으로 예상될 때 1~2밀리그램씩 복용하다가 이제는 수면제를 완전히 끊기로 결심했다. 내가 권장한 방법은 아래와 같다.

1 이미 복용 중인 양과 비슷한 선에서 매일 밤 일정하게 복용할 양을 미리 정하고 그대로 유지한다. 단, 이미 일주일 중 수면제를 복용하는 날이 절반보다 적으므로 손드라처럼 매일, 즉 평소보다 자주 먹을 필요는 없다.
2 매주 수면제를 복용하지 않는 날을 하루씩 늘려간다. 일정은 미리 계획한다.

수혜일의 주간 복용 계획 예시를 보자.

- 1주: 월·수·일요일에 1밀리그램 복용.
- 2주: 월·수·일요일에 1밀리그램 복용.
- 3주: 수·일요일에 1밀리그램 복용.
- 4주: 일요일에 1밀리그램 복용.
- 5주: 에스조피클론과 작별.

첫째 주와 둘째 주의 복용량이 동일한 이유는, 수혜일이 이전까지 어떤 날은 1밀리그램을 복용하고 어떤 날은 2밀리그램씩 복용했으므로 복용량을 안전하게 줄이기 위해서다. 이처럼 2주 정도는 적은 용량을 일정하게 유지한 후에 복용 빈도를 줄이는 게 좋다. 만약 위와 같이 계획을 세우고 실천하다가 복용하기로 한 날 수면제를 깜박하면, 그날은 그냥 건너뛰고 다음 날 추가로 복용하지 말아야 한다. 또한 밤중에 자다가 깨더라도 '비상' 용량을 복용하면 안 된다.

여러 가지 수면제를 복용 중인 경우

폴은 거의 매일 밤 졸피뎀 10밀리그램을 복용한다. 그리고 멜라토닌 젤리 10밀리그램과 일반의약품으로 판매되는 마그네슘, 아연, 발레리안, 아쉬와간다 추출물, L트립토판까지 복용했다. 폴은 수면 보조제 총 7종을 그동안 매일, 꼬박꼬박 정확하게 복용했다. 그러다 처음으로 일대일 불면증치료를 4회까지 받고 나자 수면에 자신감이 생겨서 이제 이 '혼합' 약물을 줄이고 싶어졌다. 내가 폴에게 권장한 방법은 다음과 같다.

1 폴이 가장 덜 의존하는 수면 보조제부터 한 번에 한 가지씩 끊는다. 수면 보조제로 복용한 일반의약품 중 불면증 증상에 실질적으로 영향을 줄 가능성이 큰 건 하나도 없으므로 아무거나 먼저 줄여도 된다.

2 앰비엔(졸피뎀)만 남았을 때부터는 1~2주 간격으로 복용량을 5밀리그램씩 줄인다.

폴의 주간 복용 계획 예시를 보자.

* 1주: L트립토판 복용 중단. 나머지 약은 모두 평소대로 복용한다.
* 2주: 발레리안 복용 중단. 나머지 약은 모두 평소대로 복용한다.
* 3주: 아연 복용 중단. 나머지 약은 모두 평소대로 복용한다.
* 4주: 아쉬와간다 추출물 복용 중단. 나머지 약은 모두 평소대로 복용한다.
* 5주: 마그네슘 복용 중단. 나머지 약은 모두 평소대로 복용한다.
* 6주: 멜라토닌 복용 중단. 앰비엔은 계속해서 매일 밤 15밀리그램씩 복용한다.
* 7주: 매일 밤 앰비엔 10밀리그램씩 복용.
* 8주: 매일 밤 앰비엔 10밀리그램씩 복용.

- 9주: 매일 밤 앰비엔 5밀리그램씩 복용.
- 10주: 매일 밤 앰비엔 5밀리그램씩 복용.
- 11주: 앰비엔과 작별.

폴은 이 계획을 실천하다가 6주 차가 되자 갑자기 멜라토닌을 끊고 싶지 않다고 했다. 멜라토닌이 자신의 수면에 정말 도움이 된다고 굳게 믿었기 때문이다. 그래서 우리는 계획을 수정해서 멜라토닌을 이틀에 한 번씩 복용하다가 (앰비엔은 계속 복용) 7주 차부터 멜라토닌을 완전히 끊었다. 폴은 그 후에도 수면에 아무런 차이가 없음을 확인하고 깜짝 놀랐고, 이 계획에 더욱 확신을 갖게 되었다. 10주 차가 되자 며칠 연속으로 깜박 잊고 앰비엔을 복용하지 않았고 그때부터 그대로 앰비엔과 완전히 작별했다.

나는 앰비엔의 복용량을 줄일 때마다 폴에게 정말로 줄여도 되는지 재차 확인했다. 섣불리 줄였다가 용량을 다시 늘리는 것보다는 1~2주간 기존 용량을 유지하는 편이 더 낫기 때문이다. 폴이 앰비엔을 완전히 끊을 때까지 그런 식으로 충분히 시간을 들여서 복용량을 줄여나갔다.

처방약에 해당하는 수면제 여러 종류를 복용 중이라면, 전부 약을 처방한 의사와 상의한 다음에 복용량을 줄여야 한다. 여러 가지 약을 복용 중일 때는 일반의약품이나 금단증상을 겪을 가능성이 가장 적은 약부터 줄이고 한 번에 한 가지씩만 줄여야 한다. 인내심을 가지자. 너무 서두르다가 복용량을 줄이는 과정 전체가 흔들리고 확신을 잃는 것보다는 천천히 지속적으로 끊는 게 낫다.

- 수면을 돕는 약물에는 다양한 처방약과 비처방약이 있다. 그중에는 불면증치료제로 FDA 승인을 받은 의약품도 있고, '용도 외 처방'으로 불면증에 사용하는 FDA 승인 의약품과 일반의약품도 있다.
- 불면증치료제로 FDA 승인을 받은 의약품은 야간 불면증의 증상 개선에 효과가 입증되었으나, 전문가들은 대체로 이러한 의약품은 이점보다 위험성이 더 크다고 본다.
- 미국수면의학회는 불면증치료에 용도 외 처방으로 사용되는 수면제나 일반의약품으로 판매되는 수면제를 권장하지 않는다. 효과가 없거나, 그러한 약으로 얻을 수 있는 이점보다 위험성이 더 클 수 있기 때문이다. 단, 의료보건 전문가가 특정 의약품을 용도 외로 불면증에 처방했다면 다른 타당한 이유가 있을 수 있다.
- 불면증 치료제의 복용 여부, 복용 중 변경이나 중단은 반드시 의사나 의료보건 전문가와 먼저 상의하고 결정해야 한다.
- 불면증 치료제를 끊고자 할 때 이러한 약물의 심리적인 영향을 이해하면 도움이 된다.

  - ✓ '필요에 따라'의 역설: 수면제를 일정하게 복용하는 게 아니라 '필요에 따라' 복용하면 오히려 각성도가 높아져서 잠과의 관계가 더 악화된다.
  - ✓ 수면 욕구가 아닌 수면제 때문에 잠드는 거라고 착각하면 약에 심리적으로 의존하게 된다.

- 수면제 복용량을 줄일 때는 약을 처방한 의사와 상담하고 다음 원칙을 지켜야 한다.

✓ 복용량을 즉흥적으로 정하면 안 된다. 복용량을 어떻게 줄여나갈지 미리 계획을 세우고, 한 번 세운 계획은 철저히 지켜야 한다. 그래야 매번 상황을 봐가면서 결정을 내려야 하는 불안감을 없앨 수 있고 그만큼 수면제를 끊고 계속 그 상태를 유지할 가능성도 커진다.

✓ 수면제를 줄이기 전에 이 책의 프로그램(또는 행동수면의학 전문가와의 상담)부터 시작하자.

• 수면제는 복용을 갑자기 중단하지 말고 서서히 줄여야 한다. 벤조디아제핀계 약물과 같은 약은 아주 천천히 양을 줄여나가야 위험한 금단증상을 최소화할 수 있다.

11

완벽한
수면 환경은 없다

몇 년 전 듀크대학교병원에서 수요일마다 진료를 보던 시절, 연달아 만난 불면증 환자 두 명에게 내가 정반대의 조언을 했다는 사실을 깨달은 적이 있다. 수요일 오전 9시 예약 환자였던 케이샤는 프로 운동 선수 출신답게 자제력이 뛰어나고 성실한 젊은 여성이었다. 나를 찾아오기 전부터 카페인과 알코올은 전부 끊고 밤 9시 이후에는 전자기기도 절대 이용하지 않았고, 운동도 밤에는 하지 않았다. 모두 수면 위생을 잘 지키려는 노력이었다. 수요일 오전 10시마다 찾아온 웨이는 외향적인 젊은 남성으로, 오래 만난 연인과 얼마 전 이별하고 (그의 표현을 그대로 쓰자면) "일상생활에 가드레일이 전부 사라진" 상태였다. 비디오게임에 빠지고, 밤늦도록 암호화폐 거래를 하고, 주말에는 계획에 없던 외출로 술을 마시는 날이 많다고 했다.

나는 케이샤에게 이렇게 조언했다. "느긋해지세요. 커피와 술도 즐기고, 〈그레이트 브리티시 베이킹 쇼〉 몰아 보기 같은 것도 하고요. 이런 소소한 즐거움

마저 다 없애고 잠에만 몰두하면 오히려 불면증이 더 심해집니다." 웨이에게는 이렇게 조언했다. "없어진 가드레일을 좀 설치해야겠군요. 저녁에는 전자기기 사용을 줄이고, 술도 줄일 수 있도록 목표를 정해보는 건 어떨까요?"

　케이샤에게는 수면 위생이 소용없는 노력이라고 하고 웨이에게는 수면 위생을 강조한 이유는, 이 두 사람이 각각 잠과 맺는 관계에 물질과 전자기기가 주는 영향이 크게 달랐기 때문이다. 케이샤의 경우, 카페인을 마시거나 저녁에 전자기기 불빛에 노출되는 것이 수면에 방해되더라도 잠을 위한 과도한 노력으로 각성도가 높아지는 것에 비하면 그 정도 영향은 아무것도 아니었다. 반대로 웨이는 수면 욕구와 각성이 불면증의 지속 요인으로 작용하는 동시에 저녁에 하는 여러 활동이 수면건강을 온전히 회복하지 못하도록 가로막고 있었다.

　내가 이 두 사람의 사례를 선정한 데에는 이유가 있다. 이번 장의 내용은 개개인의 상황에 맞게 활용해야 하는데 이렇게 책으로 조언을 전달하면 그러기 어렵다는 점이 조금 걱정되기 때문이다. 예를 들어 케이샤와 비슷한 상황인 사람은 이번 장에서 알코올이 잠에 방해가 되는 이유에 관한 설명을 읽고 술을 한 방울만 마셔도 잠을 다 망칠 수 있다고 오해할 위험이 있다. 반대로 웨이와 비슷한 상황인 사람에게는 알코올이 수면에 주는 영향을 반드시 알려야 한다. 그런 사람들에게는 수면과의 관계 되돌리기 단계를 아무리 성실하게 실천해도 불면증이 나아지지 않는 중요한 이유를 짚어줘야 하기 때문이다. 현재 상황이 케이샤와 웨이의 중간 정도라면 수면 위생이 불면증의 주된 원인이 아닐 가능성이 크다. 그런 사람들은 더 중요한 것(잠과의 관계 되돌리기 등)을 희생시키면서까지 수면 환경이나 습관을 완벽하게 만들려고 지나치게 애쓰지 않도록 주의해야 한다. 수면 환경과 습관을 이제야 설명하는 것도 모두 이런 이유 때문이다.

이렇게 하자. 나는 연구로 철저히 검증된 사실과 임상 경험으로 얻은 지식을 제시할 것이다. 앞에서 설명한 내용들을 제대로 실천하지 않고 이번 장의 내용만 지켜서는 불면증에 아무 도움도 안 된다는 사실을 명심하고, 이번 장에서 설명할 각 항목이 자신에게 얼마나 큰 영향을 주는지는 여러분 각자의 판단에 맡긴다. 지금부터 소개할 요령은 불면증에서 벗어나는 과정에서 "전보다 훨씬 나아졌어"라고 말할 수 있었던 상태를 "정말 굉장해, 아주 좋아"라는 말이 나올 만큼 더 발전하도록 도와줄 것이다. 그럼 쉬운 것부터 시작하자.

자기 전에 운동하고 싶으면 해도 된다

잠자리에 들 시각이 가까워지면 운동하지 말라고들 하지만, 그 조언은 명백히 틀렸다. 저녁에 하는 운동이 수면에 악영향을 주지 않는다는 사실은 많은 실험으로 입증됐다. 최근 한 연구에서 12,600명 이상을 대상으로 실생활 중 취침 시각 2시간 이내에 적당히 힘든 강도부터 격렬한 강도의 운동을 하도록 했을 때의 영향을 조사했는데, 마찬가지로 운동이 수면에 아무 지장이 없다는 사실이 확인됐다.[1] 오히려 운동하면 수면 시간이 아주 조금이지만 더 길어지고 더 쉽게 잠들 수 있는 것으로 나타났다. 이는 운동으로 육체적·정신적 건강이 전체적으로 향상되고 수면 욕구도 더 많이 쌓여서 생기는 결과로 보인다. 그래서 나는 환자들에게 운동은 언제든 할 수 있을 때 하라고 적극적으로 권한다. 일하고, 아이들도 돌봐야 하고, 날씨가 안 좋은 날도 있고, 영 의욕이 안 생기는 날도 있다. 그 모든 사정을 고려해서 운동할 시간을 내는 것 자체가 쉽지 않으므로, 운동하는 시각은 하루 중 특정한 때로 제한할 필요 없다. 운동은 아무 때나 해도 된다.

침실에서 TV나 다른 불빛,
소음에 노출되는 건 좋지 않다

병원에서 밤에 불빛과 소음을 줄이면 환자들의 수면이 개선된다는 사실이 많은 연구로 밝혀졌다.[2] 가정환경은 병원 중환자실에 비하면 불빛과 소음을 내는 기기가 적겠지만, 침실에 TV가 있거나 유독 소음을 많이 발생시키는 식구와 함께 산다면 다른 요소보다 일단 그 문제부터 해결하는 게 수면 개선에 도움이 된다. 지금쯤이면 더 이상 침실에서 TV를 보거나 침실에 TV를 그대로 두지는 않았으리라고 생각한다(조건화된 각성에 관한 설명을 기억하라). 하지만 자기 전에 TV 보는 시간이 절대 양보할 수 없는 소중한 일상이라면, 다음 사항을 제안한다.

- 저녁에는 최대한 다른 방에서 TV를 보고 침실에서 TV 보는 시간은 되도록 줄이려고 노력하자.
- 침실에 TV가 있는 경우, TV가 밤새도록 켜져 있으면 수면에 방해가 될 수 있으므로 보다가 잠들면 자동으로 꺼지도록 자기 전에 타이머를 맞춰두자.

침실에 TV가 없더라도 다른 불빛(바깥의 거리 조명이 너무 밝아서 창문으로 훤히 들어오는 등)이 수면에 방해가 되어 잠이 옅게 들거나 수시로 깰 수도 있다.[3] 수면 환경은 대체로 마음대로 통제할 수 없게 마련인데, 불면증에 시달리면 이런 환경을 어떻게 할 수 없다는 생각에 큰 좌절감을 느낄 수 있다. 그럴 때는 귀마개와 안대를 강력히 추천한다. 적응하기까지 시간이 조금 걸릴 수는 있으나 둘 다 정말 큰 도움이 된다. 이제 좀 더 어려운 주제로 넘어가자.

카페인은 서서히 줄이자

2019~2020년 회계연도를 기준으로 미국인이 섭취한 커피는 2,700만 봉이다.[4] 여기서 한 봉은 크리스마스에 우리가 동료에게 선물하는 그런 원두 한 봉이 아니고, 약 60킬로그램짜리 업소용 포대 하나를 말한다. 커피 맛을 좋아하는 사람이 많기도 하지만, 내일 당장 스타벅스 전 직원이 파업에 들어간다면 많은 사람이 미각을 충족하지 못하는 문제로 끝나지는 않을 것이다. 이런 집단적인 커피 중독은 우리에게 어떤 영향을 줄까?

　카페인이 수면에 영향을 준다는 건 부인할 수 없는 사실이다. 실험실에서 체계적으로 진행된 연구로 밝혀진 결과다. **카페인 섭취량이 늘어날수록, 특히 취침 시각이 가까울 때 카페인을 많이 섭취할수록 객관적으로 측정된 수면의 양과 질이 더 나빠진다.** 재미있는 사실은, 사람들에게 카페인이 수면에 끼치는 영향이 어떤지 직접 물어보면 그 영향을 과소평가하는 답변이 많다는 것이다. 잠이 단편적으로 끊어지는 횟수가 늘어나거나, 밤에 깨어 있는 시간이 길어지거나, 깊은 수면 시간이 줄어도 이를 대부분 잘 인지하지 못한다.[5]

　카페인은 왜 수면에 영향을 줄까? 앞서 설명했듯이, 낮에 수면 욕구가 쌓여야 밤에 잠을 잘 수 있다. 수면 욕구는 뇌의 화학물질로, 바꿔 말하면 에너지가 소비될 때 부산물로 발생하는 아데노신이다. 즉, 아데노신이 뇌에 많이 쌓일수록 수면 욕구도 커진다. 카페인은 뇌에서 아데노신과 경쟁을 벌인다. 카페인이 있으면 뇌세포에서 원래 아데노신이 결합해야 하는 세포 수용체를 서로 차지하려고 경쟁을 벌인다. 이 때문에 아데노신의 기능이 차단되고, 뇌는 아데노신의 양이(수면 욕구가) 실제보다 적다고 여기게 된다.[6] 긴 하루를 다 보내고도 늦게까지 꼭 깨어 있어야 할 때 커피를 마시면 도움이 되는 건 이런 이유 때문이다.

하지만 카페인은 가짜 연료다. 영양이 풍부한 음식처럼 몸에 에너지를 공급하지도 않고, 잠을 잘 때만큼 수면 욕구를 충족하지도 못한다. 그래서 커피를 너무 많이, 자주 마시면 피곤함을 '더' 느낄 수 있다. 몸에 필요한 연료를 카페인이 인위적으로 대체해서 실제로는 연료가 별로 없는데도 열심히 달리게 되는 것이다. 또한 카페인은 시간이 갈수록 내성이 생겨서, 카페인의 영향에 일단 익숙해지고 나면 점점 더 많은 양을 마셔야 익숙하다고 느끼는 상태가 유지된다. 오후나 저녁에 카페인을 멀리하더라도 그날 이미 섭취한 카페인의 영향은 더 오래 지속되므로 뇌에서 아데노신의 작용(수용체와의 결합)을 계속 방해하는데도 피로가 '급격히 쏟아지는' 금단증상을 경험하기도 한다. 몸은 피곤한데 정신은 말짱한 상태가 되는 것이다. 커피를 장기간 규칙적으로 마시면 이 악순환에 너무 익숙해져서 카페인이 피로감과 불면증에 영향을 준다는 생각조차 하지 않게 된다.

카페인 섭취에 관해 조언하기가 쉽지 않은 이유 중 하나는, 사람마다 카페인 민감도가 굉장히 다르기 때문이다.[7] 매일 커피를 석 잔씩 마셔도 아무렇지 않은 사람이 있는가 하면 그렇게 마셨다가는 엄청난 영향을 받는 사람도 있다. 카페인 민감도, 즉 카페인이 분해되는 방식과 카페인이 인체 내 다른 화학물질(아데노신, 멜라토닌 등)의 기능에 주는 영향은 부분적으로 유전자에 좌우되며 나이와도 관련이 있다. 중·노년기에 이르면 카페인에 훨씬 민감해져서 카페인이 수면에 주는 영향도 청년기보다 커진다.

그럼 이런 생각이 들 것이다. '나에게는 어느 정도가 '너무 많은 양'일까?' 사람마다 차이가 너무 커서 어느 정도 양이 많거나 적다고 딱 떨어지게 말하기가 어렵다. 카페인을 섭취한 후 몸에서 다 빠져나가는 시간도 사람마다 차이가 크다. 그래서 잠자리에 들기 몇 시간 전부터 카페인을 멀리해야 하는지도 4시간부터 11시간까지 광범위하다.[8]

정리하면, 커피를 자주 마시는 편이고 푹 잤는데도 낮에 계속 피곤하다면 카페인 섭취량을 서서히(아주 서서히!) 줄이면서 어떤 변화가 생기는지 관찰하자. 현재 마시는 양이 얼마나 되든 좀 덜 마신다고 해서, 또는 스스로 정한 카페인 섭취 제한 시각을 평소보다 앞당긴다고 해서 해가 되지는 않는다. 2021년에는 일주일 동안 카페인 섭취를 단번에 중단하면 불면증에 별로 도움이 안 된다는 연구 결과가 발표됐는데,[9] 카페인을 너무 갑자기 줄인 연구 방식이 연구 결과에 부분적으로 영향을 주었다고 생각한다. 10장에서 설명한 수면제를 서서히 줄이는 원리를 카페인을 줄일 때도 적용할 수 있다.

니코틴은 수면에 해롭다

흡연자는 대체로 수면에 어려움을 겪으며, 비흡연자와 비교하면 불면증·수면 무호흡증 같은 심각한 수면 문제를 겪을 확률이 두 배 더 높다. 니코틴이 자극성 물질인 데다, 밤에 니코틴의 영향이 사라지면 더 자주 깨고 렘수면 시간이 줄어들 수 있기 때문이다. 폐 건강에 문제가 있으면 밤에 호흡과 숙면이 더욱 힘들어진다.

나는 보스턴보훈청이 주관하는 금연 사업에 참여하면서 수면 문제가 있을 때 담배를 끊는 것이 얼마나 힘든 일인지 직접 확인했다. 대부분 담배를 끊고 나면 곧바로 수면 문제가 개선되지만, 금단증상 때문에 잠을 더 못 이루는 사람들도 있었다(적어도 일시적으로는 이런 문제를 겪는다). 담배를 끊는 것도 힘든데 잠까지 엉망이 되면 훨씬 괴로울 수밖에 없다. 그러므로 니코틴 제품을 끊을 계획이라면, 행동의학 전문가의 도움을 받거나 금연 모임에 참석할 것을 권한다. 사람들의 도움과 길잡이가 있으면 금연의 긴 여정을 견디는 데 도움이 된다!

과도한 음주는 수면에 해롭다

알코올은 진정 물질이지만 수면의 질을 높여주지는 않는다. 술을 마시면 더 빨리 잠들 수 있지만, 밤이 깊어지면 알코올의 영향이 사라지면서 수시로 잠이 깬다. 술을 문제가 될 만큼 장기간 마시면 깊은 수면 시간이 짧아지고 수면 중 호흡에 문제가 생길 가능성도 커진다.[10] 안타까운 사실은, 이런 영향 때문에 술을 끊으면 심각한 불면증과 악몽에 시달리는 사람이 많고 그만큼 알코올 해독과 금주가 어려워진다는 것이다.[11]

카페인과 마찬가지로 알코올의 영향도 사람마다 굉장히 다양하다. 그래서 술을 얼마나, 언제 마셔야 수면 문제를 일으키지 않는지에 관한 공통 기준은 없다. 알코올은 소량(한두 잔)만 마셔도 수면 중 심박수 변화에 영향을 줄 수 있다.[12] 하지만 얼마나 마시는 게 너무 많은 양인지, 어떤 사람에게 그런 영향이 발생하는지는 정확히 파악하기가 어렵다.

내 생각은 이렇다. **음주 습관이 대체로 건강한 편이라면 그냥 그대로 술을 즐겨도 된다. 저녁 식사에 와인을 곁들이거나 가끔 파티에서 칵테일을 여러 잔 마시는 것 정도는 괜찮다.** 소량의 알코올이 수면 문제에 큰 영향을 줄 가능성은 별로 없다. 하지만 평소에 술을 걱정될 만큼 마시거나 그냥 스스로 위해서 음주량을 줄이고 싶다면, 보너스로 숙면을 얻는다고 생각하고 술을 줄여보라. 현재 수면을 계속 술에 의존하고 있다면, 그런 습관은 당장 중단해야 한다. 술의 힘을 빌려 잠들면 수면 상태가 더 나빠질 뿐만 아니라 불면증에 대한 불안감도 커져서 전체적으로 역효과가 생길 가능성이 크다.

대마는 수면에 악영향을 줄 수 있다

마리화나의 재료가 되는 식물인 대마에는 칸나비노이드를 포함한 여러 화합물이 들어 있다. 칸나비노이드 중 가장 많이 알려진 성분은 대마 사용 시 발생하는 흥분감의 원인인 테트라히드로칸나비놀^{tetrahydrocannabinol}(이하 THC)과 이런 향정신성 작용과는 무관한 칸나비디올^{cannabidiol}(이하 CBD)이다.[13]

뇌에는 수면·기상과 관련된 복잡한 내인성 칸나비노이드 시스템이 있고, THC와 CBD 모두 이 시스템과 상호작용한다. 이러한 칸나비노이드 성분이 아데노신을 증가시켜 수면을 유도할 수 있다는 동물 실험 결과가 있으나, 실제 사실은 좀 더 복잡하다. 대마를 사용하면 밤에 깨어 있는 시간이 줄고 심지어 뇌의 깊은 수면이 증가할 수도 있으나, 이러한 영향은 사용량과 대마의 어떤 성분을 사용하느냐에 따라 달라진다.[14] 예를 들어 THC를 다량 사용하면 밤에 깨어 있는 시간이 오히려 '늘고' 낮에는 졸음이 오는 증상이 나타난다. CBD의 영향은 이와 정반대다. 즉, CBD를 다량 사용하면 수면 시간이 늘어날 수 있고, 소량 사용하면 불면증이 더 심해질 수 있다. 그뿐만이 아니다. THC는 일주기 리듬에 혼란을 일으켜서 수면에 악영향을 줄 수 있고, 대마를 사용하다가 중단하면 대다수가 금단증상을 겪어서 수면 상태가 더 나빠진다.[15] 대마를 사용하면 수면에 도움이 된다고 많이 알려졌지만, 그런 효과는 극히 단기간만 나타나고 장기적으로는 오히려 역효과가 생길 가능성이 크다.[16] 가장 최근에 나온 연구 결과에서는 대마 사용 시, 특히 다량 사용 시 수면건강이 악화되는 것으로 나타났다.[17]

---

* 미국은 연방법상 대마를 불법 약물로 간주하지만, 주 법률에 따라 의료 목적 등 다양한 용도 및 수준으로 대마 소지·재배·사용이 가능하다. 저자도 이를 고려하여 설명한 것으로 보인다. 그러나 한국에서는 대마 사용이 불법이며 소지 시 처벌받는다. ─옮긴이

그렇다면 어떻게 해야 할까? **대마를 자주 이용하는 경우**(특히 THC 성분), **사용량을 줄이면 수면 개선 효과를 볼 수 있으므로 줄여볼 만하다. 단, 금단증상을 최소화하려면 점진적으로 줄여야 한다. 대마를 자주 사용한 적이 없으나 수면에 도움이 될 것 같아서 사용을 고민 중이라면, 나는 권장하지 않는다.** 뇌의 복잡한 시스템에 혼란이 생겨서 수면에 역효과가 생기거나 대마에 심리적 의존증이 생겨서 불면증 지속을 자초할 수 있다.*

각종 물질과 수면의 관계 요약

카페인·니코틴·알코올·대마, 그 밖에 기분 전환용 마약은 수면에 도움이 될까?
그럴 수도 있지만 도움이 되는 정도는 다양하다. CBD와 THC(둘 다 칸나비노이드 성분)를 특정 용량으로 사용하면 단기적으로 수면에 도움이 될 수 있다. 그러나 장기적으로는 도움이 안 될 확률이 높다.

이런 물질을 다 끊으면 불면증이 사라질까?
꼭 그런 건 아니다. 위와 같은 물질을 과도하게 사용했던 사람은 만성 불면증의 지속 요인(예를 들어 만성적으로 수면 욕구가 낮고 각성도가 높은 상태 등)을 해결한다면 수면 개선에 분명 도움이 된다. 하지만 단순히 모든 물질을 끊고 해독하는 것만으로 불면증을 극복할 수 있는 건 아니다.

불면증을 극복하려면, 이 모든 물질을 평생 완전히 끊어야 할까?
반드시 그런 건 아니다. 불면증을 극복하려고 수도승처럼 살아야 하는 건 아니다. 예를 들어 카페인과 알코올을 소량 또는 적당량 즐기며 살아도 수면건강에 전반적으로 아무 이상이 없는 사람들이 많다. 다만 카페인에 남들보다 더 민감하게 반응하거나 섭취한 카페인이 몸에 더 오래 잔류하는 사람도 있으므로 소량만, 너무 늦지 않은 시각에 마시는 게 좋다. 니코틴은 가능하면 줄이거나 끊자.

같이 자는 존재가 수면을 방해할 수 있다

나는 껴안는 걸 정말 좋아하고, 진심으로 즐긴다. 몇 년 전까지는 같이 사는 연인, 반려견 세 마리(두 마리는 독일 셰퍼드, 한 마리는 래브라도 잡종)까지 전부 한 침대에서 서로 꼭 붙어서 잤다. 하지만 9시간을 자고 일어나도 낮에 너무 피곤해서 몸에 이상이라도 생긴 줄 알았다. 이제는 왜 그랬는지 잘 안다. 혼자 다른 방에서 따로 자기 시작한 후부터는 수면 시간이 그보다 훨씬 짧아도 낮에 가뿐하다. 왜 그럴까? 내 수면이 개선된 이유는 다음 세 가지로 요약할 수 있다.

- 잘 때 (개들과 사람의) 방해를 받지 않는다.
- 원할 때 잘 수 있다.
- 방 안 공기가 더 쾌적하다.

잘 때 방해를 받지 않는다

지금까지는 같이 자는 존재가 수면에 얼마나 영향을 주는지 별로 인식하지 못하고 살았을 수도 있다. 하지만 옆 사람의 수면 상태가 대체로 양호해도 상대방의 영향으로 매일 밤 평균 5.5회 잠이 깬다. 불면증이 있는 사람과 함께 자면 밤마다 최대 6.9회까지 깰 수 있다. 폐쇄성수면무호흡증이 있는 사람과 함께 자는 경우 최대 9회, 즉 '매시간' 잠이 깨고 옆 사람의 무호흡증이 심각한 경우에는 그보다 더 많이 깰 수도 있다. 같이 자는 사람과 잠자리에 드는 시각이 다르면 서로의 수면을 방해할 확률이 더욱 높아진다.[18] 밤에 자다가 옆 사람의 영향으로 잠이 깨도 잠깐이라 기억하지 못할 수도 있고, 숙면 중에 잠깐씩 몇 번 깨는 건 지극히 정상적인 일이지만, 자연히 깨는 게 아니라 외부적인 영향으로 깨는 횟수가 늘어나면 해가 될 수 있다.

반려동물의 경우, 키우는 개와 같이 자는 사람들이 많다는 사실은 연구로도 확인됐다(예상했던 결과다). 그렇게 생활하는 사람들은 그게 수면에 방해된다고 생각하지 않을 수 있지만, 객관적으로 측정된 수면 상태를 보면 분명 방해가 되는 것으로 나타났다. 하지만 반가운 소식도 있다. 개와 같은 공간에서 자면 수면에 도움이 될 수 있다는 것이다. 단, 잠자리를 공유하지는 말아야 한다.[19] 나도 우리 개들과 그렇게 하기로 타협했다. 모두 같은 방에서 자지만, 나는 내 침대에서 자고 개들은 자기들 침대에서 잔다. 하지만 고양이 집사들은 이런 조정이 불가능하다. 사랑스러운 고양이의 일주기 리듬은 인간과 많이 달라서[20](그리고 고양이들은 한밤중에 아무 때나 개의치 않고 집사를 깨우므로) 고양이와 함께 자는 건 무척 힘든 일이 될 수 있다.

원할 때 잘 수 있다

예전에 나는 남편, 개들과 꼭 붙어 있고 싶어서 내가 자고 싶은 시간보다 1시간쯤 더 일찍 잠자리에 들곤 했다. 나는 태생적으로 올빼미족에 가까운 사람이라 아침에 식구들 중에서 가장 늦게 일어났고, 밤에는 주변에서 너도나도 코 고는 소리를 들으면서 멀뚱멀뚱 누워 있었다. 내가 만나는 불면증 환자 중에도 잠자리에 너무 일찍 드는 사람이 많다. 이들은 수면 욕구가 충분히 채워지지 않았을 때, 즉 일주기 리듬상 아직 잠자리에 들 때가 되지 않았고 졸리지도 않은데 자려고 눕는다. 그 이유로 가장 많이 드는 건 '같이 자는 사람이 잠자리에 드는 시각이라서'다. 잠을 따로 자면, 각자의 자연스러운 리듬에 맞게 편히 잠들고 깨어날 수 있다.

방 안 공기가 더 쾌적하다

공기가 나쁘면 수면에도 좋지 않다. 이는 확실한 근거가 있는 사실이다. 살고 있는 동네의 공기가 전체적으로 나쁘건 밤에 침실 공기가 나쁘건 영향은 같다.[21] 옆 사람이 뱉는 숨과 몸에서 자연적으로 발산되는 물질들을 대기 오염과 비교하려는 건 아니지만(언젠가는 내 남편도 내가 이런 이야기를 책에 쓰고 있음을 알게 되겠지만), 나는 남편과 한방에서 잘 때 창문을 활짝 열어두어야 잠을 훨씬 더 잘 잔다는 걸 분명히 느꼈다. 우리 몸과 뇌의 기능은 산소가 충분해야 원활해지고, 잠을 잘 때도 마찬가지다. 몇 년 전 체중이 80킬로그램인 다른 인간 한 명과, 모두 합쳐 체중이 90킬로그램이 넘는 개 여러 마리까지 한방에서 잘 때 나는 밤새 이산화탄소를 지나치게 많이 들이켰을 것이다. 물론 너무 극단적인 예이긴 하다. 집이 환기가 잘되고 같이 자는 존재가 딱 하나라면 공기가 큰 문제가 되지는 않을 것이다.

꼭 따로 자야 할까? 그랬다가 관계가 나빠지지 않을까?

연인이나 부부가 따로 자면 관계가 나쁘다고 여기는 문화가 있지만, 그건 어리석은 추측이다. 잠들면 둘 다 의식이 없는데 그때도 굳이 같은 공간에 나란히 누워 있어야 할 이유는 전혀 없다. 의미 있는 대화를 나눌 수 있는 것도 아니고, 숙면 상태로 인생의 중대한 결정을 의논할 수도 없다. 둘 다 잠을 푹 자면 기분이 좋아져서 오히려 관계가 더 좋아진다.

그저 함께 자는 게 좋고, 따로 자면 성적 친밀감이 줄어들까 봐 걱정된다면 숙면과 그런 욕구를 다 챙기는 방법도 있다. 나는 잘 시간이 되면 남편과 침대에 같이 누워서 꼭 껴안고 수다를 떨다가 그가 잠들면 밖으로 나와서 나만의 저녁 시간을 더 즐긴다. 이렇게 하면 함께 누워 있는 시간을 가지면서도 각자의 자연스러운 일주기 리듬에 맞게, 서로의 잠을 방해하지 않고, 산소도 충분한 공간에서 편히 잘 수 있다. 그렇다고 수면을 개선하려고 '무조건' 연인이나 배우자와 따로 자야 한다는 말은 아니다. 누군가와 함께 자는 안락함이 삶의 행복 전반에 큰 부분을 차지하는 사람들도 많다.

그런 경우라면 그냥 그대로 즐겨라! 귀마개와 안대를 활용하고, 졸릴 때 잠자리에 들고, 침실에 환기가 잘되도록 신경 쓰면 수면이 방해받을 가능성을 줄일 수 있다.

같이 자는 존재가 있을 때 확인할 사항

✓ 침실에서 반려견과 함께 자는 경우, 개들의 잠자리는 따로 마련하자.

✓ 고양이는 먹이를 충분히 챙겨주고 침실 밖에 있도록 훈련하자.

✓ 폐쇄성수면무호흡증이 있는 사람과는 각자 다른 방에서 자거나 성능 좋은 귀마개를 사용하자.

✓ 같이 자는 사람과 자신이 둘 다 몸을 많이 움직이는 편이라 서로의 수면에 방해가 된다면, 각자 다른 방에서 자는 걸 고려할 필요가 있다.

✓ 서로 다른 방에서 자더라도 불을 끄기 전까지 함께 누워 있으면 그 시간이 즐거운 일상이 될 수 있다.

✓ 침실은 창문이나 방문을 열고 환풍기를 켜서 환기가 잘되도록 하자.

빛과 수면에 관한 오해와 진실

저녁에 밝은 불빛에 노출되면 멜라토닌의 기능이 저하되어 수면에 방해가 된다는 이야기를 들어본 적이 있을 것이다. 이런 이야기가 나온 배경은 이렇다. 뇌에서 생체 시계를 관리하는 시신경교차상핵은 우리가 밤에는 졸리고 낮에는 깨어 있도록 돕는데, 이 기능은 부분적으로 멜라토닌의 분비 시점에 따라 조절된다. 멜라토닌 분비량은 저녁에 늘고 이른 새벽부터는 줄어야 한다. 그렇다면, 시신경교차상핵은 멜라토닌 분비량을 늘려야 하는 시점을 어떻게 알까? 바로 빛이다. 눈으로 들어오는 빛의 양이 많으면 시신경교차상핵은 낮이라고 인식하고, 눈으로 들어오는 빛이 크게 줄면 밤으로 인식한다. 특히 파장이 짧은 빛(광범위한 빛 스펙트럼의 일부인 청색 빛)이 유입되면 시신경교차상핵은 지금은 낮이므로 멜라토닌 분비를 억제해야 한다고 판단한다. 그래서 저녁에 전자기기를 사용하는 등 밝은 빛에 너무 많이 노출되면 멜라토닌 분비가 억제되고 각성도가 높아져서 수면에 방해가 될 수 있다.

실제로 저녁에 전자기기 불빛에 많이 노출된 사람은 잠을 제대로 못 자고 아침에 피곤을 느끼며 자신의 수면 상태가 전반적으로 별로라고 느낀다는 연구 결과도 있다.[22] 또한 모든 조건이 통제된 실험실 환경에서 늦은 저녁에 단파장(청색) 불빛에 2시간 노출되면 자다 자꾸 깰 뿐만 아니라 다음 날 낮에 더 졸리고 집중력이 떨어지는 것으로 나타났다.[23] 코로나19 대유행 시기에 전 세계인의 전자기기 사용 시간이 평소보다 늘자, 수면 연구자들은 이를 실험실이 아닌 실생활에서 이런 변화가 수면에 주는 영향을 확인하는 기회로 활용했다. 2020년 이동 제한 조치가 취해진 첫 주에 이탈리아 연구진이 2천 명 이상을 대상으로 새로운 전자기기 이용 습관을 조사한 결과, 전자기기 이용 시간이 늘어난 사람들은 불면증 증상이 심해지는 등 수면 상태가 나빠졌다고 느끼는

것으로 나타났다.[24]

그러나 이런 연구가 완벽한 건 아니다. 예를 들어 코로나19로 제한 조치가 취해진 시기에는 전자기기 이용 시간만 늘어난 게 아니라 실직이나 사회적 고립도 늘어났고 낮에 앉아서 보내는 시간도 늘어나는 등 생활에 다른 큰 변화도 발생했을 가능성이 있다. 이런 요소 모두 수면 상태가 나빠지는 요인이 된다. 하지만 점점 더 많은 연구에서 전자기기 이용과 수면의 관계에 관한 흥미로운 결과가 나오고 있다. 나는 이런 상황을 모두 고려해서 (밤 9시 13분인 지금도 그렇고) 밤에 노트북 앞에 앉아 있을 때는 반드시 블루라이트 노출을 줄이려고 노력한다. 저녁 시간에 무조건 전자기기를 쓰지 않기로 결심하기 전에, 먼저 확실하게 알아두어야 할 정보와 주의 사항을 살펴보자.

저녁에 노출되는 빛의 양보다 낮에 노출되는 빛의 양이 더 중요하다

모든 건 상대적이다. 우리 뇌는 단순히 저녁에 노출되는 빛의 양만으로 멜라토닌 분비량을 조절하지 않는다. 최근의 광 노출 이력, 즉 그날그날 낮에 빛에 얼마나 많이 노출됐는지도 멜라토닌 분비 조절에 영향을 준다. 낮에 쬐는 밝은 빛은 저녁에 전자기기 사용 시 발생하는 영향을 상쇄할 만큼 강력한 영향력을 발휘한다. 한 예로, 스웨덴의 한 연구진은 연구 참가자들을 오후 일찍 연구실로 오게 한 후 빛이 환한 환경에서 6시간 반 정도 시간을 보내고 2시간 정도 종이책이나 전자책 중 한 가지 형태로 독서 후 잠자리에 들도록 했다. 참가자 전원을 대상으로 밤새 수면 상태를 관찰한 결과, 종이책을 읽은 사람들과 전자책을 읽은 사람들의 수면에는 아무런 차이도 나타나지 않았다. 수면 시간, 수면의 질, 멜라토닌 분비 양상, 다음 날 생활하면서 발휘되는 기능 모두 동일했다.[25]

다른 연구들에서 저녁에 전자기기 불빛에 2시간 노출되면 수면에 방해가 된다고 밝혀진 것과 모순되는 결과처럼 보이지만, 이 연구의 차이점은 모든 참가자가 낮에 장시간 밝은 빛에 노출되었다는 것이다. 이 연구에서 참가자들은 약 569럭스의 실험실 조명에 노출됐는데, 이는 창문이 있는 일반적인 사무실보다 더 밝은 환경이다. 보통 거실의 조도가 약 200럭스고 야외 조도는 흐린 날 2만 럭스, 직사광선이 내리쬘 때는 10만 럭스다.

낮에 일하는 환경이 어둑하다면(집에 마련된 사무 공간이나 사무실의 작은 칸막이 안, 창고, 실험실 등) 파장 범위가 넓은 조명을 설치하거나 되도록 창문 가까이에 앉자. 가장 좋은 건 점심시간에 밖으로 나가서 산책하는 것이다. 낮에 빛을 더 많이 쬘 수 있는 여러 가지 아이디어를 떠올려보자. 낮에 쬐는 빛의 양은 저녁에 전자기기를 사용해도 수면에 아무 지장이 없을 만큼 큰 영향을 준다.

저녁에 노출되는 빛은 쉽게 줄일 수 있다

저녁에 전자기기를 아예 쓰지 않는 게 현실적으로 불가능한 사람이 많으므로, 그 대신 빛의 영향을 줄이는 것도 한 가지 방법이다. 멜라토닌 분비를 억제하는 건 단파장(청색 등) 조명이며 장파장(주황색 등) 조명은 그런 영향이 없다. 휴대전화 디스플레이를 야간 모드로 변경하거나 블루라이트 차단 안경을 쓰는 것이 정말로 효과가 있는지는 아직 학자들 간에 의견이 완벽히 일치하지 않지만, 현재까지 밝혀진 증거로 보면 어느 정도는 도움이 된다는 쪽으로 의견이 기울고 있다. 특히 불면증이나 주의력결핍과잉행동장애, 양극성장애, 수면위상지연장애(극심한 올빼미족)가 있거나 이 가운데 여러 가지를 한꺼번에 겪고 있는 사람에게는 도움이 될 가능성이 크다.[26] 나는 일주기 유형이 약간 늦은 올빼미족인데도(수면위상지연장애에 해당할 정도로 심하지는 않다) 야간 모드나 블루라이트 차단 안경을 활용하면 도움이 된다고 느낀다.

한 연구에서는 불면증 환자들에게 저녁에 2시간 동안 블루라이트 차단 안경을 쓰도록 하자, 참가자가 주관적으로 느끼는 수면 상태가 훨씬 개선되고 실제 수면 지속 시간도 가장 많이 쓰이는 수면제와 거의 같은 수준으로 늘어났다(하룻밤 기준 약 28분).[27] 또 다른 연구에서는 불면증인지행동치료를 받으면서 블루라이트 차단 안경을 함께 활용하면 치료 효과가 전체적으로 증대된다는 결과가 나왔다.[28]

이 주제로 실시된 연구는 아직 소수지만 결과는 긍정적이다. 블루라이트 차단 안경은 판매처가 많고 온라인에서도 구입할 수 있으며 가격도 20달러 이내다.* 렌즈 색이 투명한 제품은 단파장 조명을 제대로 차단하지 못할 때도 있으므로, 나는 렌즈 색이 주황색이나 호박색인 제품을 추천한다. 자기 전에 2시간 정도 쓰고 있으면 된다. 낮에 쓰면 일주기 리듬이 혼란스러워져서 수면에 역효과가 발생할 수 있으므로 (의사가 쓰라고 조언한 경우가 아닌 이상) 낮에는 쓰지 않도록 주의해야 한다. 멜라토닌 분비가 적절히 조절되도록 만들고 싶다면, 가장 중요한 건 낮에 노출되는 광량과 밤에 노출되는 광량의 '대비'임을 잊지 말자.

올빼미족은 저녁 시간에 노출되는 빛의 양에 더 민감하게 반응할 수 있다

앞서 소개한 웨이처럼 밤에 잠자리에 드는 시각이 늦은 편이고 연휴마다 남들보다 늦게 자고 늦게 일어나는 사람은 올빼미족일 가능성이 있다. 즉, 이런 사람들은 생물학적인 특성상 취침 시각과 기상 시각이 일반적인 시각보다 늦다. 이 경우, 저녁에 밝은 빛에 노출되면 몸이 더 민감하게 반응해서 그렇지 않아도 늦은 편인 생체 시계가 더 늦춰질 수도 있다. 즉, 밤에 전자기기를 과도하게 사용하면 취침 시각이 평소보다 더 늦어지고, 그러한 영향이 평균적인 수준보다 더 강하게 발생할 가능성이 있다는 의미다. 그러므로 선천적인 올빼

---

* 우리나라에서도 온라인 쇼핑몰 기준 1~2만 원 선에서 구입할 수 있다. ─옮긴이

미족은 낮에 밝은 빛을 더 많이 쬐고, 저녁에는 블루라이트 차단 안경을 착용하고, 취침 전에는 전자기기를 쓰지 말고 자기 전에 긴장을 푸는 시간을 더 넉넉히(최소 30분) 갖는 게 좋다.

전자기기의 빛보다 이용하는 콘텐츠가 수면에 더 큰 영향을 준다

전자기기를 사용한다고 해서 전부 같은 영향이 생기는 건 아니다. 예를 들어 전자책 단말기로 제인 오스틴의 소설을 읽을 때와 1인칭 시점에서 총을 쏘는 비디오게임을 할 때 발생하는 자극은 같지 않다. 적절한 콘텐츠와 그렇지 않은 콘텐츠를 딱 잘라서 구분할 수 있는 기준은 없다. 누군가에게는 의미 있고 긴장을 푸는 데 도움이 되는 콘텐츠도 다른 사람에게는 그렇지 않을 수 있기 때문이다. 하지만 지루하게 시간을 보내는 것도 수면에 별로 도움이 안 되기는 마찬가지이므로, 자극이 될 수 있는 콘텐츠를 저녁에 무조건 멀리할 필요도 없다. 앞에서 나온 케이샤도 그랬다. 전자기기를 사용하지 않으면 저녁 시간이 너무 외롭고 지루했고 그로 인한 불안감에 불면증이 더 심해졌다.

내가 권장하는 방법은, 저녁에 소비하는 미디어 콘텐츠가 자신에게 정말 만족스럽고 즐거운지, 아니면 단순히 정신을 분산시키는 수단으로 TV를 보거나 딱히 하고 싶은 게 없어서 소셜 미디어를 새로고침 하고 있는 건 아닌지 스스로 솔직하게 판단하는 것이다. **더 큰 행복감을 느낄 수 있는 콘텐츠를 능동적으로 찾아서 소비하는 습관과 미디어 시청 외에 몸과 마음에 만족감을 주는 다른 활동을 찾으려는 노력이 균형을 이루어야 한다.** 예를 들어, 저녁에 좋아하는 TV 프로그램을 보고 소셜 미디어에서 친구들 소식을 살펴본 다음 스트레칭을 하고, 일기를 쓰고, 반려견과 노는 것도 저녁 시간을 보내는 좋은 방법이다. 자러 갈 준비를 하면서 예능 콘텐츠를 가볍게 시청하고 자기 전에는 책을 읽는 것도 좋다.

전자기기를 사용하는 다양한 활동 중 저녁 시간을 즐겁게, 또는 의미 있게 보낼
수 있는 활동을 찾아보자.

- TV 프로그램이나 스트리밍 서비스의 특정 프로그램:

  (시청 시간: _____분)

- 소셜 미디어

  ✓ 페이스북, 목적:

    (이용 시간: _____분)

  ✓ 엑스(트위터), 목적:

    (이용 시간: _____분)

  ✓ 인스타그램, 목적:

    (이용 시간: _____분)

  ✓ 틱톡, 목적:

    (이용 시간: _____분)

  ✓ 유튜브, 목적:

    (이용 시간: _____분)

  ✓ 문자메시지나 메신저 프로그램, 목적:

    (이용 시간: _____분)

  ✓ 기타, 목적:

    (이용 시간: _____분)

  ✓ 비디오게임/휴대전화 게임/태블릿 게임:

    (이용 시간: _____분)

- 특정 웹사이트 활동:

  (이용 시간: _____분)

- 특정 어플리케이션 사용:

  (이용 시간: _____분)

- 기타, 목적:

  (이용 시간: _____분)

전자기기와 무관한 활동 중 저녁 시간을 즐겁게, 또는 의미 있게 보낼 수 있는 활동을 찾아보자.

- 스트레칭이나 가벼운 운동.
- 독서.
- 일기 쓰기.
- 연인·배우자와 함께하기.
- 가족, 반려동물과 함께하기.
- 친구들과 연락하기.
- 마음챙김 명상, 그 밖의 명상.
- 자기 관리 활동: _____
- 창의력을 발휘하는 활동: _____
- 취미 활동: _____
- 가벼운 집안일: _____
- 기타: _____
- 기타: _____

저녁 시간에 빛에 과도하게 노출되어 수면에 발생할 수 있는 문제를 줄일 수 있는 다음 활동 중에 앞으로 시대해볼 만한 것을 찾아보자.

- 낮에 밝은 빛 더 많이 쬐기.
- 다음 시간대에는 밖에 나가기: _____
- 다음 실내 환경에 광범위 파장 전구* 설치하기: _____
- 기타: _____
- 저녁에 밝은 빛에 덜 노출되기.
- 전자기기 사용 시간 줄이기: _____시간.
- 블루라이트 차단 안경 쓰기.

위의 계획을 잘 실천할 수 있도록 다음 변화도 시도한다.

- 휴대전화에 각 활동의 시작·종료 시각을 알람으로 맞춰둔다(밖에 나가기, 업무 이메일 확인하기, 자기 전에 휴식하며 긴장 풀기 등).
- 태블릿과 휴대전화는 저녁의 특정 시각부터 디스플레이 설정이 야간 모드로 자동 변경되도록 한다.
- 저녁 시간에는 휴대전화 설정을 '방해 금지 모드'로 변경해서 각 어플리케이션 의 알림을 필요한 것만 받는다.
- 휴대전화와 태블릿 특정 어플리케이션의 사용 시간을 미리 정하고, 그 시간만 큼 사용하면 알림이 오도록 설정한다.
- 빛 노출량 조절에 필요한 장비를 구입한다(사무실 책상에 둘 광치료용 스탠드, 블 루라이트 차단 안경 등).
- 일주일간 계획을 잘 지키면 스스로 상을 준다.

---

* 태양 빛을 구성하는 다양한 파장 전체를 스펙트럼이라고 한다. 광범위 파장 전구는 빛의 파장이 스펙트럼 전체에 넓게 분포해 태양 빛과 더 비슷하다. 3파장, 5파장 전구로 판매된다. – 옮긴이

케이샤와 웨이 모두 불면증치료가 끝날 무렵에는 잠과 훨씬 더 좋은 관계를 맺게 되었고 전반적인 건강도 좋아졌다. 케이샤에게 생긴 가장 큰 변화는 자신의 수면 상태에 관한 분석을 그만두고 그간 시달리던 부담에서 벗어난 덕에 밤이 되면 자연스럽게 졸음이 오는 반응이 나타난 것이다. 웨이에게 생긴 가장 큰 변화는 생체 시계가 좀 더 일정하게 흘러갈 수 있도록 규칙적으로 생활하고, 시간을 쓰고 싶은 활동과 그 활동을 할 시점을 자신의 의지대로 정하게 된 것이다. 예를 들어 암호화폐 거래는 계속하되 밤이고 낮이고 온종일 매달리는 대신 매일 오전에 딱 15분만 쓰고, 거래 어플리케이션을 휴대전화 화면 맨 뒤로 옮겼다. 계속 들어가 보고 싶은 유혹을 떨치려고 앱 알림도 껐다.

수면 위생의 관점에서 평가하면 두 사람 다 완벽하지 않다. 그게 핵심이다. 케이샤는 너무 완벽해지려는 노력에서 벗어날 필요가 있었고, 웨이는 조금 더 완벽해지는 방향으로 노력할 필요가 있었다. 자신의 현재 습관을 돌아보고 몇 가지를 바꿔보는 과정을 거치다 보면 자신에게 꼭 필요한 방향을 찾을 수 있다.

- 저녁에 운동해도 된다.
- 야간 TV 및 콘텐츠 시청(또는 침실에서 빛과 소음에 크게 노출되는 다른 활동)은 수면에 방해가 된다.
- 일반적으로 향정신성 물질(뇌의 지각력이나 기능에 변화를 일으키는 모든 물질)은 과도하게 사용하면 수면에 좋지 않다. 카페인·알코올·니코틴, 기분 전환 목적으로 사용하는 마약이 이러한 물질에 포함된다. CBD는 수면의 일부 측면에 단기간 도움이 될 수도 있으나 일반의약품으로 판매되는 다른 수면 보조제들과 마찬가지로 만성 불면증의 해답이 될 가능성은 거의 없다.
- 하지만 수면을 위해 모든 물질을 완전히 끊어야 하는 건 아니다. 예를 들어 커피와 알코올을 소량 또는 적당량 섭취해도 잠과 좋은 관계를 잘 유지하는 사람도 많다. 이러한 물질에 자신이 얼마나 민감하게 반응하는지 파악하고, 의구심이 들 때는 섭취량을 줄여보면서 수면에 도움이 되는지 확인해보자.
- 같이 자는 존재(사람과 동물 모두)는 몸을 움직이거나, 소리를 내거나, 방 안의 산소량에 영향을 주므로 수면에 방해가 될 수 있다. 함께 자느라 취침 시각이 각자의 일주기 리듬과는 어긋날 수도 있다. 이러한 문제를 방지하려면 잠은 따로 자거나 귀마개와 안대를 이용하고 침실 환기에 신경 쓰자.
- 늦은 저녁에 빛에 과도하게 노출되면 수면에 방해가 되고 다음 날 피로를 유발할 수 있다. 타고난 올빼미족이라면 빛 노출량에 따라 수면과 일주기 리듬에 더 영향을 받기 쉽다.
- 하지만 낮에 밝은 빛을 충분히 많이 쬐면 저녁에 전자기기 사용으로 발생할 수 있는 부정적인 영향을 줄일 수 있다(아예 영향을 받지 않을 수도 있다). 가능하면 밖에 나가서 산책하자.

- 저녁에 전자기기로 소비하는 미디어의 종류와 그 미디어를 소비하는 이유도 생각해봐야 한다. 전자기기로 하는 활동과 전자기기를 쓰지 않고 저녁 시간을 즐겁고 의미 있게 보낼 수 있는 활동의 균형을 맞추자.

12

잠과 건강한 관계를
평생 유지하는 법

수면 상태는 불면증치료가 정해진 절차대로 다 끝난 뒤에도 몇 달간 계속 더 좋아지는 경우가 많다. 나는 불면증인지행동치료에 관한 임상시험 수십 건을 꾸준히 분석했는데, 컨디션이 전보다 나아지고 수면 시간이 20분 더 '추가로' 늘어나는 효과가 치료가 끝나고 3~12개월 동안 이어지는 것을 알 수 있었다. 이 책의 프로그램으로 얻는 결과가 오랫동안 유지되고 갈수록 더 좋아질 가능성이 크다는, 반가운 소식이다.

하지만 모든 관계는 유지하려는 노력이 필요하다. 현재 결혼 생활이 행복하다고 느끼는 사람들은 다 알겠지만 친밀한 관계일수록 당연하게 여기면 안된다. 잠과의 관계도 마찬가지다. 지금까지 우리는 잠과의 관계와 생리학적인 일주기 리듬을 되돌리고, 잠에 대한 인식을 바꾸는 법을 배우고, 도움이 안 되는 수면 노력은 버리고, 오랜 친구인 잠과 더 건강한 관계를 맺는 법을 배웠다.

이제는 여기까지 올 수 있었던 핵심 개념과 기술을 검토해보면서 어떤 노력을 지속할지 생각해볼 때다. 문제가 생긴 다음에 해결하려고 하지 말고, 장기적으로 잠과 탄탄한 관계를 유지하는 법을 알아두자.

올바르게 평가하기

내가 최근에 만난 웨인은 수치 변화로만 보면 만점짜리 환자였다. 원래는 잠드는 데만 평균 2시간씩 걸렸던 그는 치료가 끝날 무렵에는 평균 30분이면 잠들 수 있게 되었다. 수면제 복용량도 거의 75퍼센트나 줄였고 완전히 끊으려고 계속해서 노력했다. 웨인의 마지막 치료 날에 그간 향상된 결과를 함께 살펴보면서 나는 정말 뿌듯했는데, 놀랍게도 웨인은 여전히 자신의 수면에 불만이 많았다. 한밤중에 한두 번 (짧게) 잠이 깨는 게 걱정되는 모양이었다. 웨인은 그동안 그토록 힘들게 애썼는데도 '밤에 쭉 잠들지 못한다'는 사실에 실망했다.

이런 반응은 드물지 않다. 수면 상태를 개선하겠다는 목표에 너무 몰두하면 완벽하지 않은 부분만 눈에 들어오기도 한다. 옥의 티일 뿐인 그런 부분이 아주 크게 다가오고 큰 좌절감을 느낀다.

웨인은 지극히 정상적이고 건강한 수면도 밤에 두어 번 잠이 깰 수 있다는 사실을 잊었을 뿐만 아니라 치료 과정의 큰 그림을 보지 못했다. 치료를 처음 시작한 후부터 지금까지 수면 상태가(그리고 잠과의 관계가) 얼마나 달라졌는지 하나하나 함께 짚어본 후 그는 비로소 지난 몇 주 동안 얼마나 많은 진척이 있었는지 깨달았다. "3개월 전에 선생님이 제게 지금 제 수면 상태를 목표로 정하자고 했다면, 전 아마 불가능한 목표라고 했을 겁니다!" 웨인은 자신의 수면 상태가 얼마나 개선됐는지, 아직 부족한 부분은 있지만 수면이 이만큼 개선된 후 전체적인 삶의 질에 얼마나 큰 영향이 생겼는지 깨닫고 더욱 놀라워했다. 이처럼 우리의 이야기를 '잠과 오래오래 행복하게 살았답니다'로 마무리하려면 그간의 성취를 감사할 줄도 알아야 한다. 스스로 이런 질문을 던져보자.

- 어떤 부분에 감사한가? 잠이 개선되어 어떤 도움을 받았나?
- 수면이 개선되면서 어떤 변화가 생겼나?
- 잠을 잘 자게 된 후 무엇이 좋아졌나? 내가 느끼는 전반적인 행복감은 얼마나 개선됐나?

이 책의 프로그램을 시작하기 전에 작성한 수면 일기와 최근 일주일간 작성한 수면 일기를 비교해보면 위의 질문에 더 쉽게 답할 수 있다. 통합 수면 일기 어플리케이션을 사용 중이라면 그래프를 열어서 지난 몇 주간 어떤 변화가 있었는지 확인해보라. 데이터에 어떤 변화가 생겼나? 잠에 관한 생각을 곱씹느라 보내는 시간 등 그 숫자에 담기지 않았지만 체감하는 변화는 무엇인가? 잠과의 관계를 개선하려고 우선적으로 노력하고 투자한 자신의 공로도 인정하자. 이어서 다음 질문도 던져보자.

- 전에는 몰랐지만 새로 알게 된 기술과 지식은 무엇인가?
- 잠과의 관계 개선을 위해 내가 잘하고 있는 일은 무엇인가?
- 예전보다 더 자신감을 느끼게 된 것은 무엇인가?
- 수면에 도움이 안 되는 패턴 중 극복한 것은 무엇인가?

지금까지 해온 노력을 찬찬히 짚어보면서 자부심과 감사하는 마음을 키워보자. 이런 시간을 따로 갖는 이유는 단순히 기분이 좋아지고 뿌듯함을 느끼기 위해서가 아니다(물론 그것만으로도 충분히 좋은 이유지만). 현재나 미래의 수면 상태에 감사할 줄 아는 것은 간혹 일시적으로 수면 패턴이 다시 나빠지거나 다른 변화가 생기더라도 이를 무사히 극복하는 데 꼭 필요한 기술이다.

잠에게 보내는 러브레터

사람한테 보내듯 잠에게 러브레터를 써보는 이 활동을 나는 개인적으로 좋아하지만 사실 좀 낯간지러운 일이긴 하다(필수는 아니므로 각자의 선택에 맡긴다). '잠에게'로 시작해서, 자신이 느끼는 애정과 감사하는 점들을 나열하며 마음을 표현하면 된다. 1990년대의 유명한 밴드 보컬이 됐다고 상상하면서(또는 아델이나 비틀스), 또는 사랑의 열병에 취해 연인과 로맨틱한 해변을 거닐고 있다고 생각하면서 글로 써보자. 이 사랑을 지키려고 앞으로 무엇을 할 것인지도 약속하자. 다 쓴 편지는 고이 간직해두었다가 나중에 잠과의 관계가 삐걱댈 때 꺼내서 읽어보자.

베풀고 응원하기

해로운 관계의 중요한 특징은, 한쪽이 일방적으로 받기만 하고 상대방에게 계속 뭔가를 요구한다는 점이다. 서로의 관계를 위해 자신은 동등하게 노력하지도 않으면서 상대방은 노력해야 하고 내가 원하는 것을 주어야 한다고 바라는 건 관계를 망치는 지름길이다. 잠이 엉망진창이고 내게 필요한 걸 주지 않는다는 좌절감이 들기 시작하면, 잠시 멈추고 나는 잠이 필요로 하는 것을 제공하고 있는지 확인해보라. 우리 몸과 뇌는 기적 같은 일을 해내는 곳이 아니며 우리가 무엇을 제공하느냐에 따라 거기에 맞게 기능을 발휘하는 일꾼일 뿐이다. 잠과 좋은 관계를 유지하려면 기본적으로 다음과 같은 노력이 필요하다.

- 빛 많이 쬐기＋몸 움직이기 습관을 유지하자.
  - 낮에, 특히 아침에 빛을 많이 쬔다.*
  - 늦은 저녁에는 전자기기 화면 밝기를 줄이거나 블루라이트 차단 안경을 착용해서 밝은 빛의 노출량을 최소화한다.**
  - 매일 잠깐이라도 몸을 활발히 움직이자. 꼭 격렬하게 운동해야 하는 건 아니다. 꾸준히, 자주 움직이면 된다.
- 생활 리듬을 일정하게 유지하자.
  - 휴일을 포함해서 매일 비슷한 시각에 일어난다.
  - 매일 비슷한 시각에 규칙적으로 식사한다. 아침 식사도 거르지 말자.
- 각종 물질은 목적에 따라 합리적으로 이용해야 한다.*** 특정 물질이 잠에 영향을 준다고 의심되면 아래와 같은 방법을 시도하자.
  - 카페인 섭취량을 줄여본다.
  - 알코올 섭취량을 줄여본다.
  - 담배를 줄이거나 끊는다.
  - 다른 향정신성 물질(대마 포함)을 줄이거나 끊는다.
  - 현재 이용 중인 수면제(수면에 영향을 줄 수 있는 다른 약)가 적합한지 의사와 의논한다.

---

* 다시 간단히 복습해보자. 가능하면 야외에서 시간을 보내고, 어쩔 수 없이 실내에서 보내는 시간이 긴 경우에는 광범위 파장 전구가 달린 광치료용 스탠드를 마련해서 아침에 30분 정도 켜서 빛을 쬐자. 실내 사무실에 있어도 빛을 충분히 쬔다고 생각할 수 있지만, 커다란 창문 바로 앞에 앉아 있는 게 아니라면 무조건 빛을 추가로 더 쬐는 게 좋다.

** 저녁에 밝은 빛을 피하는 것보다 낮과 밤에 노출되는 광량의 대비가 커야 한다는 게 핵심이다. 저녁에 모든 전자기기 사용을 중단할 필요는 없다.

*** 각종 물질을 줄이거나 끊을 때는 인내심을 가져야 한다. 금단증상을 겪으면 특정 물질을 줄이거나 끊어서 수면이 개선되는 효과가 나타나기 전에 수면 상태가 나빠졌다고 느낄 가능성이 크다. 끊기 힘든 물질이라면(담배 등) 행동의학 전문가의 도움을 받을 것을 강력히 권한다.

- **잠들기 좋은 환경을 조성하자**(너무 완벽하게 만들려고 애쓰지 말 것).
  - 자는 환경은 환기가 잘되도록 신경 쓴다.
  - 자는 환경에 소음과 빛이 과도한 편이라면 귀마개나 안대를 착용한다.
  - 같이 자는 사람(또는 반려동물)이 코를 골거나 움직임이 많으면 다른 공간에서 따로 자는 방안을 고려한다.
- **영양을 충분히 섭취하고 건강 문제가 생기면 곧바로 해결하는 등 전반적으로 건강에 유익한 습관을 들이자.**

경청하기

수면의 가장 놀라운 특징은 개개인의 필요에 맞게 변화한다는 것이다. 마라톤 경기에 출전하려고 훈련 중이거나 병에서 회복 중일 때, 특정한 감정을 겪고 있을 때 우리 몸은 가장 중요한 순간에 도움이 되도록 자동으로 수면을 조정한다. 몸은 우리에게 늘 귀를 기울인다. 하지만 우리는 몸의 말에 귀를 기울이지 않을 때가 많고, 오히려 몸에게 기대하고 요구하며 원하는 대로 되지 않으면 실망한다. 이런 일방적인 관계가 지속될수록 몸이 무엇을 필요로 하는지 이해하지 못하고, 수면은 '반드시 이래야 한다'는 기준을 멋대로 세우고는 잠과의 관계를 그 틀에 맞추려고 압박한다. 몸의 말에 귀를 기울이려면 다음과 같은 노력이 필요하다.

- **마음챙김의 원리를 활용해서 몸에 호기심을 갖는다.** 수시로 마음챙김 호흡과 몸 살피기를 실천한다. 아주 짧게라도 좋다. '마음챙김'이란 좋고 나쁘고를 따지지 말고 지금, 여기에 집중하는 것이다. 몸이 어떻게 느끼는지를 알아

차려보자.

- **졸린 것과 피곤한 것은 다르다는 사실을 기억하자.** 침대에 웅크리고 누워 있고 싶을 때는 둘 중 어느 쪽인지 판단해보자. 졸리면 자러 가면 되고* 피곤하면(또는 힘들고, 지치고, 기력이 없고, 지루하고, 몸이 축축 처지는 등) 지금 몸에 정말로 필요한 건 무엇인지 찾아봐야 한다.

- **피로를 극복하려고 기계적으로 카페인(또는 다른 물질)에 기대면 안 된다.** 커피를 끊으라는 말이 아니다. 커피를 좋아하고, 아침에 커피 한 잔이 주는 활력이 반갑다면 마셔도 된다. 하지만 하루를 버티려는 목적에서 그 활력을 여러 번 만들어내려고 커피를 계속 마시면 안 된다. 카페인 없이는 몸이 제대로 기능하지 않는다고 느껴진다면, 몸에 진짜 필요한 게 무엇인지 찾아봐야 한다.

- **고통은 "몸에서 허약함이 빠져나가는" 과정******이 아니다.** 고통은 도와달라는 울부짖음이다. 고통과 경계해야 할 몸의 신호를 억지로 무시하면 안 된다. 번아웃의 징후도 마찬가지다. 푹 쉬고 몸을 잘 돌보는 건 나약하다는 것도, 몸의 어리광을 받아주는 것도 아니다. 몸을 챙기는 건 책임감 있는 행동이다.

- **잠을 생산성을 높이는 수단으로 여기지 마라.** 최신 기술을 좋아하는 사람들은 수면 추적 어플리케이션에 찍히는 수치를 기준으로 수면 상태를 최상으로 만들려고 하지만, 5퍼센트 더 잔다고 해서 생산성이 5퍼센트 늘어나지는 않는다. 잠을 생산성을 높이는 수단으로 여기면 정작 중요한 것, 즉 진짜 행복하고 건강하게 살기 위해 몸에 필요한 것이 무엇인지 알아내려는 노력과는 점점 더 멀어진다.

---

*　낮에 규칙적으로 짧게 낮잠을 자는 데도 자주 졸리다면, 의사와 수면무호흡증은 아닌지 상담하거나 현재 복용 중인 약이 적절한지 확인해볼 필요가 있다.

**　미국 해병대 출신 작가 라일 제레미 루빈Lyle Jeremy Rubin의 책 제목《고통은 몸에서 허약함이 빠져나가는 것이다Pain is Weakness Leaving the Body》로 유명해진 문구. -옮긴이

- **항상 열린 마음으로 변화를 받아들여야 한다.** 변화는 멋지고 경이로운 일이다. 잠은 매주, 계절마다 그리고 해마다 달라질 수 있다. '반드시 이래야 한다'는 기준을 정해놓고 거기에 맞추려고 하지 마라. 호기심을 갖고 몸이 현재 무엇을 필요로 하는지 관심을 기울이자. 잠이 이전보다 줄거나 늘었거나, 수면 패턴이 바뀌었다면 그것이 지금 몸에 필요한 변화일 수도 있다. 언제든 몸이 만족하는 것만이 '옳다'.

기대는 현실적이고 타당해야 한다

잠과 장기적으로 좋은 관계를 유지할 때 많은 사람이 저지르는 한 가지 실수로 '과도한 기대'가 있다. "맞아요, 예전보다 훨씬 나아지긴 했죠. 하지만 아직도 가끔 밤에 괴로울 때가 있어요. 매일 잘 자야 하지 않나요? 낮에는 확실히 몸이 가뿐해졌는데, 아침에는 몸이 축 처져요. 자고 일어나면 벌떡 일어나서 곧바로 뭐든 할 수 있어야 하잖아요? 불면증은 없어졌지만, 잠을 5퍼센트만 더 잘 수 있다면 일도 5퍼센트 더 잘할 수 있을 것 같아요." 이렇게 말하는 식이다.

잊지 말자. 우린 로봇이 아니라 사람이다. 수면과 기분, 몸의 에너지 수준, 심지어 이런 것을 지각하는 능력까지도 너무나 많은 요소에 영향을 받고 우리는 그걸 일일이 다 통제할 수 없다. 통제할 수 있다고 하더라도 그랬다가는 인생을 제대로 살기보다 불완전한 부분을 없애려고 애쓰다가 끝날 것이다. 잠과의 관계가 건강해도 다음과 같은 일들은 얼마든지 일어날 수 있다.

- **매일 밤 자다가 몇 번씩 깨는 건 정상이다.** 자다가 깬 기억이 거의, 또는 아예

없어도 괜찮다. 그중에 몇 번은 기억나더라도 역시나 괜찮다. 자다가 깬다고 해서 수면의 질이 나쁜 게 아니다.

- **누구나 가끔 불면증을 겪는다.** 나도 마찬가지다! 그렇다고 전반적인 수면이 건강하지 않거나 잠과의 관계가 나쁘다고 할 수는 없다.

- **자고 일어나면 대부분 비몽사몽에 의욕도 없고 몸이 무겁다.** '수면 관성'으로도 불리는 지극히 정상적인 현상이다. 몸이 활기를 찾고 움직이려면 30분 정도 걸린다.

- **가끔은 푹 잔 다음 날에도 낮에 피곤할 수 있다.** 피로의 원인은 대부분 수면과 무관하기 때문이다. 수분을 충분히 섭취하고, 잘 먹고, 몸을 움직이고, 사람들과 어울리고, 휴식하고, 반성하는 시간도 갖고, 창의력을 키우자. 어쩌다 한 번씩(자녀가 있다면 좀 자주) 피곤한 건 정상적인 범위에 포함된다는 사실을 받아들이자.

- **나보다 쉽게 잠들고 오래 잘 자는 사람은 늘 있다.** 그렇다고 그런 사람들의 수면의 질이 더 좋다고 할 수도 없다. 베개에 머리가 닿자마자 잠들고 어떤 환경에서도 코를 골면서 쿨쿨 잘 자는 사람이 주변에 있다면, 오히려 수면무호흡증 검사를 받아봐야 할 수도 있다. 너무 금세 곯아떨어지는 건 수면장애가 있을 때 흔히 나타나는 수면 과다의 징후일 수 있다.

- **수면에 무조건 '만점'을 받을 필요는 없다.** 수면 추적기를 다시 쓰기로 했다면, 그러한 장치로는 수면 상태가 정확히 기록되지 않을 수 있음을 알아야 한다. 수면 단계 기록은 특히 부정확하다. 수면 추적기가 알려주는 수면 점수 역시 계산 방식에 따라 거의 아무 의미가 없을 수도 있다. 기계가 알려주는 점수보다는 잠과의 관계와 전후 상황을 고려해서 스스로 판단한 수면 상태를 더 신뢰하는 게 좋다.

엄격함보다는 유연함과 너그러움을 발휘하자

잠에 대체로 현실적이고 객관적인 기대를 품고 잘 지내다가도 때때로 뚜렷한 이유 없이 변화가 생기면 실망할 수 있다. 대인 관계에서도 친구가 저녁 식사를 함께하기로 해놓고 몇 분 전에 연락해서 못 온다고 하거나, 연인이나 배우자가 자신이 보기엔 별것도 아닌 일에 성질을 부린다고 느낄 때가 있다. 그럴 때 우리는 어떻게 할지 선택할 수 있다. 하나는 상황을 바로잡기로 마음먹고 탐정처럼 이런 일이 왜 일어났는지 조사하면서 일어나서는 안 되는 일이었다고 계속 곱씹는 것이고, 다른 하나는 가끔은 모든 게 완벽하게 흘러가지 않으며 그런 일이 왜 생겼는지는 영원히 모를 수도 있지만 그래도 괜찮다고 받아들이는 것이다. 수면에 가끔 문제가 생겨도 유연함과 너그러움을 발휘한다면 잠과 전반적으로 좋은 관계를 훨씬 수월하게 유지할 수 있다. 불면증에 자주 시달리는 사람일수록 이런 노력이 더더욱 중요하다. 불면증은 지나간 일을 계속 곱씹고, 과도하게 분석하고, 기대가 클수록 '더 심해지기' 때문이다. 수면 노력에 관한 설명을 기억하는가? 내용을 다시 떠올려보자.

- **완벽해지려는 낌새는 경계해야 한다.** '수면이 이것 '한 가지만', '요만큼만' 더 좋아지면……' 같은 생각이 들거나 '딱 그 정도만 좋아지면 ○○를 달성할 수 있을 텐데……' 같은 생각이 들면 한 걸음 뒤로 물러나서 지금까지 잘한 것들을 살펴보자. 인내심을 가져야 한다. 자신이 통제할 수 '있는' 것만 남기고 통제할 수 없는 건 놓아버려야 한다.
- **수면 개선 관련 검색은 중단하자.** 온라인에서 찾을 수 있는 수면 관련 정보는 대부분 부정확하거나, 오해를 유발하거나, 완전히 잘못된 내용이다. 그런 정보를 보면 자신감이 사라지고 수면 노력이라는 모래 수렁에 갇힌다. 가족이

나 친구가 그런 기사를 자꾸 보낸다면, 걱정해주는 건 고맙지만 그만 보내라고 이야기하라.

- **생활을 잠 위주로 계획하지 마라.** 앞서도 설명했듯이 생활 리듬을 대체로 일정하게 유지하는 것이 중요하지만 사람들과 어울리거나 여행할 기회까지 다 내칠 필요는 없다. 그런 일들이 설사 수면에 방해가 되더라도 일시적인 수준에 그친다. 파티를 정말 즐기고 있거나 칵테일을 몇 잔 더 마시고 싶은데 완벽한 수면 위생 기준과 맞지 않는다는 이유로 즐거움을 참지 마라.

- **잠 때문에 너무 많은 돈을 쓰지 마라.** 최고급 매트리스에 누워봤더니 허리가 정말 편해서 하나 장만하고 싶다면 사도 된다! 하지만 '수면의 질을 높이는' 제품이라서, 또는 불면증을 방지할 것 같아서라는 이유로 큰돈을 들일 필요는 없다. 그런 지출은 돈을 내고 수면 노력과 비합리적인 기대를 사는 일이다.

- **수면 추적기는 버려라.** 이쯤 되면 내가 같은 말을 너무 반복한다고 느낄 수도 있다. 하지만 나는 불면증을 겪고 있는 사람(또는 과거에 겪었던 사람)이 수면 추적기만 쓰지 않아도 잠에 느끼는 불안감이 깜짝 놀랄 만큼 크게 줄어드는 것을 매번 확인한다. 자신을 믿고, 잠을 믿어라. 기기로 수면 상태를 추적해봐야 임상학적으로 타당한 조언이나 실질적인 조언을 얻을 수도 없고 잠을 강압하는 일이 될 뿐이다.

- **가장 중요한 건 자려고 '애쓰지 않는 것'이다.** 명상, 양이 몇 마리인지 세기, 특정 기기를 켜거나 끄는 것 등 잠을 유도하려는 목적으로 하는 모든 건 과도한 수면 노력에 해당한다. 지금 당장 잠이 오지 않으면 아무리 애써도 소용없다. 잠은 어서 오라고 설득할수록 더 멀리 달아난다. 그냥 일어나서 재밌는 일을 하며 '혼자만의 시간'을 조금 더 즐겨라.

고비가 왔을 때 수면을 조정하는 법

살다 보면 스트레스가 심하거나, 여행을 떠나거나, 일정이 변경되거나, 건강에 변화가 생기는 등 수면과의 관계를 뒤흔드는 여러 일들이 생기게 마련이다. 수면 또한 일생을 사는 동안 필요한 것이 바뀌고 패턴도 달라진다. 예를 들어 완경기는 수면 패턴을 뒤흔들기로 악명이 높다. 없어졌던 불면증이 때때로 다시 찾아오기도 한다. 이 책의 프로그램과 비슷한 방법으로 불면증치료를 받으면 재발하는 경우가 그리 많지 않지만, 불면증이 다시 생기더라도 수면과는 평생을 함께하는 관계이므로 그런 일도 얼마든지 일어날 수 있음을 기억하자.

불면증이 다시 시작됐다면 당황하거나 자책하지 마라. 이제는 이 책을 읽기 전보다 불면증을 이겨내는 방법에 관한 지식과 경험이 전보다 훨씬 풍부해졌을 것이다. 또한 잠에 감사하고, 잠이 필요로 하는 것을 제공하고, 합당한 기대를 품고, 유연한 태도를 가져야 하는 이유도 확실히 알게 되었을 것이다. 그 정도면 기초가 탄탄하게 자리 잡았다고 볼 수 있다.

이런 바탕이 마련된 상황에서 수면에 변화가 생겼을 때 할 수 있는 몇 가지 구체적인 대응 방법을 소개한다.

규칙을 엄격히 지키는 대신 몸의 신호에 귀를 기울이자

유연한 대나무는 바람이 불어도 부러지지 않는다. 주변 환경이 바뀌면 유연해져야 한다. 규칙을 무조건 고수하지 말고 몸이 무엇을 필요로 하는지 경청해야 한다. 예를 들어 수술받은 지 얼마 안 된 경우에는 수술 전에 실천했던 취침, 기상 계획을 그대로 정확히 지키려고 하지 마라. 낮에 밝은 빛을 많이 쬐려고 최대한 노력하되, 몸이 원하는 만큼 푹 자고 휴식을 취해야 한다. 얼마 전에 출산했고 밤에 신생아를 돌봐야 한다면 낮에 필요한 만큼 낮잠을 자고 갓 태어난 아기의 몸이 낮과 밤의 변화를 더 명확히 구분할 수 있도록 도와주자.*
이혼 절차를 진행 중이거나, 이사 준비 중인 경우처럼 극심한(하지만 일시적인)
스트레스를 겪고 있어서 얼마간은 스트레스 관리법을 제대로 실천할 여력이
없다면, 수면제는 바로 이런 상황에 쓰라고 개발된 것임을 기억하자. 도움이 필
요할 때 수면제를 복용하고(물론 의사에게 처방받아야 한다) 나중에 잠과의 관계
를 되돌리면 된다.

우리가 살면서 겪을 수 있는 일은 너무나 광범위하므로, 힘든 상황에 정
확히 어떻게 하는 것이 유연한 대처법인지 일일이 구체적으로 다 정해둘 수는
없다. 어떻게 해야 할지 확신이 들지 않을 때는 몸에 귀를 기울여라. 졸린 건 잠
이 필요하다는 신호고, 자고 싶은 마음이 굴뚝같은데도 졸리지 않으면 연인이
나 배우자의 정서적인 응원, 따뜻한 물에 목욕하는 것 등 다른 것이 필요하다.
절대 억지로 자려고 하면 안 된다. 생활을 최대한 일정한 리듬으로 유지하고,
낮에 밝은 빛을 많이 쬐고, 그밖에 전체적으로 몸과 정신건강에 좋은 습관을
유지하려고 노력하자. 스트레스 상황이 정리되거나 스스로 적응해서 대처할
수 있는 상태가 되면 다시 다음 단계로 넘어가면 된다.

수면건강을 위해 다시 집중적인 노력을 시작할 때는 수면 일기부터 쓰자

1~2주간 매일 수면 일기를 쓰는 것만으로 수면 상태가 훨씬 나아지는 경
우가 많다. 수면 일기를 쓰면 현재의 취침과 기상 패턴을 폭넓은 관점에서 볼
수 있고, 이 책의 프로그램을 맨 처음 시작했을 때 자신에게 무엇이 도움이 됐

---

* 갓 태어난 아기는 낮과 밤을 명확히 구분하는 일주기 리듬이 아직 수면 패턴으로 발달하지 않았
다. 하지만 걱정할 것 없다. 이런 리듬은 생후 첫 3개월에 걸쳐 낮보다 밤에 잠드는 시간이 점점 길
어지면서 자연히 발달한다. 낮에 아기가 빛에 노출되도록 하고 밤에는 실내조명의 조도를 낮추면
이 과정을 도울 수 있다.

는지 상기할 수 있다. 예를 들어 스스로 인지하는 것보다 잠이 깬 이후에도 침대에서 뭉그적거리는 시간이 더 길다거나, 일주일 동안 기상 시각이 심하게 오락가락한다는 사실을 일기를 통해서 알게 될 수도 있다. 이번에는 과거에 만성 불면증을 마지막으로 겪었을 때와는 상황이 다르며 그때와 다른 방법에 더 집중할 필요가 있음을 깨닫게 될 수도 있다.

필요하면 잠과의 관계 되돌리기를 다시 시작하자

불면증 패턴이 다시 시작되고, 잠들기 힘들거나 오래 잠들지 못하는 빈도가 높아지고, 날뛰는 생각에서 벗어나기 힘들거나 수면 패턴이 전반적으로 예측하기 힘들고 불만족스럽다면, 이 책의 2부로 돌아갈 때다. 수면 일기를 잘 살펴보고 취침 시각과 기상 시각을 그대로 유지해야 하는지, 잠자리에서 보내는 시간을 더 줄여야 하는지, 잠들기 힘들 때는(또는 자다 깬 후에 다시 잠들지 못할 때는) 잠자리에서 벗어나려는 노력이 필요한지 판단해보자. 잠과의 관계 되돌리기를 다시 시도하면 처음보다 훨씬 수월할 것이다. 이전보다 더 나은 조건에서, 어떤 결과가 나올지 이미 아는 상태로 시작하기 때문이다.

자신이 잠을 어떻게 생각하고 느끼는지 잘 살펴보자

우리는 익숙한 사고방식으로 금세 돌아가곤 한다. 깊이 뿌리내린 불안감은 단번에 뽑아내기 어려우므로 한동안 숨어 있다 슬며시 다시 고개를 들곤 한다. 잠에 관해 계속 곱씹거나 자신이 겪는 문제를 잠 탓으로 여기고 밤에 잠들지 못한다는 사실에 절망한다면, 또는 잠에 전반적으로 큰 불안감을 느낀다면 이 책 3부를 다시 읽어보자. 일주일간 수면에 관해 자신이 떠올리는 생각을 추적해보고(의외로 자기 생각을 알아채기 힘들 때가 많다!), 마음속 소크라테스와의 대화 기술을 다시 활용해보자. 수면 노력에 관한 설명(9장)을 다시 읽어보면, 수면에 도움이 될 것 같지만 실제로는 전혀 도움이 안 되는 행동을 상기할 수 있을 것이다. 스스로 불면증을 이겨낸 적이 있다는 사실을 잊지 말자. 다시 한번 자신을 믿고, 잠과의 관계를 믿어보자.

필요하면 수면 전문가와 상담하자

인터넷에서 의심스러운 정보를 조각조각 모아서 꿰맞추지 말고 도움이 필요하면 행동수면의학 전문가와 상담하자. 행동수면의학 전문가는 수면에 관한 과학적인 지식과 함께 개개인의 전체적인 상황을 고려해서 수면 상태를 파악하는 임상 경험이 있으므로 각자에게 맞는 지침을 제공한다. 이 책의 프로그램을 실천해본 적이 있다면 전문가와의 일대일 상담 횟수가 일반적인 횟수보다 줄어들 확률이 높다. 미국의 경우 최소 상담 비용의 일부는 건강보험으로 해결할 수 있으므로 생각보다 저렴하게 이용할 수 있다. 다음 사이트에서 전문가를 찾을 수 있다.*

- 행동수면의학회.behavioralsleep.org/index.php/directory
- 펜실베이니아주립대학교 국제 불면증인지행동치료 안내.cbti.directory

잠과 친해지면 따라오는 효과

지금까지 수면과의 관계를 개선하는 방법에 관해 알아보았다. 이 모든 노력의

---

* 이름 뒤에 'DBSM'이나 'CBSM'이 붙은 사람은 대체로 이 분야에서 전문성이 가장 높은 사람이다. 행동수면의학회, 또는 미국수면의학회에서 자격을 인정받았다는 의미다.

핵심은 더 건강하고 만족스러운 삶을 사는 것임을 잊지 말자. 가끔은 문제 해결이나 목표 달성에 너무 몰두해서 애초에 그런 노력을 '왜' 시작했는지 잊기도 한다. 그러므로 잠을 더 잘 자게 되어 얻는 효과를 폭넓게 즐기는 법을 설명하면서 불면증 개선 프로그램의 여정을 마무리하고자 한다.

잠과의 관계가 개선되면 더욱 자유로워진다

잠과의 관계 되돌리기 단계에서는 몇 가지 '규칙'을 정하고 지켰지만 그게 궁극적인 목표는 아니다. 잠과의 관계를 처음부터 새롭게 시작하는 핵심 목표는 불면증과 관련된 모든 규칙과 죄책감, 불안감, 그 밖에 여러 요소에 구속당하지 않고 인생을 더 자유롭게 사는 것이다. 이제는 자신의 수면·기상 시각을 치밀하게 관찰하거나(이제는 수면 일기를 안 써도 되는 상태가 됐기를 바란다!) 자신이 잠을 어떻게 생각하는지 따져보지 않아도 될 만큼 개선되었기를 바란다. 물론 아직 노력 중이라도 괜찮다! 각자 자신에게 맞는 속도가 있는 법이다. 노력 끝에 찾아올 최종 보상은 앞으로도 계속될 잠의 변화에 자연스럽게 대응할 수 있게 되는 것, 신나게 놀 기회가 생기면 규칙적인 수면 일정과 어긋나더라도 놓치지 않는 것, 수면 위생이 완벽해야 한다는 걱정 없이 사는 것임을 기억하자. 이렇게 잠과 전체적으로 좋은 관계를 유지하게 되면, 잠이 더 이상 일처럼 느껴지지 않는다.

잠이 개선되면 육체적·정신적 건강도 개선된다

불면증은 스트레스를 유발한다. 불면증에서 벗어나면 육체적·정신적 부담이 줄어서 우울한 감정이나 불안감·염증·통증도 줄어든다. 다른 건강 문제도 더 쉽게 극복할 수 있게 되고, 그만큼 건강관리 비용도 줄어든다. 실제로 불면증을 앓는 사람들은 불면증치료에 드는 돈 외에도 의료비 지출이 전체적으로 큰 것으로 밝혀졌다.[1] 불면증을 이겨냈다면, 스스로 토닥여주고 수고한 대가로 자신에게 선물을 해도 좋다.

잠을 잘 자면 인생을 더 폭넓게 즐길 수 있다

더 이상 잠을 위해 '노력'할 일이 없으면 건강도 나아지고 시간 여유도 생긴다. 이 변화를 어떻게 즐기고 싶은가? 수면 문제만도 감당하기 벅차다는 판단에 그동안 미뤄두었던(또는 한 번도 시작해본 적 없는) 관계나 활동이 있는지 생각해보자. 불면증에서 아직 완벽히 벗어나지 않았더라도 다음 활동을 시작할 수 있을 것이다.

- 오랜 친구와 다시 연락하기.
- 더 자주 외출하고 데이트하기.
- 새로운 취미 만들기.
- 운동 다시 시작하기.
- (자기계발서 말고) 소설 읽기.
- 힘들어도 꼭 필요한 대화 하기.
- 직업·커리어 다시 평가하기.
- 뭔가 새로운 것 만들기.
- 자신에게 선물하기.
- 기타: _____

수면에 자신감이 생기면 더 큰 그림을 볼 수 있다

잠을 푹 잘 자는 것 말고 자신의 인생에 무엇이 중요하다고 생각하는가? 수면에 크게 신경 쓰지 않아도 되면, 자신에게 중요한 것들을 두루두루 더 살

필 수 있다. 최근에 이런 생각을 해본 적이 없거나 삶을 그저 자동 운전 기능에 맡겨놓고 살아온 것 같다면, '내 장례식을 상상하며 추도 연설 직접 써보기' 같은 사고 실험을 해볼 때다. 그렇게 이상한 일이 아니니 걱정하지 말자. 그저 인생에 무엇이 중요한지 스스로 생각해보면 된다. 이번 생이 끝났을 때 나와 내 인생이 어떻게 기억되기를 바라는가? 자신에게 솔직해져야 한다. 아래에 생각을 자유롭게 펼칠 수 있도록 도와줄 몇 가지 단서를 수록한다.

연민	재산	전문성	친밀감	권력
유산	창의성	독립성	호기심	아름다움
건강	공동체	정의	모험	기여
지혜	충성도	지위	성장	가족

이 항목 중에 무조건 중요하게 여겨야만 하는 것은 없다. 다른 것보다 더 낮거나 별로인 것도 없다. 각자 자신에게 와닿는 것이 있는지 생각해보고, 자신과 관련이 없으면 줄을 그어서 제외한 다음 다른 항목을 살펴보자. 충분히 숙고하고, 작성한 목록을 다시 보면서 수정해보자. 그동안 챙기지 못했던 중요한 가치가 있다면 그와 관련된 일을 한두 가지 실천해보자.

인내심을 갖자. 인생의 중요한 가치를 찾고 실천하는 일은 평생에 걸쳐 추구해야 한다. 이제 잠과 탄탄한 관계를 맺었으니 진정한 자신도 자유롭게 탐색할 수 있다.

웨인은 다시 여행을 시작했다. 오랜 세월 여행은 엄두도 나지 않았지만, 잠 걱정에서 벗어나자 모험하고 싶은 갈망이 생겼다. 그래서 가장 먼저 늘 궁금했던 옥토버페스트를 체험해보려고 독일 여행을 예약했다. 나중에 웨인은 내게 독일에서 지내는 동안 재밌는 일이 너무 많아서 잠을 많이 못 잤는데, 시차를 겪거나 파티를 즐겨도 잠과의 관계가 회복되리라는 믿음이 있어서인지 크게 신경 쓰이지 않았다고 이야기했다. 얼마나 새로운 변화인가! 여러분은 이 새로운 자신감을 어떻게 활용하고 싶은가?

핵심 요약

- 이 책의 프로그램을 모두 마쳤다! 잠과의 관계가 훨씬 나아졌기를 바란다.
- 지금까지 얻은 것들을 오래 유지하려면 다음과 같은 노력이 필요하다.

  - ✓ 현재의 수면 상태와 잠이 개선됐다는 사실에 감사하자.
  - ✓ 잠이 필요로 하는 것들을 제공하자. 일정한 리듬, 잠자기 좋은 환경을 만들고 각종 물질을 과도하게 이용하지 말자.
  - ✓ 몸이 필요한 게 무엇인지 귀를 기울여보자.
  - ✓ 잠에 관한 기대는 객관적이고 현실적이어야 한다.
  - ✓ 완벽주의는 유연함으로 대체하라.

- 다시 잠 때문에 힘든 시기가 찾아왔다면 다음과 같은 방법을 시도하자.
  - ✓ 수면에 방해되는 요소가 많은 상황이라면 (규칙을 지키기보다) 잠도 상황에 맞게 조절하자.
  - ✓ 다시 수면 상태를 되돌릴 수 있는 때가 되면, 수면 일기부터 작성하자.
  - ✓ 필요하면 잠과의 관계 되돌리기(2부)를 다시 시작하자.
  - ✓ 자신이 잠을 어떻게 느끼고 생각하는지 관심을 기울이자(3부).
  - ✓ 필요하면 수면 전문가와 상담하자.

- 노력해서 얻은 결실을 마음껏 즐겨라. 잠과의 관계를 개선하면 얻는 게 많다.

  - ✓ 수면에 관해 정했던 규칙, 불안감, 죄책감에서 벗어날 수 있다.
  - ✓ 건강이 개선되고 의료비도 줄어든다.
  - ✓ 인생에서 즐길 수 있는 것들의 폭이 넓어진다.
  - ✓ 삶에 중요한 것들을 더 큰 그림으로 바라볼 기회가 생긴다.

Hello

4부

의학적 문제와
수면의 관계

Sleep

13

임신, 출산,
환경과 수면

지금 내 배 속에서는 곧 태어날 딸아이가 발로 내 방광을 마구 차고 있다. 어젯밤에 10시간을 잤는데도 졸음이 쏟아진다. 하지만 막상 자려고 하면 잠들지 못하고 밤새 뒤척일 것이다. 지난 몇 주간 계속 그랬다. 나만 이런 상황을 겪는 게 아니다. 임신 경험이 있는 여성의 78퍼센트가 살면서 잠을 가장 못 잔 시기로 임신 기간을 꼽았다.[1]

여성*이 남성보다 불면증을 겪을 확률이 1.5배나 더 높은데도[2] 여성의 수

---

* 이번 장에서 '여성'이나 '어머니'라는 표현은 각 부분에 인용한 연구 논문에서 사용한 단어를 그대로 썼다. 문헌마다 정확히 무슨 의미로 그런 표현을 썼는지는 솔직히 나도 잘 모른다. 현재 트랜스젠더를 대상으로 진행한 수면 연구는 거의 없고, 성 소수자가 받는 스트레스가 수면에 어떤 영향을 주는지에 관한 연구도 드물다. 또한 대부분의 수면 연구는 사회적 성별과 생물학적 성별을 구분하지 않는다. 그래서 여성의 수면에 관해 현재까지 알려진 정보가 시스젠더(생물학적 성별과 스스로 인지하는 성 정체성이 동일한 사람.—옮긴이)에만 적용되는지, 여성 생식기관을 가진 모든 사람에게 적용되는지, 특정한 호르몬 변화나 생애 변화(완경기, 부모가 되는 것 등)를 겪는 모두에게 적용되는지, 다른 기준이 있는지는 알 수 없다. 향후 진행될 연구로 이런 부분이 좀 더 명확히 밝혀지기를 바란다.

면건강이 더 주목받지 않는다는 사실이 나는 이해가 안 된다. 남성과 여성의 이런 차이는 빠르면 사춘기부터 시작되고,[3] 여성의 생식기관에 중대한 변화가 생길 때마다(임신, 출산 이후, 완경기) 더욱 심해진다. 건강 분야의 사회운동가들이 옥상에 올라가서 여성의 수면 문제에 더 신경 쓰라고 호통쳐도 시원치 않을 일이다. 이 주제만으로도 책 한 권(또는 시리즈)은 거뜬히 나올 것이므로 사실 이 주제에 이번 장을 다 할애해도 부족하다. 그래도 잠과의 관계가 가장 험난해지는 이 시기에 꼭 알아두어야 할 가장 유용한 정보만 최선을 다해 요약해보겠다.

임신하면 수면에 어떤 변화가 생길까?

임신한 여성의 4분의 3은 수면의 질이 나빠졌다고 이야기하고 절반 정도는 수면 문제가 심각하다고 이야기한다. 약 38퍼센트는 임상학적으로 심한 불면증을 겪는다(전체 성인 인구보다 네 배 가까이 높은 비율이다). 임신 후기에는 이 비율이 더 높아질 수 있다.[4] 임신하면 개인의 신체적·정신적·사회적 측면에 전부 급격한 변화가 일어나므로 그리 놀라운 일은 아니다. 임신 분기별로 흔히 발생하는 수면 문제는 다음과 같다.[5]

임신 초기

- 낮에 졸릴 때가 많다.
- 수면의 총 지속 시간이 길어진다.
- 밤에 자다가 깨는 횟수가 늘어난다.

- 깊은 수면 시간이 줄어든다.
- 잘 때 불편하다(유방 통증, 소변이 자주 마려워서 등).

임신 중기

- 임신 초기보다는 밤잠의 상태가 나아진다.
- 임신 초기보다 피로가 줄고 낮에도 졸음을 덜 느낀다.
- 코골이 또는 코막힘이 시작되거나 더 심해진다.
- 생생한 꿈을 꾼다.
- 하지불안증후군이 시작될 가능성이 있다.
- 요통과 관절통이 생긴다.

임신 후기

- 피로와 낮에 졸린 증상이 다시 시작된다.
- 수면분절이 다시 일어난다(자다가 자주 깬다).
- 깊은 수면과 렘수면 시간이 줄어든다.
- 잘 때 자세가 더욱 불편해진다.
- 요통, 관절통, 골반 통증이 심해진다.
- 생생한 꿈과 악몽을 꾼다.
- 폐쇄성수면무호흡증이 발생할 위험성이 커진다.
- 하지불안증후군이 생길 위험성이 커진다.

위와 같은 수면 변화를 전부 통제할 수는 없겠지만, 이런 변화가 왜 생기는지를 알면 도움이 된다. 잘 알아두면 힘든 순간을 어떻게 이겨내야 하는지, 임신 기간이 끝나고 다시 잘 자려면 어떻게 해야 하는지 파악하는 단서가 될 것이다.

호르몬 변화

임신 초기에는 융모성성선자극호르몬의 수치가 이틀마다 거의 두 배씩 증가한다. 또한 이 기간에는 프로게스테론과 에스트로겐도 대폭 증가한다. 호르몬이 이처럼 급격히 변화하면 수면에도 직접적인 영향이 발생한다.

- 융모성성선자극호르몬과 프로게스테론은 졸음을 유도한다. 그래서 임신하면 전보다 낮에 훨씬 졸리고 밤에도 더 오래 자는 경향이 있다.
- 잔인한 반전은, 프로게스테론이 밤에 수면 분절(자다가 깨는 횟수가 느는 것)도 유발한다는 것이다. 이것이 임신하면 밤에 자다가 수시로 깨고 오래 자도 개운하지 않다고 느끼는 이유다.
- 에스트로겐이 늘어나면 렘수면 시간이 줄어든다. 또한 상기도가 막혀서 코골이나 폐쇄성수면무호흡증이 발생하거나 악화될 수 있다.
- 호르몬 변화로 메스꺼움, 속쓰림, 관절의 불편감, 유방통을 겪고 소변이 자주 마려워지는 등, 수면에 방해가 되는 다른 신체 증상도 발생한다.

해부학적인 변화와 신체 변화

임신하면 낯선 존재가 몸을 차지한 느낌이 들 수 있고 때로는 그런 감각이 수면에도 영향을 준다. 그 결과 다음과 같은 일을 겪을 수 있다.

- 임신으로 체중이 급속히 늘어나서 코골이와 폐쇄성수면무호흡증이 발생하

거나 악화될 수 있다.

- 복부와 골반에 압박이 가해지면서 불편한 느낌과 통증이 생긴다. 잘 때 편한 자세를 찾기가 점점 더 어려워진다.
- 코가 막혀서 입이 마르고 밤에 물을 더 많이 마시게 된다. 그만큼 소변도 자주 마려워진다.
- 태아는 밤에 활발히 움직인다. 아기들은 자궁에서 지내는 동안 유독 밤에 태권도 연습을 즐긴다.
- 철분 결핍이 심해져서 주로 저녁에 증상이 나타나는 하지불안증후군의 위험성이 커지는 경우가 많다.

심리적 변화와 감정 변화

임신으로 인한 변화는 몸에만 나타나지 않는다. 임신 기간에는 다음과 같은 감정의 큰 변화와 심리적인 변화를 겪을 수 있다.

- 불안과 우울 증상. 임신 중에 흔히 나타나며, 수면에 방해가 된다.
- 아기를 맞이하려면 준비해야 한다는 욕구가 강해져서 밤늦도록 갖가지 생각이 멈추지 않는 '둥지 만들기' 증후군이 생긴다.

임신 기간의 수면 변화에 대처하는 방법

안타깝지만 임신이 수면에 주는 영향은 대체로 막을 수가 없다. 특히 호르몬 변화와 신체 변화가 그렇다. 하지만 영원히 지속되지는 않으며, 대부분 출산하고 나면 수면도 원래대로 돌아온다. 수면에 큰 변화가 생기는 임신 기간에 활용할 만한 몇 가지 조치를 소개한다.

- **이 책의 프로그램을 그대로 활용하되, 잠과의 관계 되돌리기 단계는 좀 더 느슨하게 적용한다.** 임신으로 인한 불면증은 (영원히 지속될 것처럼 느껴지더라도) 일시적인 변화임을 잊지 말자. 임신 기간에 꼭 해야 할 건 최선을 다해서 한 인간을 잘 키우고 자신도 잘 돌보는 것뿐이다. 수면 문제를 이겨내고 만성적인 문제가 되지 않도록 막는 노력을 할 수는 있지만, 거기에 너무 집중하면 오히려 더 큰 스트레스가 된다. 예를 들어 잠자리에서 보내는 총시간은 7시간 미만으로 줄이지 않는 게 좋고, 평소에 잠을 많이 자는 편이라면 8시간까지 자도 괜찮다. 잠자리에 누워서 휴식하는 시간도, 수면과 관련된 불안감을 느끼며 자려고 애쓰는 게 아니라면 더 늘려도 된다.

- **졸음이 심하게 쏟아지는 기간에는(임신 초기와 후기) 낮잠 계획을 세우자.** 저녁에 TV를 보다가 꾸벅꾸벅 졸면 밤잠에 안 좋은 영향을 주므로 낮에 1시간 정도(상황이 허락하면 2시간도 괜찮다) 낮잠을 자거나 쉬는 시간을 따로 마련하자. 직장인이라 낮잠을 제대로 잘 수 없다면 점심 시간에 식사하면서 업무를 보거나 동료들과 어울리는 대신 최대한 휴식할 수 있는 방법을 찾아보자.

- **매일 기상 시각을 일정하게 유지하되, 몸이 필요로 하는 것이 어떻게 달라지는지 주의를 기울이자.** 일주기 리듬의 가장 좋은 친구는 일관성이므로 기상 시각이 일주일 내내 너무 급격히 오락가락하지 않도록 하자. 그러나 임신 단계가 바뀌면 각 시기의 필요에 따라 취침 시각과 기상 시각을 변경해야 할 수도 있다(가령 임신 중기에는 비교적 기운이 넘치지만, 임신 후기에는 잠이 더 필요해서 기상 시각을 늦춰야 할 수도 있다).

- **낮에 밝은 빛을 충분히 쬐어야 한다.** 임신 기간의 일주기 리듬에 도움이 되고, 출생 후 아기의 낮과 밤 리듬 발달에도 도움이 되는 일석이조의 효과가

있다. 이런 효과가 태아에게 정확히 어떻게 전달되는지는 알 수 없지만 분명 투자할 만한 가치가 있다. 내가 장담하건대 아기가 태어나서 낮과 밤을 더 빨리 구분할수록 모두의 괴로움이 줄어든다.

- **코골이와 폐쇄성수면무호흡증의 징후는 진지하게 받아들여야 한다.** 임신 전에 코를 골았거나 수면무호흡증이 있었다면 임신 기간에는 자신과 아기 모두의 건강을 위해 치료받는 것이 더욱 중요하다. 원래 코를 안 골다가 임신 기간에 코를 골기 시작했다면, 늘 코를 골던 사람보다 임신성 고혈압이나 우울증이 발생할 위험성이 훨씬 크다. 폐쇄성수면무호흡증 증상은 자다가 숨이 막히거나 질식할 듯한 느낌, 코골이, 두통, 입이 말라서 잠이 깨는 것, 고혈압 등이다. 과체중이거나 목둘레가 크면 위험성이 더 크다(하지만 내 경험상 날씬한 사람들이나 최정상급 운동 선수도 무호흡증을 앓을 수 있으므로 이 문제는 좀 지나치다 싶을 만큼 주의하자!). 이런 징후나 증상이 나타나면 담당 의사에게 수면 전문가와 최대한 빨리 상담할 수 있도록 협력진료를 요청해달라고 해야 한다. 검사 일정을 잡고 치료를 받기까지 몇 주가 걸릴 수 있다.

- **이 책 2부와 3부에 소개한 기술을 생활의 다른 부분에도 적용하자.** 예를 들어 자동으로 떠오르는 무익한 생각을 인지하고 마음속 소크라테스를 불러내서 질문해보는 방법은 수면이 아닌 다른 문제에도 활용할 수 있다. 마음챙김의 원리도 마찬가지다. 이러한 기술은 임신과 관련된 불안감과 날뛰는 생각, 신체 스트레스를 줄이는 데 도움이 된다.

- **영양가 있는 식단을 유지하고, 임신 기간의 식사에 관해서는 식이요법 전문가와 상의하자.** 영양가 있는 식단은 건강 전반에도 중요하지만, 특히 하지불안증후군은 철분 부족(즉, 체내에 저장된 철분의 양)으로 발생하는 경우가 많으므로 이 문제를 예방하는 데 도움이 된다. 잘 먹으면 임신 기간에 겪는 피로 해소에도 도움이 된다.

- **산전 물리치료가 필요하면 도움을 받자.** 산전 물리치료는 내가 임신 중기에 한 일 중에서 가장 잘한 일이었다. 스스로 모른다는 사실조차 모르는 일들이 있게 마련이다. 운동과 자세에 관해 적절한 지도를 받으면 통증 감소와 부상 예방 효과가 있을 뿐만 아니라 정신건강에도 유익하다.
- **정신의학 전문가의 도움이 필요하면 미리 시작하자.** 감정에 잘 대처할수록 수면에 도움이 되고, 잠을 푹 잘수록 감정에 더 수월하게 대처할 수 있다. 출산 전후 우울증과 불안장애는 굉장히 흔하므로 나는 모든 임산부가 이러한 치료를 미리 받을 필요가 있다고 생각한다. 과거에 기분 장애 증상을 겪은 적이 있거나, 출산이 힘들 것으로 예상되거나, 주변에 임신과 출산을 도와주는 사람이 거의 없거나, 수면 문제를 겪은 적이 있다면 더더욱 도움이 될 것이다.

출산 후에는 수면에 어떤 변화가 생길까?

임신했다는 소식을 전하면 가족들이(그리고 낯선 사람들까지) 좋은 의도에서 가장 먼저 하는 말은 "축하해!"고, 두 번째로 가장 많이 듣는 말은 "많이 자둬, 아기가 태어나면 두 번 다시는 지금처럼 못 잘 거야"다. 나도 처음 임신했을 때 이런 말을 듣고 걱정이 많았다. 그렇지 않아도 임신으로 몸이 불편하고 호르몬의 영향도 받는 데다 거의 26분 주기로 소변이 마려워서 잠이 엉망이 됐는데, 지금보다 더 못 자게 된다니? 더군다나 출산 후 수면은 산모와 아기 모두의 건강에 여러 측면에서 큰 영향을 주므로 당연히 걱정됐다. 한 예로 산후 우울증이 아기의 기질(가령 아기가 얼마나 많이 우는지와 같은)과 부분적으로 관련이 있다[6]는 사실은 수십 년 전부터 연구로 밝혀졌는데, 최근 연구에서는 통계 분석 결과와 어머니의 수면 분절을 함께 고려하면 아기의 기질과 산후 우울증의 관련성이 사라지는 것으로 나타났다.[7] 다시 말해 아기가 얼마나 많이 우는지가 아니라 어머니가 잠을 얼마나 못 자는지가 산후 우울증에 영향을 준다. 즉, 어머니가 잠을 제대로 못 자면 아기의 특정한 기질에 대한 인식과 반응에 영향이 발생하고, 결국 그것이 어머니의 기분에 영향을 준다는 의미다.

나는 임신 기간에 출산 후 수면 문제를 걱정하느라 오히려 잠을 더 못 자는 아이러니한 상황을 경험했고, 그 과정에서 이와 관련된 여러 연구 결과와 사람들의 귀중한 경험(내 주변의 다른 어머니들이 한 경험도)을 더 깊이 이해하게 되었다. 출산 후에 일반적으로 발생하는 수면 변화는 다음과 같다.

부정적인 변화

- 출산 후 첫 3개월은 잠을 제대로 자기가 어렵다. 특히 첫 아이를 낳았거나 원래 수면 문제가 있었던 사람은 더욱 그렇다.[8]

- 수면의 가장 명확한 방해 요소는 아기에게 젖이나 분유를 먹여야 해서 자다가 자주 깨는 것이다. 밤에도 육아를 도와주는 사람이 상주하거나 배우자가 밤에 혼자 아기를 100퍼센트 감당할 수 있는 경우가 아니라면 이 문제는 피할 방법이 없다.

- 출산 후 수면 문제로 많이 거론되지는 않지만 사실 더 큰 문제가 되는 건 일주기 리듬이 크게 망가지는 것이다. 임신 기간부터 출산 이후까지는 낮에 노출되는 빛의 양이 급격히 감소하는 경향이 있고,[9] 그로 인해 일주기 리듬에 영향을 주는 멜라토닌 분비 곡선이 평평한 형태가 되어 밤잠과 낮에 하는 활동에 모두 악영향이 발생한다.

- 일주기 리듬이 깨지는 다른 원인도 있다. 아기의 주 양육자는(함께 아이를 돌보는 사람들도 마찬가지인 경우가 많다) 밤에 자는 시간이 줄고 낮에 자는 시간이 더

길어져서 생체 리듬 유지에 필요한 낮과 밤의 대비가 더욱 줄어든다.[10]

- 출산 후에는 일시적인 수면 부족과 수면분절, 일주기 리듬 문제로 평소 겪지 않던 다른 수면 관련 증상도 나타날 수 있다. 다음 증상이 포함된다.

  - 악몽.

  - 야경증(자다가 꿈을 꾼 것도 아닌데 강한 공포나 괴로움을 느끼고 갑자기 깨는 것).

  - 수면마비(잠이 깼는데도 몇 초, 또는 몇 분간 몸을 움직일 수 없는 것).

  - 수면환각(잠드는 동안, 또는 잠에서 깨는 동안 실제로는 없는 것을 보거나 듣는 것).

  - 혼돈 각성(방향 감각을 잃고 정신이 혼란스러운 상태로 잠에서 깨는 것).

긍정적인 변화

- 생후 1~3개월 사이에 아기도 자신만의 일주기 리듬이 발달한다. 이 리듬이 생기면 모두가 밤에 좀 더 오래 잘 수 있게 된다.

- 주 양육자의 일주기 리듬이 일정하게 유지되면(낮에 빛을 더 많이 쬐고 활동량 늘리기, 밤에는 이 두 가지 모두 줄이기) 아기의 일주기 리듬이 자리 잡는 데에도 도움이 된다.[11]

- 일반적으로 출산 후 3개월이 지나면 밤잠의 수면 효율이 평소대로 돌아온다. 두 번째 출산 후에는(이후에도 계속) 밤잠이 훨씬 더 빨리 돌아온다.[12] 내 생각에 첫째 아이가 졸라서 어쩔 수 없이 아이를 데리고 놀이터에 가야 할 때가 많고, 그만큼 낮에 노출되는 빛의 양이 늘어나서 낮과 밤의 리듬이 자연히 회복되는 듯하다.

- 모유를 먹이면 밤에 수면분절이 더 심해지지만 깊은 수면 시간은 훨씬 길어진다.[13]

- 밤에 모유를 수유하면 잠이 줄어들 것 같지만, 실제로는 모유 수유 시 산후

초기 몇 개월간 전체 수면 시간이 늘어난다. 밤에 모유만 먹이는 경우 밤잠 시간이 40~45분까지 늘어날 수 있다. 분유를 먹일 때보다 수유 준비에 걸리는 시간이 짧고, 아기들은 모유를 먹이지 않는 부모가 달랠 때 더 쉽게 잠들지 않는 경향이 있다.[14]

부정적인 변화를 최소화하고 긍정적인 변화를 극대화할 수 있는 현실적인 방법을 소개한다.

- **아기가 태어나기 훨씬 전부터 취침과 기상 리듬을 일정하게 유지하고 규칙적으로 식사한다. 낮에는 빛 노출량을 최대한 늘린다.** 이렇게 하면 양육자의 일주기 리듬을 강화하는 동시에 아이가 태아 때부터 낮과 밤의 패턴을 익히도록 도울 수 있다. 하지만 너무 엄격히 지키려고 하지는 말자. 몸이 필요로 하는 것에 관심을 기울이고, 낮잠도 자고, 간식도 먹고, 필요한 만큼 휴식하자.
- **아기가 태어나기 전부터 출산 후 도와줄 사람들을 최대한 많이 확보해두자** (낮에 도움을 줄 수 있는 사람 포함). 함께 사는 배우자나 연인이 있다면, 출산 후 야간 '당번'을 미리 계획하자. 한 사람이 아무런 방해 없이 몇 시간 동안 잘 수 있게 하고 다른 사람이 아기를 돌보는 방식으로 하면 된다.*
- **아기가 태어나면 첫 달은 일단 살아남는 게 우선이다.** 출산 후 첫 몇 주간은 자신과 아기의 '숙면 습관(예를 들어 아기가 깨어 있으면서 졸 때는 눕혀야 한다는 등)'

---

* 우리 집의 방식을 예로 들자면, 나는 밤 9시 정각에 자러 가서 새벽 2시까지 방해 없이 잔다. 그동안 남편이 '당번'을 선다(당번이라도 이때 동안 상황이 허락하면 얼마든지 잠깐 잘 수 있다). 새벽 2시부터 아침 7시까지는 교대해서 그가 방해 없이 자고 내가 '당번'을 선다. 물론 실제로는 이렇게 시간을 칼같이 나눌 수 없겠지만, 어떤 식으로 하면 되는지 짐작할 수 있을 것이다. 밤을 이렇게 둘로 나눠서 당번을 설 때는 출산한 사람이 먼저 방해 없이 자는 게 좋다. 깊은 수면 시간을 대부분 채울 수 있는 시간대이고 몸이 회복되려면 잠을 푹 자야 하기 때문이다.

에 너무 신경 쓰지 마라. 독립적인 수면 습관은 나중에 챙겨도 된다. 아기는 반드시 단단하고 평평한 표면에 등이 바닥과 닿도록 눕히는 등 안전 수칙을 철저히 지키는 것, 그리고 양육자도 아기도 최대한 많이 자는 것이 가장 중요하다.

- **자신의 일주기 리듬을 되찾을 수 있도록**(그리고 아기도 자신만의 주기가 형성되도록) **최선을 다한다.**

  - 몇 분이라도 좋으니 낮에 빛을 최대한 쬔다. 실내 전등만으로는 충분하지 않다. 햇볕에 얼굴을 노출하거나 광치료용 스탠드를 팔 길이 간격으로 놓고 1만 럭스 정도로 빛을 받아야 한다. 흐린 날에도 전등을 켜놓고 실내에 있는 것보다 밖에 나가는 게 훨씬 좋다.

  - 몸을 움직일 수 있게 되면, 잠시 우편함에 다녀오는 정도라도 낮에 몸을 움직이자(각자 상태에 맞게 알맞은 속도로!*). 몸 상태가 괜찮다면 집 근처를 천천히 돌아다니는 것이 온종일 침대에 누워 있는 것보다 낫다.

  - 밤에는 빛 노출량을 최소화하자. 밤에 자다가 깨서 방 안을 안전하게 다닐 수 있도록 전등을 켜야 할 때는 환한 색 조명보다 따뜻한 색의 조명을 켜는 게 좋다.

  - 밤에는 활동과 자극을 최소화하자. 아기와 노는 시간은 낮으로 한정하자. 아기가 밤에 깨어 있는 시간을 '따분하고 마음이 차분해지는 시간'으로 느끼도록 만드는 게 좋다.

---

* 최근에 내가 상담한 여성은 출산 후 2주가 지났을 때부터 매일 3~5킬로미터를 달렸다고 했다. 몸을 피곤하게 만들어서 푹 자려고 그런 방법을 택했다는데, 절대로 그러면 안 된다! 출산 직후에는 몸이 회복할 시간이 필요하고, 이런 격렬한 운동은 몸이 경계 태세에 들어가도록 만들어서 오히려 숙면에 도움이 안 된다. 출산한 사람이 이렇게 달려야 할 유일한 때는 포식동물이 쫓아와서 도망쳐야만 할 때뿐이다. 몸이 지금 그런 상황이라고 인식하면 아드레날린과 코르티솔이 다량 분비된다.

- **낮에는 침실에서 너무 많은 시간을 보내지 말자.** 아기가 낮잠을 잘 때는 침실이 아닌 곳에 있는 아기 침대(또는 다른 안전한 장소)에서 재운다. 양육자도 침실 외에 다른 곳에서 할 일을 하고 휴식한다. 이렇게 하면 아기와 양육자 모두 낮과 밤을 구분하는 데 도움이 된다.

- **모유 수유는**(유축기로 미리 짜두는 것 포함) **밤낮을 신경 쓰지 말자.** 언뜻 잘 이해가 안 될 수 있지만, 아기에게 젖을 먹이거나 유축기로 젖을 모아두느라 잠이 깨더라도 모유 수유로 얻는 장점이 훨씬 크다.

- **아기의 낮잠 시간이 점차 일정해지기 시작하면 양육자도 낮잠을 규칙적으로 자는 게 좋다.** 아기가 태어나고 한 달이 지나면, 낮에 낮잠을 여러 번 자거나 늦은 오후에는 잠들지 않으려고 노력해야 한다. 밤잠이 다시 원래대로 돌아오려면 그런 노력이 필요하다.

- **밤에 온 식구가 한방에서 자야 할 필요는 없다.** 방에 배우자·연인이나 아기가 있으면 잠들거나 쭉 자기가 힘들다. 아기가 생기면 자연히 아기를 돌보는 일에 모든 신경이 쏠릴 가능성이 아주 크기 때문이다. 그러므로 가능하면 배우자·연인과 아기 돌보는 일을 교대하고 잠은 다른 방에서 자는 게 좋다. '당번'인 사람이 아기와 한방에서 자고, 다른 사람은 다른 곳에서 방해받지 않고 잔다.

- **안전부터 챙기고 나머지는 상황에 맞게 조정하라.** 아기를 재울 때 지켜야 하는 안전 수칙을 잘 지키고 양육자가 자는 공간도 안전하게 만들어야 한다(예를 들어 새벽 3시에 갑자기 깨면 방향 감각을 잃고 몸이 둔해질 수 있으므로 발이 걸려서 넘어질 수 있는 위험 요소는 미리 없애야 한다). 수면마비나 수면환각 같은 기이한 경험은 극심한 수면 부족과 일주기 리듬이 깨지면서 나타나는 일시적인 문제일 가능성이 높고, 몇 주 내로 사라질 것이다. 처음에는 겁날 수 있지만 큰 문제가 아니다. 그런 문제가 생기면 일단 호흡하고 5-4-3-2-1 기법을 활용해

서 천천히 현실로 돌아오자. 증상이 심하거나 몇 주가 지나도 지속되면 수면 전문 의사와 상담해야 한다.

- **출산 후 3개월이 지나면 아기의 밤잠 시간이 낮잠 시간보다 길어야 한다**(쭉 잠드는 시간이 더 길어지고 사이사이에 깨는 시간은 짧아진다). 양육자도 하루에 자는 시간 대부분을 밤에 자야 한다. 밤에 아기에게 젖이나 분유를 먹이려고 잠이 깰 가능성이 여전히 크지만, 깨더라도 큰 어려움 없이 다시 잠들 수 있어야 하며 낮에 위험한 일이 생길 만큼 갑자기 곯아떨어지는 일이 없어야 한다. 그렇지 않다면 수면 전문가와 만나서 현재 수면 상태를 점검해볼 필요가 있다.

완경기에는 수면에 어떤 변화가 생길까?

완경은 전체 인구의 절반이 겪는 일인데도 이 질문은 의외로 답하기가 어렵다. 관련 연구들은 완경 이행기*에 발생하는 수면 '장애'에 관한 내용이 대부분이고 정상적인 수면 변화에 관한 정보는 거의 없다.** 완경이 본질적으로 수면에 문제가 된다고 여겨질 위험이 있으나, 임상 연구로 밝혀진 완경의 영향을 정리하면 다음과 같다.

- 40대 후반~50대 초반 여성은 다른 연령대 여성보다 수면에 문제가 생길 가능성이 네 배 가까이 더 크다.[15]

---

* 완경이 진행되는 전 기간, 즉 배란과 난소 호르몬 분비가 점차 감소하기 시작하는 시점부터 마지막 월경 후 1년 정도가 지난 시점까지를 일컫는다. 평균 4~7년이 걸린다. – 옮긴이

** 내 연구 보조인 캐럴 클리먼트 Carol Climent 박사는 완경을 일반적인 생물학적 현상으로 여기기보다 여성 질환으로 보고 치료하려고 하기 때문이라고 본다. 훌륭한 지적이라고 생각한다.

- 완경 이후 여성의 절반 이상이 불면증 증상을 경험한다. 대부분 열감***이 원인이다(호르몬 치료를 받으면 나아지는 경우가 많다).
- 수면다원검사를 통해 완경 이행기 후반 여성들의 수면 상태를 객관적으로 평가한 결과 수면 중 과잉 각성도가 높고 그 원인은 열감인 경우가 많은 것으로 나타났다.[16]
- 여성의 폐쇄성수면무호흡증 발생률은 점차 증가하는 추세다. 무호흡·저호흡(수면 중 발생하는 호흡 장애) 횟수는 완경기 초기에 21퍼센트 증가하고 완경기 후기에 다시 10퍼센트 증가한다.[17] 전체적으로 완경기 이후에는 완경기 전보다 중등도 또는 중증 폐쇄성수면무호흡증 발생률이 3.5배 더 높다.[18]
- 수면다원검사 결과 수면무호흡증이 없으면 완경기에도 수면에 전반적으로 큰 변화가 없었다. 이 시기의 여성들이 자신의 수면 상태가 엉망이라고 느끼는 것에 수면의 질에 대한 인식이 영향을 준다는 사실을 알 수 있는 결과다.[19]

모두 상당히 암울한 이야기다. 하지만 위험 요소가 전부 통제 범위 밖에 있는 건 아니다. 나도 완경 이행기와 완경기 이후 여성들을 많이 치료했고, 처음에는 다들 수면에 관한 희망을 거의 버리고 찾아왔다가 나중에는 잠과 관계를 회복했다는 사실에 기뻐하고 놀라워했다. 이 책에서 소개하는 프로그램에서 핵심인 불면증인지행동치료가 완경 이행기와 완경기 이후 불면증 개선에 효과가 있다는 사실이 최소 한 건 이상의 수준 높은 임상시험에서 확인됐다.[20]

완경으로 호르몬에 급격한 변화가 생기는 이 시기에 잠과의 관계를 탄탄하게 유지하는 몇 가지 방법을 소개한다.

*** 얼굴·목·가슴 위쪽에 열이 오르고 특히 얼굴이 붉게 변하는 증상. 체온이 오르고 심박수도 증가한다. ─옮긴이

- **이 책의 프로그램 원칙을 모두 활용한다.** 2부에서 설명한 잠과의 관계 되돌리기는 완경기에도 잠의 생리학적인 상태를 처음부터 재정비할 수 있는 가장 신속하고 확실한 방법이다. 이와 함께 3부에서 소개한 방법으로 현재 자신과 잠의 관계를 점검하면 잠과 건강한 관계를 지속적으로 유지하는 명확한 길을 찾을 수 있다.

- **완경기에 나타나는 불면증 증상의 주된 원인은 혈관운동 증상이므로, 의료보건 전문가와 이 가능성을 상담하고 해결 방법을 찾자.**[21] 행동치료도 효과적인 방법이다. 가령 열감과 야간에 땀이 많이 나는 증상은 인지행동요법으로 관리할 수 있다.[22]

- **잠은 나이와 생활 방식에 따라 자연스럽게 변화한다는 사실을 기억하자.** 완경기의 호르몬 변화만 수면에 영향을 주는 게 아니다. 이 시기에는 생활 방식(활동량 등), 정신건강 상태, 사회적인 역할에 변화가 생기는 경우가 많다. 이 모든 혼란 속에서도 잠이 변함없이 유지되기를 기대하지 말고 몸이 무엇을 필요로 하는지 귀를 기울이자. 그리고 이전과 달라졌더라도 수면 상태가 건강하다면 열린 마음으로 그 상태를 유지하자.

- **수면호흡장애**(폐쇄성수면무호흡증 등)**의 징후나 증상이 나타나지 않는지 잘 살펴야 한다.** 여성의 수면무호흡증은 잘 발견되지 않는다. 의학적인 다른 여러 문제가 그렇듯 이 문제도 연구가 남성 환자 위주로 이루어졌기 때문이다. 코골이, 낮에 심하게 졸린 증상, 혈압 상승, 체중 증가, 자다가 입이 마르거나 두통으로 깨는 증상, 특히 잘 때 호흡이 멈추거나 숨을 제대로 못 쉬는 것을 다른 사람이 목격하고 알려줬다면 의사와 반드시 상담하고 철저히 대비하자.

- **신체적·정신적·사회적 활동을 활발하게 유지하자.** 자녀들이 모두 커서 집을 떠나 너무 허전하다면, 두 번째 20대가 찾아왔다고 생각하고 취미도 만들고, 친구들도 사귀고, 여행도 다니고, 다시 재미있게 지내보자! 신나게 생활

하면 수면에도 도움이 된다.

아직 임신·출산·완경을 경험하지 않았다면 이번 장을 읽고 그런 시기가 오면 잠이 엉망이 되겠다는 생각에 겁이 날 수도 있다. 하지만 이런 변화가 잠과의 전반적인 관계를 무조건 해치는 건 아니다. 인생에서 이런 과정을 겪는 사람들이 얼마나 많은지, 수면 패턴이 달라져도 다시 길을 찾아가며 즐거움과 경이로움과 자부심을 느끼며 사는 사람들이 얼마나 많은지 생각해보라. 잠과의 관계가 탄탄해지면 변화가 생겨도 크게 흔들리지 않고, 오히려 변화를 반갑게 맞이할 수도 있다. 잠을 좋은 친구로 여기고 정성을 다해 너그럽게, 존중하는 마음으로 대한다면 변화가 생겨도 얼마든지 금세 다시 행복하게 잠과 공존할 수 있다.

핵심 요약

- 임신·출산·완경에는 호르몬과 감정, 생활 방식에 큰 변화가 따른다. 이 시기에는 수면에 혼란이 생기는 경우가 아주 많다.
- 임신 기간에는 훨씬 피곤해지고 낮에 졸음이 많이 온다. 수면 시간이 전체적으로 늘어나도 자다가 깰 때가 많고 폐쇄성수면무호흡증, 하지불안증후군 같은 수면장애가 생길 위험성도 크다. 악몽도 자주 꾼다.
- 임신 기간의 수면 문제도 이 책의 프로그램으로 대처할 수 있으나, 수면 강화를 좀 더 느슨하게 실천하고 낮잠 계획도 세우자. 필요한 수면량과 수면 패턴이 임신 기간 전반에 걸쳐 바뀔 수 있음을 기억하고 마음을 느긋하게 먹자. 수면무호흡증의 기미가 조금이라도 보이면(코골이 등) 의사와 바로 상담해야 한다.

- 출산 후 첫 달부터 3개월까지는 힘들 수밖에 없고, 특히 첫 출산이라면 더욱 그렇다. 이때 겪는 가장 큰 어려움은 밤잠이 방해받는 것과 일주기 리듬을 유지하는 낮과 밤의 차이가 줄어드는 것이다. 다행히 깊은 수면 시간은 더 늘어나며 모유 수유 시 더욱 그렇다.

- 출산 후 잠과 좋은 관계를 회복하려면 취침 시각과 기상 시각을 최대한 일정하게 유지해야 한다. 낮과 밤의 환경이 명확히 달라지도록 낮에 빛 노출량을 늘리고 밤에는 조명을 어둡게 하는 등의 노력이 필요하다. 도움을 구하고, 배우자나 연인과 의논해서 밤에는 출산한 사람이 먼저 아무런 방해도 받지 않고 잠을 잔 다음 상대방과 교대하는 등 여러 방안을 창의적으로 생각해보자. 모두의 안전을 우선적으로 챙기고 나머지는 유연하게 조정하자.

- 완경기에는 불면증과 폐쇄성수면무호흡증이 발생할 위험성이 급격히 증가한다. 열감과 같은 혈관운동 증상으로 인해 과잉 각성이 발생하고 수면이 더 심하게 분절될 가능성이 크다.

- 완경 이행기의 수면 문제도 이 책에서 소개한 프로그램의 모든 원칙으로 대처할 수 있다. 혈관운동 증상은 의료보건 전문가와 상의해서 해결하자. 이 시기에는 수면에 변화가 생길 수 있음을 기억하고 마음에 여유를 갖자. 수면무호흡증이 의심되는 징후(코골이, 혈압 상승 등)는 철저히 경계하고 대비해야 한다.

노화가 수면에
미치는 영향

불면증 환자들이 가장 많이 하는 걱정이 나이가 들수록 수면 상태가 더 나빠지면 어쩌나, 하는 것이다. 숙면을 임의적인 기준 하나로만 정의한다면 그 말이 맞을 수도 있다. 예를 들어 깊은 수면 시간은 나이가 들수록 줄어드는 경향이 나타나는데, 무조건 깊은 수면 시간이 길수록 좋다고 평가한다면 이런 변화가 분명 나쁜 소식으로 들릴 것이다. 하지만 생애 시기마다 인체에 필요한 것이 달라지므로 변화하는 게 정상이라고 받아들이면(은퇴한 사람은 사춘기 청소년처럼 성장호르몬과 성호르몬이 다량 분비될 필요가 없듯이), 노년기에 수면 구조가 달라지는 것도 전혀 이상할 게 없다. 몸이 자라면서 신발 크기가 달라지는 것과 다르지 않다. 숙면의 기준을 임의로 정하는 것은 완벽한 신발 크기를 어릴 때 신던 220밀리미터라고 정해놓고 280밀리미터를 신게 되면 불만족스러워하는 것과 같다. 다시 강조하지만, 중요한 건 잠과 좋은 관계를 유지하는 것이며 인생의 황금기인 노년기에도 얼마든지 그럴 수 있다. 노년기가 되면 어떤 변화가 생기고 왜 그런 변화가 생기는지 알면 도움이 된다.

나이가 들면 잠이 줄어들까?

최근에 네덜란드·영국·미국 국민 100만 명 이상의 데이터를 종합해서 분석한 연구 결과가 나왔다. 최소한 서구 지역 사람들의 생애 전체 수면 특성을 조망할 수 있는 훌륭한 자료다.[1] 이 연구에서 65세 이상 성인의 평균 수면 시간은 중년기 성인의 수면 시간과 같고 심지어 30대 성인과도 같은 일일 7시간으로 나타났다. 노년기 평균 수면 효율(침대에 누워 있는 시간 대비 실제로 잠든 시간)은 88퍼센트로, 노년기 이전 성인보다 1~2퍼센트 낮지만 건강한 수면 효율의 범위인 85~95퍼센트에 들었다. 모두 좋은 소식이다! 이러한 동향을 보면, 은퇴 연령이 되어도 수면 상태가 나빠지지 않으며 노년기에도 양질의 수면을 충분히 취한다는 것을 알 수 있다.

나이 들면서 잠이 줄면 인지 기능이 저하될까?

지금까지 이 책을 읽은 여러분은 평균이 다가 아님을 잘 알 것이다. 노년기의 평균 수면 시간과 수면 효율이 청년기나 중년기 성인과 같다고 해도 '개개인'이 다 그런 건 아니다. 사실 노년기가 되면 필요한 수면 시간이 감소하며, 실제로도 예전보다 덜 자는 사람들이 많다. 그런데 내가 만나는 60대 환자 중에는 "어제 거실에 들어갔다가 왜 거길 왔는지 생각이 안 났다"거나 "달걀을 사러 가놓고 세 번 연속으로 까먹고 그냥 왔다"고 하면서 혹시 그게 이전보다 잠을 덜 자서 생기는 일이 아니냐고 묻는 사람이 많다. 이와 관련해서 알아두어야 할 몇 가지 사실이 있다.

- 열쇠를 엉뚱한 데 두고, 다른 사람 이름을 잊어버리고, 여러 가지를 헷갈리는 일은 나이와 상관없이 누구나 겪는다. 나는 현재 한창때인 33세이지만 이 세 가지를 매일 겪고 있고 아마 내일도 마찬가지일 것이다. 노년기가 되어 자신이 이런 일을 많이 겪는다고 느끼는 건, 기억력에 문제가 생긴 건 아닌지 예전보다 신경을 더 많이 쓰게 되었기 때문일 가능성이 아주 높다. 그러니 무작정 인지 기능이 떨어졌다는 결론부터 내리지 말자.[*]

- 예전보다 명민함이 떨어진 게 사실이라고 해도, 인지 기능이 조금 변화하는 건 건강한 노화 과정에서 일어나는 지극히 정상적인 일이므로 우아하고 재치 있게 받아들이자. 일을 처리하는 데 예전보다 시간이 조금 더 걸려도 괜찮다. 지금까지 뭐든 재빠르게 해낼 수 있었던 건 수십 년간 힘든 일도 척척 해내면서 속도가 붙었기 때문일 수도 있다. 자꾸 잊어버려도 괜찮다. 손주들보다 훨씬 더 풍부한 지식과 경험이 뇌에서 기억 공간을 서로 차지하려고 경쟁을 벌이고 있으니 당연한 결과다. 이런 변화가 반드시 수면과 관련이 있는 건 아니다.

- 수면 부족과 전보다 잠이 줄어드는 건 다른 일이다. '잠을 못 자면 인지 기능에 문제가 생긴다', 또는 '뇌에 독성 물질이 쌓인다'고 경고하는 자극적인 헤

---

[*] 한 60대 암 환자는 마트에 갔다가 젊은 남성이 다가와서는 여기가 어디인지 아시겠냐면서 자신을 도와주려고 했던 일을 전하며, 아무래도 치매에 걸린 것 같다고 크게 걱정했다. 생전 처음 보는 사람까지 자신을 걱정할 만큼 정신이 오락가락해진 게 분명하다는 생각에 그런 결론을 내렸다. 하지만 기억을 더 자세히 더듬어보니, 그날 안경을 안 쓰고 나가서 필요한 물건을 찾으려고 진열대에서 눈을 한껏 찌푸리며 한참을 기웃거렸고, 그 모습이 남들 눈에는 방향을 잃은 사람처럼 보였을 것임을 깨달았다. 신경심리 검사에서도 이 환자의 인지 기능은 더할 나위 없이 멀쩡한 것으로 판명됐다.

드라인은 대부분 수면 부족에 관한 연구 결과고, 그런 연구는 동물이나 사람을 '강제로' 깨어 있게 만들었을 때 나타나는 변화를 조사한다. 억지로 깨어 있게 만드는 외부 요인이 있어서 잠을 못 자는 상황이라면 수면이 부족할 수 있지만, 자연스럽게 예전보다 더 일찍 잠이 깨는 건 그런 상황과 무관하다.

- 수면과 관련하여 노년기의 한 가지 장점은 잠을 방해받아도(잠을 못 자게 만드는 심각한 외부 요인이 있는 경우를 포함해서) 그 이전보다 더 유연하게 적응한다는 것이다. 노년기에는 며칠간 평소보다 잠을 덜 자도 인지 기능에 부정적인 결과(반응 시간이 느려지는 등)가 발생할 가능성이 더 낮고,[2] 자는 동안 새로운 기억의 통합 기능이 활성화될 가능성도 줄어서[3] 뇌가 전체적으로 부담을 덜 받는다. 수면 시간이 하루, 또는 며칠씩 달라져도 건강에 발생하는 영향은 좋은 영향과 나쁜 영향 모두 수십 년 전보다 약해진다.

- 노년기의 인지 기능과 상관관계가 있는 요소는 전반적인 활동 수준[4]과 운동량, 사회적인 교류, 정신적인 자극, 우울증, 신체 건강, 청력 변화, 건강 관련 행동(흡연 등)이다.[5] 이러한 요소는 수면의 질에도 영향을 준다. 그러므로 잠을 통제해서 인지 기능을 유지해야 한다는 생각으로 잠에만 모든 부담을 안기지 말고 생활 방식을 전체적으로 개선하려는 노력에 투자한다면 정신건강과 수면 만족도가 모두 향상된다.

노년기 불면증, 치매의 원인일까?

불면증과 치매가 연관성이 있다는 헤드라인을 한 번쯤 본 적이 있을 것이다. 수면과 인지 기능의 연관성을 지적하며 정신건강에 잠이 얼마나 중요한지를 강조하는 내용이 다 틀린 건 아니지만, 그러한 기사에서 다루는 연구 결과를 자세히 살펴보면 늘 실제 데이터에 담긴 의미는 기사 내용보다 더 미묘하다는 사실을 알 수 있다. 즉, 연구의 최종 결론에 담긴 내용은 그런 기사에서 주장하는 '불면증은 치매를 유발한다'는 식의 폭탄 발언과는 굉장히 거리가 멀다. 기사에서 다루는 불면증 관련 주장과 그런 주장이 나온 출처를 추적해보면 다음과 같은 사실을 발견할 수 있다.

- **애초에 불면증 얘기가 아닐 때가 많다.** 우수한 과학 논문에서도 '불면증', '수면 부족', '수면박탈', '수면의 질 저하', '수면장애', 'X시간보다 적게 자는 것'이 모두 같은 의미로 쓰여서 '불면증'이라는 용어의 진짜 의미가 모호해지는 경우가 많다. 앞서 여러 번 설명했듯이, 불면증은 잠을 잘 기회가 충분히 주어져도 잠들거나 잠든 상태를 유지하기가 힘든 문제가 지속되고 이 문제로 인해 괴로움을 느끼거나 신체 기능에 문제가 생기는 매우 구체적인 상태를 말한다. 수면 부족과는 다르며, 잠을 덜 자는 것과도 관련이 없다(2장에 불면증과 불면증이 아닌 것에 관한 설명이 질의응답 형식으로 자세히 나와 있다).
- **치매와도 무관할 수 있다.** 정말로 알츠하이머병과 불면증의 관계를 중점 조사한 결과를 소개한 신문 기사도 있으나, 내용을 보면 불면증이 있으면 연구 참가자가 주관적으로 판단하는 인지 기능에 문제가 있다거나 경미한 인지 기능 손상이 일어났다는 결과가 대부분이다. 이런 문제는 사실이라고 해도 알츠하이머병이나 다른 형태의 치매만큼 심각한 문제가 아니다.
- **연구 결과의 의미가 한정적이다.**[6] 최근에 나온 한 메타분석에서는 불면증이 있으면 인지 기능이 저하할 확률이 27퍼센트 높아진다는 결과가 나왔다. 하지만 질적으로 더 우수한 연구들, 즉 공변량을 조정한 연구(연구 참가자의 생활 방식과 교육 수준, 우울증 여부, 그 밖에 다른 건강 상태를 함께 고려한 연구)나 연구 참가자를 장기간 추적 조사한 연구, 불면증을 훨씬 촘촘하고 세밀하게 진단한 연

구만 선별해서 분석하면 불면증으로 인지 기능이 감소할 확률은 상당 수준 감소한다. 불면증이 '있다' 또는 '없다'로 양분하지 않고 넓은 범위에서 세분한 연구에서는 불면증과 인지 기능은 연관성이 없다는 결과가 나왔다.

- **결과가 엇갈린다.**[7] 불면증과 인지 기능 감소에 아무 연관성도 없다는 연구 결과도 있고, 반대로 연관성이 있다고 밝혀진 연구도 있다. 연관성을 발견했다고 주장하는 연구들은 결과 해석에 주의 사항이 덧붙는 경우가 많다. 예를 들면, 한 불면증 연구에서는 인지 기능에 부작용이 생길 수 있다고 알려진 최면성 수면제를 장기간 이용한 불면증 환자들을 연구 대상자로 선정했다. 또 다른 연구에서는 불면증과 우울증을 '한꺼번에' 앓고 있는 사람은 인지 기능이 저하될 가능성이 커도 우울증 '없이' 불면증만 앓는 사람은 인지 기능 저하와의 연관성이 명확하지 않은 것으로 나타났다. 우울증과 인지 기능 저하가 관련이 있다는 것은 이미 밝혀진 사실이다.

- **연관성이 있어도 닭이 먼저인지 달걀이 먼저인지는 불명확하다.** 불면증이 치매를 유발하는지 확인할 수 있는 실험은 실행 자체가 불가능하다. 그러려면 연구 참가자들이 불면증을 장기간 겪게 만들고 어떤 영향이 발생하는지 조사해야 하는데, 이는 굉장히 어려울 뿐만 아니라 비윤리적인 일이다.* 우리가 할 수 있는 건 자연적으로 발생한 불면증을 관찰하고 결론을 도출하는 것이다. 불면증 환자가 노년기가 되어 정말로 치매 발생률이 높아진다고 하더라도, 불면증이 인지 기능 저하의 원인이 됐는지 아니면 애초에 신경퇴행성 질환(알츠하이머병 등)으로 불면증이 생긴 건 아닌지, 다른 제3의 요인이 그

---

* 동물 실험에서 확실한 인과관계가 나왔다면 어떻게 받아들여야 할까? 그런 연구는 전부 불면증이 아니라 수면 박탈에 관한 연구다. 즉, 쥐를 데려다가 잠을 못 자게 만들 수는 있지만, 밤에 잠 못이루고 하염없이 천장만 쳐다보며 지금 몇 시인지 자꾸 시계만 초조하게 확인하다가 일어나서 출근하도록 만들 수는 없다.

두 가지 문제를 모두 일으킨 건 아닌지(특정 화학물질에 노출되는 경우 등) 정확히 판단하기 어렵다.

- **연구 방향을 뒤집어서 치매 환자가 겪는 수면 문제를 살펴보면 불면증이 가장 큰 문제가 아님을 알 수 있다.** 예를 들어 알츠하이머병이나 파킨슨병 환자는 과도하게 졸리거나(불면증과 반대로) 일주기 리듬에 혼란이 생기는 문제, 수면호흡장애(수면무호흡증 등)를 겪을 가능성이 훨씬 크다. 불면증을 겪는 환자들도 종종 있으나, 내가 파킨슨병 환자를 치료해 본 경험상(내 학위논문 연구 주제였다) 이들에게서 나타나는 불면증 증상은 일주기 리듬의 문제(낮에 낮잠을 너무 많이 자거나 생활 리듬이 일정하지 않아서)로 보는 것이 훨씬 정확하다.

그렇다면 불면증이 있어도 인지 기능이 손상될 위험이 증가하지 않는다고 단언할 수 있을까? 그건 아니다. 그런지 아닌지를 입증할 수 있는 윤리적인 실험 방법은 없다. 하지만 불면증과 치매의 직접적인 관련성을 주장하는 신문 기사는 내용이 부풀려졌다고 분명하게 말할 수 있다. 치매는 유전적인 위험성이나 앉아서 생활하는 시간이 긴 것, 사회적 고립, 청력 소실, 우울증, 다른 수면장애 등 불면증보다 더 큰 영향을 주는 위험 요소가 있을 가능성이 크다. 그러므로 불면증이 생겨도 너무 걱정하지 말고 건강에 도움이 되는 습관을 더 강화하자.

나이가 들면 왜 낮잠이 늘까?
이 변화는 수면에 어떤 영향을 줄까?

전보다 잠이 줄어든 것이 아직도 걱정된다면, 낮잠도 수면 시간에 포함되어야 한다는 사실을 잊지 말자. 65세 이상이라면 전보다 낮잠이 늘었을 확률이 아주 높다. 이는 여러 대규모 연구에서 확인된 사실이다. 한 예로 네덜란드·영국·미국의 성인들을 대상으로 한 연구에서는 26~65세 연령대(13.7퍼센트)보다 65세 이상(27퍼센트)에서 낮잠을 잔다고 밝힌 응답자의 비율이 더 높았다.[8] 노년기에는 낮잠을 잘 기회가 더 많다는 것도 이런 차이가 나타나는 이유 중 하나다. 직장에서 은퇴하고 자녀 양육의 책임에서도 벗어났을 가능성이 높기 때문이다. 40대 초반인 사람은 낮에 잠시만 누워서 눈을 붙이고 싶은 마음이 굴뚝같을 때가 하루에도 몇 번씩 있지만 업무 때문에, 또는 아이들이 얼른 간식을 내놓으라고 소리치는 통에 그럴 수가 없다! 생물학적으로도 노년기가 되면 일주기 리듬이 약해져서(그 이유는 나중에 설명한다) 낮과 밤의 격차가 줄어든다. 그 결과 밤잠은 줄고 낮에 더 졸릴 수 있다.

하지만 이런 변화가 반드시 나쁜 건 아니다. 낮잠을 어느 정도 자주 자는 노인이 주관적으로 느끼는 수면 상태나 객관적으로 측정된 수면 상태는 차이가 없다.[9] 일생 중 어느 시기든 낮에 규칙적으로 낮잠을 자는 전통이 있고 지금도 그렇게 생활하는 문화권도 많다. 낮에 한숨 자는 건 건강한 수면과 아무런 관련이 없다는 사실도 밝혀졌다. 노년기에 낮잠이 늘어서 문제가 될 수 있는 건 다음 두 가지 경우뿐이다.

1 **낮잠을 아무 때나 되는 대로 자는 경우.** 낮잠을 자는 시점이나 낮잠 시간이 모두 무작위고 갑자기 잠에 곯아떨어지는 건 좋지 않다. 이런 낮잠은 수면호흡장애(수면무호흡증 등)나 다른 건강 문제의 징후이거나, 일주기 리듬이 깨진 결과일 가능성이 있다. 낮잠을 자더라도 하루 수면 시간의 대부분은 밤잠으로 채워야 한다. 24시간 중에 잠깐씩 낮잠을 자는 빈도가 점점 늘어서 낮과 밤의 활동량과 빛 노출량, 수면 시간의 격차가 점점 줄어드는 생활 패턴이 자

리 잡으면 안 된다. 낮잠은 계획을 세워서 규칙적으로 자는 게 건강에 훨씬 이롭다. 한낮에, 일정한 시간대를 정해서 자고 낮잠 시간은 1시간을 넘기지 않도록 알람을 맞추자.

2 **낮잠 때문에 밤잠이 줄어서 괴로운 경우.** 우리는 가끔 케이크를 먹고 싶기도 하고 아껴두고도 싶은 두 가지 욕심을 버리지 못한다. 낮잠이 늘었는데도 밤에 자는 시간이 이전과 같기를 기대하면, 밤잠을 기대한 만큼 자지 못한다는 사실에 좌절하고 침대에 멀뚱히 누워서 더 많이 자려고 아무 소용 없이 애쓰는 시간이 많아져서 불면증이 점점 심해지는 악순환이 시작된다. 이런 상황에도 이 책에서 소개한 프로그램의 원칙을 적용할 수 있다. 깨어 있는 동안 활동하면서 모으는 수면 욕구는 낮이든 밤이든 잠을 잘 때 사용된다. 모아둔 수면 욕구의 대부분은 밤잠에 쓰는 게 가장 좋지만, 규칙적인 낮잠에 조금 나눠 써도 괜찮다.

왜 노년기에는 자다가 깨는 날이 많아질까?

노년기 이전 성인 불면증 환자는 밤에 잠을 청해도 쉽게 잠들지 못하는 경우가 더 많고, 노인 불면증 환자는 이와 달리 밤에 수면이 쭉 이어지지 않는 경우가 더 많다. 노년기에는 일주기 리듬의 변화로 이른 저녁부터 졸리므로 쉽게 잠들지 못하는 문제는 저절로 사라지는 것이 이런 차이가 나타나는 이유 중 하나다. 은퇴 생활 중이고 자녀가 장성해서 따로 사는 사람은 언제든 마음대로 자고 일어날 수 있다는 것도 또 다른 이유가 될 수 있다(내게도 얼른 그날이 왔으면!). 이것과 별개로, 노년기에 일어나는 다음과 같은 다른 변화로 인해 자다가 더 자주 깨고 다시 잠들기가 더 어려워질 수도 있다.

- 전체 밤잠 시간 중에 얕은 수면 시간이 늘어나서 잠이 깰 기회도 늘어난다.
- 수면호흡장애(수면무호흡증, 코골이 등)가 발생할 확률이 높고, 그로 인해 잠을 더 얕게 자고 자주 깨게 된다.
- 빈뇨(소변이 자주 마려운 것), 통증, 호르몬 변화 등 노화나 건강과 관련된 다른 변화도 수면에 방해가 될 수 있다.
- 신체 활동량이 줄고, 침대에서 보내는 시간이 늘어나고, 낮에 빛 노출량이 감소하는 생활 방식의 변화로 수면 욕구가 줄고 수면 강화에 필요한 일주기 리듬의 기능이 약해질 수 있다.
- 일주기 리듬에 자연적인 변화가 생겨서(생물학적으로 아침형 인간에 더 가까워진다) 새벽에 잠이 깨는 날이 많아진다.

위와 같은 변화는 대부분 마음대로 통제할 수 없으므로, 노년기에 수면을 인위적으로 강화할 방법은 별로 없다. 하지만 밤에 자다가 깨는 것(또는 평소보다 새벽에 일찍 깨는 것)이 본질적으로 나쁜 건 아님을 기억하자. 젊은 성인들도 평소에 자다가 최대 10회 정도 잠이 깬다. 또한 노인들 대부분이 밤에 자다가 깨도 크게 불안감을 느끼지 않고 금방 다시 잠든다.

자다가 깨는 빈도가 늘어나고 잠이 더 얕아진 이유가 무엇이든, 수면 성과를 따져가며 불만족스러워하는 건 아무 의미가 없다. 화장실을 수시로 들락거리고, 몸에 열감도 생기고, 뼈와 근육 곳곳이 불편하고, 무호흡증도 생기는 등 잠들기 힘들어지는 요소가 날로 쌓여가는 와중에도 우리의 친구 잠은 수면이 유지되도록 열심히 애쓰고 있다. 그러니 우리가 할 수 있는 게 있다면 이 모든 변화 속에서 이런 영웅적인 노력을 쏟고 있는 잠에게 박수를 보내는 것뿐이다. 잠이 전보다 얕아지는 건 우리 몸이 필요로 하는 수면 상태에 따라 수면 각 단계의 비율이 달라져서 생기는 변화다. 어린아이의 경우 밤잠 중 최소 4분의 1이 깊은 수면으로 채워지는데(일부 연구에서는 밤잠의 최대 절반까지도 차지하는 것으로 나타났다), 이는 몸과 뇌가 한창 자라는 시기고 세상을 살아가는데 필요한 기초 지식을 엄청난 속도로 습득하려면 그런 수면 구성이 필요하기 때문이다. 성인이 되면 몸이 더 이상 그런 기능을 수행할 필요가 없으므로 깊은 수면이 그렇게까지 필요하지 않다. 노년기가 되면 기본적인 신체 활동량이 더 감소하므로 더더욱 그렇다. 나이가 들어서 수면에 이상이 생긴 게 아니라, 생애 시기마다 필요한 것들이 다르므로 거기에 맞게 잠이 적응한 것이다(단, 이 설명은 대체로 수면 상태가 건강한 노인에게 적용된다는 사실을 명심하자. 폐쇄성수면무호흡증이나 다른 수면장애로 잠이 깨는 빈도가 '극도로' 늘었다면 매우 심각한 문제일 수 있다. 다음 설명을 참고하라).

왜 중년기와 노년기에 불면증이 더 흔할까?

노년기가 되면 청년기나 중년기보다 수면 시간이 크게 줄어드는 것도 아닌데 불면증을 겪을 확률은 더 높다. 왜 그럴까? 앞서 설명했듯이 불면증의 가장 정확한 지표는 수면 효율이다. 일반적으로 수면 효율이 85퍼센트 미만인 상태가 지속되면 불면증이라고 할 수 있다. 다행히 노년기에도 평균적인 수면 효율은 청년·중년기와 대체로 같지만(80퍼센트 후반대), 흥미로운 사실은 나이가 들수록 수면 효율의 '범위'가 더 넓어진다는 것이다. 노년기가 되면 사람마다 수면 효율이 훨씬 더 다양해진다는 의미다. 바꿔 말하면, 노인과 청년의 수면 효율이 똑같이 최저 범위라도, 그 범위 안에서 비교하면 노인의 수면 효율이 훨씬 더 낮다. 이는 중년기에서 노년기로 넘어갈 때 일어난 어떤 변화를 겪고 밤에 잠들지 못하고 뒤척이는 시간이 훨씬 길어지는 사람들도 있음을 의미한다. 어떤 변화일까? 네덜란드·영국·미국 성인들을 대상으로 한 대규모 연구 결과에서 나온 한 가지 단서가 있다. 바로 밤에 침대에 누워 있는 시간이 9시간 이상이면 불면증과 유의미한 관계가 있다는 것이다.

그리 놀라운 결과는 아니다. 수면 효율 계산법을 상기해보자.

$$\frac{\text{총수면 시간}}{\text{잠자리에서 보내는 총시간}} = \text{수면 효율}$$

그러므로 수면 효율이 낮아지는 이유는 두 가지다. 수면 시간이 줄었거나, 잠자리에서 보내는 시간이 늘어난 것이다. 노년기에 접어들면 생물학적으로 필요한 것들이 달라지고 생활 방식의 변화로 수면 시간이 실제로 줄어들 수 있다. 하지만 새로워진 상황에 맞게 잠자리에서 보내는 총시간을 줄여서 변화에 적응하면 불면증을 겪지 않는다. 낮잠을 많이 자는 노인일수록 이 점이 특히 중요하다(TV 앞에서 자신도 모르게 조는 것도 고려해야 한다). 잠자리에 누워 있는 시간이 늘어나면 수면 효율은 무조건 줄어들 수밖에 없고 그만큼 불면증 증상은 심해진다.

물론 중년기와 노년기에 불면증이 생기는 이유가 잠자리에서 보내는 시간 한 가지 때문만은 아니다. 앞서 우리는 이 시기에 일어나는 다른 변화 중에 불면증이 생길 확률을 높이는 여러 요소를 살펴보았다(환경, 통증, 밤에 소변이 자주 마려운 것 등). 만성 불면증은 단순히 밤에 깨는 것만이 문제가 아니며 자다가 깨는 것이 기분과 기능, 잠과의 관계에 끼치는 영향과도 관련이 있음을 기억해야 한다. 전보다 밤에 더 자주 깨고, 다시 잠들기까지 걸리는 시간이 더 길어지는 일은 얼마든지 일어날 수 있다. 하지만 그런 일이 생겼다고 해서 불안과 절망의 늪에 자진해서 들어갈 필요는 없다.

요약하면, 불면증은 노년기에 더 흔하지만 그렇다고 노인이 되면 무조건 불면증을 겪는 건 아니다. 이 책의 프로그램에서 배운 기술들을 활용하고, 지금쯤이면 모두 잘 실천하고 있으리라 믿는 '잠을 친절하게 대하는 태도'를 잃지 않는다면 노년기에 생기는 변화에도 적응하고 잠과 끈끈한 관계를 유지할 수 있을 것이다.

노년기에 폐쇄성수면무호흡증을 걱정해야 하는 이유

수면 변화는 '자연스러운 흐름에 따라야 한다'는 원칙을 지지하는 사람으로서 한 가지를 분명히 해두고 싶다. 노년기가 되면 폐쇄성수면무호흡증이 생길 위험성이 크게 높아지며 이 문제를 깊이 경계해야 한다. 폐쇄성수면무호흡증에 관해서는 16장에서 더 자세히 설명한다. 일단 지금은 자다가 호흡이 자주 멈추는 문제라는 정도만 알아두자. 폐쇄성수면무호흡증은 미국에서만 무려 수백만 명이 겪고 있는 문제고, 나는 이것이 매우 과소평가된 건강 문제라고 생각한다. 폐쇄성수면무호흡증은 일반적으로 생각하는 것보다 훨씬 흔한 병이며 나이가 많아질수록 환자 비율이 급격히 늘어난다.

예를 들어 30대 남성 중 폐쇄성수면무호흡증이 경증 이상인 환자의 비율이 약 9퍼센트지만 40~50대가 되면 이 비율이 25퍼센트 이상으로 늘어나고 60대가 되면 무려 52퍼센트에 이른다. 환자 중 상당수는 경증이지만,* 60대 남

---

* 노년기에 경증 폐쇄성수면무호흡증을 앓는 사람의 비율이 이렇게 높다 보니 일부 수면의학 전문

성의 4분의 1은 중증도가 중간 수준이며 중증 환자의 비율도 10퍼센트에 가깝다. 내가 생각하기에는 너무 놀라운 비율이다. 60대 이상 남성 열 명 중 한 명이 자다가 최소 2분마다 호흡이 겁이 날 정도로 오래 멎는다는 뜻이기 때문이다. 여성은 폐쇄성수면무호흡증을 겪을 확률이 남성보다 낮지만 60대 이상의 47퍼센트가 경증 이상의 폐쇄성수면무호흡증을 앓고, 중증 환자의 비율은 6퍼센트다.

노년기에 폐쇄성수면무호흡증 발생 비율이 더 높아지는 이유는 아직 정확히 밝혀지지 않았다. 체중 증가나 근 긴장도 감소, 다른 건강 문제가 많아지는 것이 원인일 수 있다. 원인이 무엇이든, 자신과는 무관한 문제라고 생각되더라도 16장에 나오는 폐쇄성수면무호흡증에 관한 내용을 꼭 읽고 조금이라도 염려가 되면 반드시 의사와 상담해야 한다.

노년기에 가장 간과되는 수면 변화

눈치 빠른 독자는 이미 알고 있겠지만 이번 장에서 일주기 리듬이 계속 언급됐다. 일주기 리듬은 노년기에 일어나는 수면 변화 중 가장 간과되는 부분이며, 지금까지 살펴본 다른 어떤 요인보다(폐쇄성수면무호흡증을 제외하고) 노년기 수면에 가장 큰 영향을 준다. 일반적으로 나이가 들면 일주기 리듬에 다음과 같은 변화가 일어난다.[10]

가는 이를 정상적인 노화의 한 부분으로 보고 60대 이상은 폐쇄성수면무호흡증 진단 기준을 더 높여야 한다고 주장한다.

- **일주기 리듬은 대략 60~65세부터 바뀌기 시작한다.** 생물학적으로 저녁에 더 일찍부터 졸리고 아침에 더 일찍 깨는 변화가 일어난다. 또한 나이가 들면 일주기의 전체 시간도 짧아진다. 즉, 생물학적인 하루는 보통 24시간보다 약간 더 긴데, 노년기가 되면 24시간에 조금 못 미치는 정도로 짧아진다. 그래서 시각을 확인할 수 없는 환경에 있을 때 노인은 자연스럽게 매일 저녁 몇 분 더 일찍 잠드는 경향을 보인다. 이 같은 생물학적인 리듬 변화에 맞게 행동을 달리하지 않으면, 그리고 이 변화를 적절히 받아들이지 않으면 불면증의 나락으로 떨어질 수 있다.

- **일주기 리듬이 약해지는 경향이 나타난다.** 체온·활동량·호르몬 수치에 따라 24시간 동안 오르락내리락하는 일주기 리듬이 전반적으로 약해진다는 뜻이다. 즉, 그래프로 치면 최고점과 최저점의 격차가 줄어든다. 그 결과 생체 시계가 낮과 밤을 헷갈리기 쉬워지므로, 몸이 낮과 밤을 더 분명하게 구분할 수 있게 더 많이 노력해야 한다(예를 들어 무작위로 자고 아무 때나 식사하는 대신 낮잠과 식사 시각을 일정하게 지키는 등).

- **일주기 리듬이 규칙적인 수면과 기상에 주는 영향이 줄어든다.** 노년기 이전 성인기에는, 일주기 리듬이 수면 시점·시간에 주는 영향이 수면 욕구가 주는 영향만큼 강하다. 그래서 청년기에는 밤이 절반쯤 지나 깊은 수면에 이르면 하루 동안 모은 수면 욕구가 거의 다 소진되는데도, 일주기 리듬의 강한 영향이 바통을 이어받아 해가 뜨고 시간이 한참 더 흐를 때까지 계속 잘 수 있다. 하지만 노년기에는 밤에 일주기 리듬이 그만한 영향을 발휘하지 못한다. 그래서 노인은 이른 아침에 잠이 깨는 경우가 흔하다. 노년기가 되면 저녁에 일찍 잠자리에 드는 것도 이와 마찬가지다. 저금통에 수면 욕구가 꽤 많이 모였지만 아직 다 채워지지는 않았을 때 각성 상태를 유지하려면 일주기 리듬의 영향이 필요한데, 노년기에는 그 영향이 감소하기 때문이다(그래서 자기

싫어도 소파에서 잠드는 일이 많다).

- **눈으로 유입되어 뇌의 주요 생체 시계에 닿는 빛의 양이 감소할 수 있다.** 시신 경교차상핵이 우리 뇌의 주요 생체 시계라고 설명한 내용을 떠올려보자(6장 참고). 이 시계의 기능은 몸의 리듬을 조절하는 것이고, 지금이 몇 시인지 알 아야만 기능을 발휘할 수 있다. 시신경교차상핵이 시각을 판단하는 가장 중 요한 단서는 눈으로 들어오는 빛의 양이다. 나이가 들면 안구에 황색을 띠는 물질이 축적될 가능성이 크고, 이 물질로 인해 시신경교차상핵을 자극하는 단파장 빛이 걸러진다. 그러므로 나이가 들수록 낮에 빛을 더 많이 쬐도록 노 력해야 한다.

노년기에는 불면증치료 방식이 달라져야 할까?

이 책의 프로그램은 청년기·중년기·노년기 불면증치료에 모두 활용할 수 있 는 자율 치료 가이드다. 나는 특히 중년기와 노년기 불면증에 가장 적합하다 고 생각하는데, 그 이유 중 한 가지는 이 프로그램의 핵심 요소가 노년기에 맞 춰서 설계됐기 때문이다(노년기 환자의 우울증 발생률을 50퍼센트까지 줄이는 보너스 효과도 있다).[11] 이 책의 프로그램 구성 요소 중에는 노년기에 특히 중요한 부분도 있다(광치료 등). 노년기에 이 프로그램을 활용할 때 조정할 수 있는 몇 가지 요 소와 특별히 고려할 사항은 다음과 같다.

- 거동이 불편한 고령자(넘어지기 쉬운 상태이거나 파킨슨병 환자인 경우 등)는 한밤 중에 혼자 잠자리에서 일어나기가 힘들거나 위험할 수 있다. 이런 경우에는 '잠과의 관계 되돌리기' 단계 중 잠들지 못할 때는 잠자리에서 벗어나야 한다

는 원칙을 바꿀 필요가 있다. 가령 잠자리에 앉아서 조도가 낮은 전등을 켜고 책을 읽거나, 침대 바로 옆에 있는 편한 의자로 자리를 옮겨 TV를 봐도 좋다. 핵심은 침대에 가만히 누워서 자려고 '노력'하지 않는 것이다. 자려고 애쓰면 각성 상태와 실망하는 감정을 뇌가 연관 짓게 되므로 잠이 더 멀리 달아난다(5장의 조건화된 각성 참고).

- 낮에 졸음이 너무 심하게 쏟아진다면, 밤에 잠자리에 누워 있는 시간을 조금 더 늘리거나 일정한 낮잠 시간을 마련하면 졸음을 덜 수 있다. 매일 낮잠을 자는 데도 계속 졸리면 폐쇄성수면무호흡증이 아닌지 의사와 상담하자.

- 노년기에는 일주기 리듬의 기능이 바뀌므로 낮에 빛을 많이 쬐는 게 더욱 중요하다. 어떤 활동이든 좋으니 밖으로 나가서 활동하자. 예를 들어 날씨가 괜찮으면 테라스에서 식사해도 좋고, 산책하거나 정원에서 책을 읽는 것도 좋은 방법이다.

- 새벽에 너무 일찍 깨서 힘들면 밝은 빛에 노출되는 시점을 바꿔보자. 일반적으로 나는 아침에 일어나자마자 가장 먼저 빛을 듬뿍 쬐라고 권한다. 하지만 너무 이른 새벽에(새벽 4시 등) 잠이 깨서 문제라면 해가 완전히 다 뜰 때까지는 빛에 너무 많이 노출되지 않도록 하자. 지나치게 이른 시각부터 빛에 노출되면 자고 일어나는 시간대가 더 앞당겨질 수 있다.

- 오후 늦게나 저녁에 낮잠을 자지 않도록 더욱 노력하자. 노화와 관련된 생물학적인 변화로 인해 이 시간대에 깜박 졸기 쉽지만, 이때 자는 건 밤잠에 방해가 된다. 낮잠은 한낮에, 미리 계획한 시각에 규칙적으로 자는 게 좋다.

- 신체 활동, 사회적인 교류, 정신 활동량을 늘리려는 노력도 더욱 필요하다. 수면은 물론이고 정신건강과 건강한 인지 기능을 위해서도 중요한 일이다. 운동은 또렷한 정신을 유지하는 가장 좋은 방법이다!

- 수면과 생체 리듬은 나이가 들면 바뀌는 게 당연하다는 사실을 잊지 말자.

이런 변화가 생겼다고 해서 수면과의 관계나 인지건강이 끝장났다고 생각하지 마라. 내가 주문처럼 외는 원칙은 자신의 생물학적인 상태에 '맞서지' 말고 늘 '맞춰야' 한다는 것이다. 예를 들어 수면 시각과 기상 시각을 어느 정도 일정하게 잘 유지하고 있다면 자연스럽게 밤 9시에 자고 새벽 4시에 일어나도 괜찮다. 자다가 몇 번 깨고 다시 잠들기까지 몇 분씩 걸려도 상관없다. 이런 시간이 30분 이상 길어지면 추가로 생긴 혼자만의 시간으로 생각하고 평화로운 밤을 즐기자.

- 인지 기능이 저하되거나 우울증이 있는 상태로 이 책의 프로그램을 시작하면 몇 가지가 부담스럽게 느껴질 수 있다. 그래도 걱정하지 마라. 정보를 최대한 많이 전하고 싶어서 필요 이상으로 자세히 설명했지만, 이 책의 내용을 전부 다 실천해야만 도움이 되는 건 아니다. 잠과의 관계 되돌리기(2부) 과정에 포함된 수면 행동 변화를 실천하면 매우 큰 효과를 얻을 수 있다.

- 수면과 일주기 리듬은 나이가 들면 자연스레 바뀐다. 일반적으로 나이가 들면 잠이 줄어든다고 생각하지만, 그런 경우가 있긴 해도 일주기 리듬의 변화, 깊은 수면의 비율 감소, 수면호흡장애(폐쇄성수면무호흡증 등) 위험성 증가가 그보다 더 중요하고 그런 일이 일어날 확률도 더 높다.

- 수면무호흡증의 위험성이 커지는 것을 제외한 다른 변화는 본질적으로 나쁘지 않다. 모든 게 예전과 똑같기를 기대하면서 자신의 수면 패턴에 임의의 규칙을 억지로 적용하는 건(예를 들어 잠이 깼는데도 너무 이른 시각이라는 이유로 일어나지 않기 등) 문제를 자초하는 일이다.

- 노년기에 불면증이 생기거나 수면에 변화가 생겼다고 해서 치매로 이어지지는 않는다. 불면증과 인지 기능 저하는 연관성이 거의 없다는 사실이 여러 연구로 확인됐다. 인지 기능 저하에는 다른 요인들이 훨씬 더 크게 작용한다.

- 그보다 더 신경 써서 걱정할 문제는 노년기에 폐쇄성수면무호흡증의 위험성이 급격히 증가한다는 것이다. 16장을 읽고, 조금이라도 이상한 기미가 보이면 의사와 바로 상담해야 한다.

- 노년기에는 불면증 증상이 나타날 확률이 높아진다. 수면·일주기 리듬과 관련이 있는 생물학적인 변화와 이런 변화에 맞게 행동과 태도가 적응하지 못하는 것이 원인이 된다. 그래서 이 책의 프로그램은 노년기에 더욱 도움이 된다.

- 이 책의 프로그램은 노년기에도 거의 수정 없이 그대로 활용할 수 있다. 필요하면 잠과의 관계 되돌리기를 위한 노력을 조금 느긋하게 실천하고, 빛을 많이 쬐고 많이 움직이는 습관을 들이는 노력에 더욱 중점을 두어야 한다.

아픈 몸과 마음이
잠을 방해하는 경우

병원 대기실에서 호르헤와 마리아를 처음 봤을 때, 나는 환자는 호르헤고 진료 예약을 한 사람은 마리아임을 단번에 알 수 있었다. 병원에 처음 내원하면 작성하는 서류를 마리아가 꼿꼿하게 앉아서 열심히 작성하는 동안, 호르헤는 구부정한 자세로 주변을 노려보고 있었다. 호르헤는 나중에 아내가 자신을 병원에 억지로 끌고 왔다고 고백했다. 불면증의 원인을 이미 알고 있는데 왜 굳이 수면 클리닉을 찾아온 건 이해할 수 없었다고도 했다(호르헤는 "선생님께 불만이 있어서가 아닙니다"라고 덧붙였다). 그가 말한 명백한 불면증의 원인은 만성 요통이었다. 잠을 설칠 수밖에 없는 문제였다! 통증을 싹 없애줄 마법 지팡이라도 있는 게 아니라면 수면 전문가가 대체 뭘 도와줄 수 있다는 건지, 호르헤는 도통 알 수가 없었다.

이 책의 내용은 대부분 불면증이 유일한 건강 문제라는 전제를 바탕으로 한다. 다른 동반질환이나 정신의학적인 문제 없이 불면증만 앓는 운 좋은 환자도 소수지만 분명히 있다. 하지만 실제로는 불면증 환자의 대다수가 호르헤와 같은 처지다. 즉, 불면증과 함께 각종 통증이나 우울증, PTSD, 신경질환 등 다른 질병에도 시달린다. 실제로 많은 신체질환과 정신질환이 수면을 방해하고 불면증을 유발한다.

희소식은 이 책의 프로그램이 불면증만 앓는 사람이나 다른 건강 문제도 있는 사람 모두에게 효과가 좋다는 것이다. 내가 발표한 연구 중에 규모가 가장 큰 연구의 주제도 '불면증인지행동치료가 수면 개선뿐만 아니라 다른 질병의 증상 개선에 어떤 도움을 주는가'였다.[1] 불면증의 동반질환은 불면증의 선행 요인이나 촉진 요인으로 작용할 수 있지만 지속 요인인 경우는 드물다(만성 불면증의 요인을 세 가지로 분류하는 내용은 66~68쪽에 나와 있다). 호르헤의 수면이 처음 궤도를 이탈한 계기는 허리를 다친 일이었지만 불면증이 지속되는 이유는 조건화된 각성과 수면 욕구 문제였다. 기적 같은 통증 치료법이나 타임머신이 있어야만 수면 상태가 개선되는 게 아니라는 의미다.

첫 진료를 마친 후 마리아는 호르헤에게 '내가 뭐랬어'라고 말하는 듯한 눈빛을 보냈다. 호르헤도 자신이 현재 정확히 어떤 상태인지에 관한 내 설명을 듣고 난 후에는 희망을 품게 된 눈치였다. 다른 질병이나 정신질환이 있어도 이 책의 프로그램으로 수면과의 관계를 개선할 수 있다. 이번 장에서는 수면에 영향을 주는 다른 질병을 간략히 살펴보고, 불면증치료를 각 상황에 맞게 어떻게 조정하면 좋은지 특별한 요령을 제시한다.

만성 통증, 섬유근육통, 관절염

나는 10대부터 만성 요통에 시달렸다. 유독 통증이 심할 때가 있어 오랫동안 큰 고통을 겪었고, 그래서 만성 통증을 겪고 있는 사람들에게 누구보다 공감한다. 이런 고통이 생활의 다른 부분에 어떤 영향을 주는지도 잘 안다. 수면에 주는 영향도 별로 희망적이지 않다. 만성 통증이 있는 사람은 수면 상태가 모든 측면에서 나빠지는 경향이 있고, 대부분 불면증에 시달린다.[2] 그 이유는 쉽게 예상할 수 있다. 잘 때 편한 자세를 찾기가 어렵고, 통증 때문에 정신이 산만해지고, 몸과 뇌가 받는 스트레스도 대체로 커서 과잉 각성이 발생한다. 불행히도 수면 상태가 나빠지면 염증이 더 심해져 통증이 더 크게 느껴지므로 상황이 더 심각해지는 악순환이 일어난다. 낮에 통증을 느낄 때도 감정을 조절하기가 더욱 힘들어진다.

만성 통증과 함께 다른 여러 증상이 발생하는 섬유근육통 환자들은 불면증에 시달리고 잠을 자도 기력이 회복된다는 느낌을 받지 못할 가능성이 더욱 크다. 자는 동안 뇌 활성도가 달라지는 실질적인 변화도 부분적으로 불면증에 영향을 준다. 예를 들어 섬유근육통 환자는 보통 깨어 있거나 얕은 수면 단계일 때 많이 나타나는 알파파가 깊은 수면 단계에서 일반적인 수준보다 더 강하게 나타난다.[3] 섬유근육통은 심신이 지치는 병이며, 많은 환자가 가장 큰 절망감을 느끼는 증상으로 잠을 제대로 못 자는 것을 꼽는다.[4] 또한 이들은 수면 문제를 의사에게 호소해도 제대로 해결되지 않는다고 생각한다.[5]

류머티즘성 관절염과 골관절염 환자들도 얕은 잠을 자거나 불면증 증상을 많이 겪는다. 또한 낮에 졸음이 오고 피로감을 느끼며,[6] 통증이 동반되는 다른 질병을 앓는 환자들과 마찬가지로 폐쇄성수면무호흡증, 하지불안증후군 같은 수면 관련 질병이 생길 위험성이 훨씬 크다.

이 책의 프로그램으로(또는 다른 치료제나 비약물 치료로) 이런 비참한 상황이 완벽히 나아질 수 있다거나 만성 통증을 앓기 전의 상태로 반드시 회복될 수 있다는 듣기 좋은 소리를 할 생각은 없다. 하지만 통증과 고통에는 큰 차이가 있다. 통증이 있다고 해서 무조건 고통받아야 하는 건 아니며, 수면을 방해하는 요소가 있다고 해서 반드시 불면증을 겪어야만 하는 것도 아니다. 통증을 겪고 있을 때 최대한 잠과 원만한 관계를 회복하는 구체적인 요령을 몇 가지 제시한다.

- **몸을 도구가 아닌 친구로 대하자.** 우리 몸이 할 수 있는 놀라운 일에 감사하자. 몸에 기대를 걸고 비난하기보다는 연민을 갖자. 몸이 무엇을 필요로 하는지 귀 기울이고, 몸 상태에 맞게 활동을 조정하자. 몸이 필요로 하는 영양을 공급하고, 몸을 돌보고, 휴식하자(잠만 휴식이 아니다. 잘 쉬는 것도 중요하다!).
- **통증을 피하거나 통제하려고 애쓰지 말고 함께 지내자.** 잠이 안 올 때 억지로 자려고 애쓰지 말라는 것과 같은 개념이다. 통증을 유발한 병을 치료하려고 의사가 권고한 사항을 모두 잘 지키고 있다면, 그 외에는 억지로 밀어붙인다고 해결되지 않는다. 통증을 느낄 때 판단을 배제하고 호기심을 갖고 감각에 주의를 기울여보면 불안감이 줄고 심지어 통증이 약해지는 느낌이 들기도 한다. 이 책 부록에 통증을 느낄 때 실천하기 좋은 마음챙김 기법을 소개해두었으니 참고하라.
- **3부 내용을 더 많은 시간을 들여서 실천해보자.** 수면과 통증을 어떤 식으로 생각하는지가 실제 경험에 엄청난 영향을 준다. 문제에서 벗어나려고 몸부림칠지, 아니면 상황을 받아들일지에 따라 몸에 발생하는 영향도 크게 달라진다. 특히 8~9장에서 소개한 기술을 통증과의 관계에도 적용할 수 있는지 시도해보자.
- **일주기 리듬이 강화되도록 더 열심히 노력하자.** 만성 통증이 있으면 실내에서 보내는 시간이 길어지기도, 취침·기상 시각이 불규칙해지기도 쉽다. 아플 때 쉬는 건 당연히 매우 중요하고 매일 충분히 휴식하는 시간이 필요하지

만, 실내에 가만히 은둔하는 것만이 휴식은 아니다! 낮에 빛을 충분히 쬐고 기상 시각을 일정하게 유지하는 등 생활 리듬을 규칙적으로 유지하자. 아무 때나 되는대로 졸지 말고 낮잠은 한낮에 미리 계획한 시각에 자려고 해보자.

- **수면무호흡증과 다른 수면장애의 징후를 더욱 경계해야 한다.** 만성 통증, 섬유근육통, 관절염을 앓는 사람들은 수면장애가 생길 가능성이 훨씬 크고(불면증 외에), 그 수면장애가 통증을 포함해서 신체건강과 정신건강에 중대한 영향을 줄 확률이 높다. 그러므로 코를 골거나 낮에 과도하게 조는 등 수면장애의 징후가 조금이라도 엿보이면 의사와 상담하라.

- **이 책의 프로그램 전체를 그대로 활용해도 된다.** 만성 통증 때문에 피해야 하거나 실천해봐야 소용없는 부분은 없다.

우울증과 불안

기분장애 문제는 불면증에 가장 많이 동반되는 문제로, 실제로 우울증 환자의 약 4분의 3은 불면증에 시달린다.[7] 불면증과 기분 문제는 별개고 서로 영향을 주는 게 아니라 신경생물학적·심리적인 근본 원인이 같은 중복증후군이라고 보는 연구자들도 많다.[8] 렘수면을 억제하는 등 수면에 영향을 주는 항우울제가 많다는 사실도 이러한 중복 가능성을 뒷받침하는 주요한 단서다.[9] 일반적인 생각과 달리 렘수면이 억제되면 기분이 좋아지는 결과가 나타나기도 한다. 우울증이 있으면 자연스럽게 아주 일찍 잠이 깨고 다시 잠들지 못하는 것도 이런 이유 때문일 수 있다. 우울증 환자의 뇌에서는 렘수면을 줄이는 '자체 치료'가 일어나고, 밤잠의 마지막 3분의 1 구간에 이러한 작용이 가장 많이 나타난다.* 우울증과 불면증 모두에 밝은 빛을 쐬는 광치료와 운동이 매우 효과적이라는 점도 두 질환이 중복증후군일 가능성을 나타낸다.

　불안은 불면증과의 관계가 우울증보다 훨씬 더 뚜렷하다. 내가 만나는 환자들도 대부분 밤에 걱정과 불안을 가라앉힐 수가 없는 것을 가장 심각한 수면 문제로 꼽는다. 이 책을 읽은 여러분은 잠자리에서 걱정과 불안이 날뛰는 것이 상당 부분 조건화된 각성과 관련이 있다는 사실과 수면 욕구가 그런 불안감을 누를 만큼 충분히 쌓이지 않은 결과임을 이제 잘 알 것이다. 하지만 불안장애가 과잉 각성에 영향을 주는 것 또한 분명한 사실이며,[10] 수면에 문제가 있어서 불안감이 커질 수도 있다. 예를 들어 잠을 제대로 못 자면 뇌에서 두려움을 관장하는 영역이 더 민감해지고 반응성이 커지는데, 이는 기분이 나빠지고 불안한 생각이 떠오르는 직접적인 원인이 된다.[11]

　낙관적인 관점에서 본다면 이러한 밀접한 연관성은 불안과 불면증이라는 끈질긴 문제를 한꺼번에 바로잡을 수 있다는 의미이므로 희소식이라 할 수 있다. 실제로 인지행동치료로 불면증이 개선되면 우울증과 불안감도 개선된다는 메타분석 결과도 있다. 일석이조다! 더욱 반가운 소식은, 이 책의 프로그램에는 불면증인지행동치료 외에도 기분 문제에 특히 중요한 요소가 함께 포함되어 있어서 우울증과 불안감에도 아주 효과적이라는 것이다. 불면증과 함께 우울증, 불안감을 겪는 사람들에게 내가 제시하는 특별한 주의 사항은 다음과 같다.

- **이 책의 프로그램 중 빛 많이 쐬기 + 많이 움직이기 부분을 더욱 집중적으로**

---

*　우울증이 있으면 아침까지 잠을 자면 안 된다는 소리가 아니다. 무엇이 가장 필요한지는 몸이 가장 잘 안다. 이런 특징 때문에 일부러 아침잠을 줄이고 다른 시간대에 잠을 보충하는 건 우울증에 도움이 되지 않는다.

실천하자(6장). 밝은 빛 쬐기, 신체 활동, 사회 활동은 우울증치료에서도 중요한 부분이다. 이 노력을 통해 수면과 기분이 개선되어 양쪽 모두에 도움이 되는 긍정적인 순환이 시작되도록 할 수 있다.

- **생각만 하지 말고 실천하자.** 우울증과 불안감에 시달릴 때는 뭐든 '하고 싶다'는 의욕을 느끼기가 매우 어렵고 생각도 유익한 방향으로 균형을 유지하기가 굉장히 어렵다. 그러므로 운동하고 싶은 마음이 들 때까지 기다리거나 조금이나마 낙관적인 생각이 들어서 변화를 시도해보고 싶을 때까지 마냥 기다릴 수만은 없다. 그럴 때는 한 발을 내딛고 '그냥 해야' 한다. 영 내키지 않아도 이 책의 프로그램에 있는 행동 지침을 실천해보고, 지금보다 나아질 수 있는 선순환이 시작되도록 하자.

- **마음속 소크라테스와 대화하는 기술을 수면 외에 다른 일에도 적극 활용하자**(8장). 잠에 관한 생각뿐만 아니라 대인 관계·직업·건강·외모·자존감 등 형편없고 아무 희망도 없다고 느껴지는 모든 일에 적용해보자. 만사를 핑크빛 안경을 쓰고 보라는 게 아니라, 자기 생각을 좀 더 호기심을 갖고 자세히 들여다보면서 따져보는 게 중요하다. 상황을 좀 더 객관적이고 정확하게, 전체를 다 고려해서 바라볼 수는 없는지 스스로 질문을 던져보자.

- **"머릿속에서 빠져나와 몸속으로 가라"는 원칙을 기억하자**(7장과 9장). 우울증과 불안감이 있으면 굴러떨어질 나락을 스스로 파기 쉽다. 이 책의 프로그램에 포함된 마음챙김 기법을 밤낮으로 활용해서 그런 상태를 벗어날 수 있도록 오감을 더 적극적으로 활용하자. 몸을 통해 현실에 더 가까워지면 불필요한 마음의 부담에서 빠져나오는 법을 익히게 된다.

- **이 책의 프로그램 전체를 그대로 활용해도 된다.** 기분 문제 때문에 피해야 하거나 시도해봐야 소용없는 부분은 없다.

트라우마와 PTSD

특정한 사건이나 상황을 겪고 극도의 스트레스를 느낀 트라우마 경험은 당연히 수면에 좋지 않은 영향을 준다. 잠들어 있을 때는 취약한 상태가 되므로, 침범당하거나 깜짝 놀란 경험, 심지어 생명이 위협당하는 상황을 겪고 나면 자연히 몸은 그런 취약한 상태가 되지 않으려고 애쓰게 된다. 실제로 트라우마를 겪은 사람들은 불면증을 포함한 수면 문제를 겪을 가능성이 훨씬 높다. 미국 보훈청에 따르면 군 복무 중인 사람 중 PTSD가 있는 군인의 92퍼센트 그리고 베트남전 참전 후 PTSD를 겪은 사람의 90~100퍼센트가 심각한 불면증 증상을 겪는 것으로 나타났다. 불면증은 비교적 최근에 일어난 아프가니스탄 전쟁과 이라크 전쟁에 참전한 군인들에게도 가장 많이 나타나는 PTSD 증상이다.[12]

군인들이 겪는 일들만 PTSD나 수면 문제를 유발하는 건 아니다. 나는 성적인 트라우마나 교통사고, 의료 관련 사건, 가정 폭력, 다양한 형태의 아동기 트라우마로 PTSD를 겪는 환자들과 만나보았고 이들 모두 만성적 수면 문제라는 공통점이 있었다. 아동기에 부정적인 경험을 한 사람들 총 1만 7천여 명의 데이터를 분석한 연구에서는 아동기에 스트레스와 트라우마를 많이 경험한 사람은 수십 년 후에도 불면증에 시달릴 가능성이 훨씬 높은 것으로 나타났다.[13]

환자들에게서 트라우마 경험을 들을 때면 정말 마음이 아프다. 어떻게 잠을 잘 수 있는지 의아할 정도로 끔찍한 경험도 많다. 하지만 그런 경험을 한 사람들도 잠을 잔다. 잠이 덜 편안하고, 한 번 깨면 다시 잠들기 어렵고, 악몽이 두려워서 잠들기를 주저하는 사람들도 있다. 하지만 트라우마 경험 때문에 내키지 않아도 거의 매일 밤 몸이 잠의 힘을 이겨내지 못할 만큼 잠은 인간의 강력한 기본 욕구다. 나를 비롯한 불면증 의사들은 수면의 생리학적인 상태와 환자가 잠을 대하는 태도를 바로잡는 표준 프로그램을 진행하는 동시에 이들의 몸이 다시 잠을 신뢰할 수 있도록 이끈다. 쉽지 않지만, 가능하다. PTSD 환자의 수면이 개선될 수 있다는 사실과 수면이 개선되면 PTSD가 개선될 수 있다는 더욱 반가운 사실이 여러 임상시험에서 입증됐다.[14] 나는 지금도 듀크대학교 의과대학이 PTSD 환자들을 대상으로 진행하는 불면증치료 연구에 함께하고 있다(지금까지 내가 참여한 모든 연구를 통틀어서 가장 규모가 큰 연구 사업이다). 이 연구, 내가 이전에 참여했던 연구들, 임상 경험을 토대로 알게 된 몇 가지 사실을 정리하면 다음과 같다.

- **PTSD 환자는 잠과의 관계를 되돌리는 과정이 매우 힘들 수 있다.** 특히 군대나 성적인 경험과 관련된 트라우마를 겪은 사람은 잠자리에 눕는 것만으로 두려움과 무력감을 느낄 수 있다. 그래서 이러한 경험을 겪은 사람은 잠자리에 들기를 꺼리고 잠들 기회 자체를 없애려고 할 수 있으므로 수면 강화(수면 효율을 높이려고 잠자리에서 보내는 전체 시간을 줄이는 것)를 위한 유연한 조정에 어려움을 겪을 가능성이 있다. 이런 경우에는 잠자리에서 보내는 시간을 줄이기보다 취침·기상 시각을 규칙적으로 유지하려는 노력에 집중할 것을 권장한다. 마음챙김 연습에도 시간을 더 많이 들이는 게 좋다.

- **PTSD 환자일수록 휴식을 취하는 것이 중요하지만, 어떻게 쉬어야 하는지 모르는 경우가 많다.** 내 경험상 이는 아동기에 트라우마를 겪은 사람들에게서 자주 나타나는 문제다. 혼란스럽고 두려울 때 이들이 아는 유일한 생존 전략은 되도록 바쁘게 '생산적으로' 지내서 환경을 통제하는 것이다. 휴식은 안전하지 않다고 느끼면서 살아온 사람들은 쉬는 법을 배워본 적이 없다. 그래도 휴식은 꼭 필요하므로, 긴장을 풀고 경계를 내리고 주변 환경과 온전히 연

결되어도 괜찮다는 사실을 몸에게 가르쳐줄 필요가 있다. 그러므로 트라우마를 겪었다면 7장을 더욱 유념해서 읽어보기를 권한다.

- **마음챙김은 실천하기가 어려울 수 있으나 큰 도움이 된다.** 신체 폭력이나 성폭력, 생명이 위태로운 상황에 놓인 경험이 있는 사람은 몸에 정신을 집중하면(즉, 마음챙김) 무력해지고 안전하지 않다고 느끼는 경우가 많다. 트라우마 경험 이후 이들이 살아남으려고 택하는 방법의 하나가 몸과 정신의 분리이기 때문이다. 그러나 즉각적인 위험이 사라졌다면(그렇기를 바란다), 마음챙김은 몸이 다시 안전하다는 느낌에 익숙해지는 방법이 될 수 있다. 5-4-3-2-1 연습(9장 참고)이나 매일 1~2분 정도 마음챙김 호흡법을 실천하는 작은 것부터 시작해보자.

- **악몽도 치료할 수 있다.** 많은 PTSD 환자가 악몽을 꾼다. 트라우마 경험이 꿈에 나올 때도 있고, 일반적으로 스트레스 받는 일들이 꿈에 나오기도 한다. 악몽은 내용이나 원인과 상관없이 치료할 수 있으며, 생각보다 치료될 확률이 높다(몇 가지 간략한 치료 방법은 16장 참고). 악몽이 두려워서 잠자리에 들지 않으려고 하면 안 된다. 잠이 부족하거나 잠자리에 드는 시각이 일정하지 않으면 악몽이 더 심해질 가능성이 있다.

- **자기 연민과 인내심은 필수다.** 힘들 때 자기 몸과 수면 상태, 마음에 화내지 마라. 몸도, 잠도, 마음도 다 똑같이 힘들다. 이미 힘든 일을 겪은 후에 불쾌한 일이 또 더해지면 안 된다. 그러니 자신에게 연민을 갖자. 다친 아이를 돌보듯 자신을 돌보고, 인내심을 갖자.

- **불면증은 분명 치료할 수 있으나 PTSD가 치료되지 않으면 잠을 온전히 회복하기 힘들다.** 어려운 문제다. 트라우마를 겪어도 불면증 증상이 크게 개선될 수 있다는 사실은 많은 연구로 입증됐다. 그러나 솔직히 말하면, 내 경험상 PTSD가 치료되지 않고 남아 있으면 수면 상태가 상당히 개선되더라도 다

시 수면 문제를 겪는 경우가 많다. 트라우마의 흉터가 남아 있으면 수면이 개선될 수 있는 범위에도 한계가 있다. 트라우마를 전문으로 치료하는 정신건강 전문가의 도움이 꼭 필요하며, 반드시 치료받을 것을 강력히 권한다.

신경퇴행성질환과 뇌 손상

뇌에 손상이 발생하면 모든 기능이 심각한 영향을 받는다. 수면도 예외가 아니다. 예를 들어 알츠하이머병과 파킨슨병 같은 신경퇴행성질환의 경우 수면에 먼저 이상이 생기고 수년, 심지어 수십 년 후에 치매 증상과 운동 관련 증상이 나타나기도 한다.[15] 파킨슨병은 진단이 내려지는 시점이 되면 이미 환자 대다수가 낮에 심하게 졸리는 증상이나 불면증, 렘수면행동장애(꿈을 실제 행동으로 표출하는 것, 폭력적인 경우가 많다) 같은 다른 수면장애를 겪고 있다는 사실이 드러난다. 알츠하이머병 환자도 수면의 질과 수면 시간이 현저히 악화되고 환자의 3분의 2 이상이 중등도·중증 폐쇄성수면무호흡증을 앓는다.[16] 치매의 종류와 상관없이 공통적으로 많이 나타나는 특징은 일주기 리듬이 크게 약해진다는 점이다. 즉, 활동량과 체내 멜라토닌 농도, 다른 생물학적인 변화에 낮과 밤의 격차가 줄어든다. 신경퇴행(뇌에 이상이 생기는 것)은 이러한 일주기 리듬의 변화에 영향을 주고, 일주기 리듬에 변화가 생기면 신경퇴행 상태가 더욱 나빠진다.[17] 다행히 치매 환자를 돌보는 사람(가정에 방문해서 도와주는 사람, 가족)이 이 책에서 설명한 수면건강 행동 교육을 받으면(예를 들어 빛 많이 쬐기 + 많이 움직이기, 낮잠을 되는대로 자지 않는 것 등) 환자의 수면이 개선된다는 사실이 연구로 확인됐다.[18]

외상성 뇌 손상도 수면에 악영향을 준다. 뇌의 손상과 그에 흔히 따르는 결과(통증, 우울증, PTSD, 복용하는 약이 많아지는 것) 모두 수면에 방해가 될 수 있다. 가벼운 외상성 뇌 손상을 입어도 불면증을 겪을 확률이 전체 인구보다 거의 다섯 배 높아진다는 사실이 그리 놀랍지 않은 이유다.[19] 잠을 제대로 못 자면 손상된 뇌가 회복되는 과정이나 손상으로 발생한 결과를 극복하는 일이 모두 힘들어진다. 아쉽게도 외상성 뇌 손상 환자의 불면증치료에 관한 연구는 그리 많지 않지만, 몇 안 되는 연구에서 상당히 희망적인 결과가 나왔다. 인지행동치료로 수면 상태를 개선할 수 있고, 우울증 증상과 인지 기능도 개선할 수 있는 것으로 나타났다.[20] 단, 뇌 손상의 중증도와 회복 상황에 따라 정신적인 피로와 집중력 문제로 인해 불면증치료가 힘들게 느껴질 수 있다. 불면증치료는 정신적으로 부담이 되는 부분도 있기 때문이다. 이런 점을 고려해서, 누구나 불면증치료 과정을 쉽게 따라올 수 있도록 이 책에서는 체크리스트와 빈 칸 채워넣기 등 활용할 수 있는 도구를 많이 제시했다.

신경퇴행성질환이나 뇌 손상, 인지 기능 저하를 겪은 사람들이 수면을 개선할 수 있도록 내가 제안하는 방법은 다음과 같다.

- **가족이나 간병인에게 이 책을 읽어보라고 부탁하자.** 지금 돌보고 있는 사람을 위해 이 책을 읽고 있다면, 소중한 사람의 수면을 개선하려고 따로 시간을 내고 있다는 의미이므로 정말 훌륭한 일을 하고 있다고 말해주고 싶다. 환자에게 정말 큰 도움이 될 것이다. 불면증이 없더라도 이 책에서 배운 원칙을 활용해서 자신의 수면 상태도 돌보길 바란다. 다른 사람을 돌보는 일은 만성 수면 문제를 촉진하는 요인으로 작용하는 경우가 많으므로 예방 차원에서 투자해볼 만하다.
- **낮에 밖으로 나가서 햇볕을 쬐는 것이 매우 중요하다.** 신경퇴행의 큰 특징이 일주기 리듬의 변화가 약해지는 것이므로, 뇌의 생체 시계가 일주기 리듬을

더 확실하고 일정하게 유지하도록 더욱더 열심히 도울 필요가 있다. 뇌 손상 환자가 우울증을 겪거나 앉아서 생활하는 시간이 긴 경우에도 일주기 리듬에 문제가 생기기 쉽다. 휴식도 매우 중요하며, 특히 뇌 손상이 발생한 지 얼마 되지 않았다면 더더욱 휴식이 필요하다. 쉴 때 밖에서 쉬거나 밝은 창가에서 지낼 방법이 있는지 찾아보고(의사가 밝은 빛을 쬐어도 된다고 허락했다면) 매일 생활 리듬을 일정하게 유지하자(취침·기상 시각, 식사 시각, 적당한 운동 등).

- **피로와 낮에 졸린 증상에 각별한 주의를 기울이자.** 다른 큰 병 없이 불면증만 앓는 사람들은 대부분 낮에 졸음을 느끼지 않는다. 그러나 신경퇴행성질환이나 뇌 손상 환자는 낮에 졸리고 극심한 피로를 느끼는 경우가 흔하다. 낮잠을 자거나 쉬는 것 자체는 괜찮다! 다만, 낮잠을 아무 때나 되는 대로 자거나, 너무 오래 또는 너무 늦은 시각에 자는 건 피해야 한다. 한낮에 낮잠 시간을 미리 계획하자. 그리고 6장 내용을 더 유념해서 참고하라.

- **인내심을 갖고 천천히 조금씩 노력하자.** 이 책의 프로그램을 천천히, 점진적으로 실천하자. 꼭 일주일 단위로 한 가지씩 배우지 않아도 된다. 그리고 행동 변화는 한 번에 하나씩 시도하자. 먼저 매일 아침 일정한 시각에 기상하는 것으로 시작하고, 그 다음에 조건화된 각성을 줄일 수 있도록 낮에 침실이나 잠자리에 머무르지 않는 노력을 추가하자. 그렇게 차츰 다른 기술도 추가하면 된다.

- **체크리스트와 도구를 활용해서 꾸준히 노력하자.** 나는 불면증에서 벗어나려고 노력하는 모두에게 수면 일기와 이 책에서 제시한 체크리스트를 활용할 것을 권장한다. 전부 머릿속에 기억하기는 힘들다!

호르헤와 마리아는 함께 불면증치료를 받았고 호르헤의 잠은 많이 좋아졌다. 열린 마음으로 치료에 임하고 숙제도 착실하게 한 호르헤의 노력이 좋은 결과를 얻는 데 큰 몫을 했다. 마리아의 도움도 결정적인 역할을 했다. 건강 관리는 문화에 따라 지극히 개인적인 일로 여겨질 수 있지만, 수면건강은 다른 사람들이 개입하는 정도에 큰 영향을 받는다. 같이 자는 사람, 일상생활, 물리적인 환경, 사회적 의무, 그 외에 환자의 여러 경험이 다른 사람들과 관련이 있기 때문이다. 수면에 영향을 주는 다른 질병·정신 질환·불면증을 '동시에' 앓고 있다면 이 점이 특히 중요하다. 모두를 위한 내 마지막 충고는 **이 책에서 알게 된 사실을 주변의 소중한 사람들과 공유해서 그들이 여러분에게 도움을 줄 수 있는지 가르쳐주라**는 것이다. 때로는 밖에 나가서 산책해야 한다는 사실을 일깨워주는 주변 사람의 말이나 매일 일정한 시각에 일어나도록 이끄는 작은 격려가 불면증에서 벗어나는 긴 여정을 이어가는 힘이 된다. 게다가 이 책의 내용을 알려주면, 일찍 잠자리에 드는 게 오히려 역효과를 낳을 수 있고 불면증이 더 심해질 수 있음을 다들 이해할 것이므로 매일 어서 자러 가라는 잔소리를 들을 일이 없어지는 보너스 효과도 생긴다!

　　희망적인 이야기로 이번 장을 마무리하고자 한다. 잠은 회복될 수 있다. 잠이 트라우마·우울증·통증·신경퇴행, 그 밖에 우리 몸과 마음이 견뎌내야 하는 다른 각종 변화에 영향을 받는 건 사실이다. 그러나 잠은 우리를 누구보다 충실하게 지탱해주는 기반이고, 가장 힘든 시기에도 늘 곁에 있다. 우리가 할 일은 잠이 원래대로 돌아올 수 있도록 잠이 필요로 하는 것들을 제공하는 것이다. 일관성과 너그러운 태도, 낮에 햇볕 많이 쬐기, 신체건강과 정신건강 개선에 최대한 투자하려는 노력이 필요하다.* 잠이 몸과 마음을 치유하려고 애쓰고 있다는 사실에 감사하고, 잠이 무엇을 필요로 하는지 귀를 기울이자.

---

*　　훌륭한 정신건강 전문가(특히 트라우마나 현재 정신건강에 생긴 가장 큰 문제를 전문적으로 치료하는 사람)는 한 사람의 인생을 바꿔놓을 수 있다. 그러한 도움의 가치를 잊지 말자.

16

불면증 외 수면장애를
다스리는 법

'불면증 말고 다른 수면장애도 있을 수도 있다니, 지금 장난해?' 이런 생각이 들지도 모른다. 안타깝지만 그럴 가능성이 있다. 불면증과 동시에 발생하거나, 불면증과 비슷하거나, 불면증을 악화시키거나, 그 외에 불면증을 이겨내기 힘들게 하는 여러 수면 관련 장애가 있다. 어떤 장애가 그런 영향을 주는지 알면 현재 자신의 수면 상태에 무엇이 필요한지 파악하고, 적절한 치료를 받고, 불면증에서 벗어나려는 노력을 조정할 수 있다. 수면 관련 장애를 전부 상세히 다루기에는 지면이 부족하므로, 흔히 발생하는 장애와 미국수면의학회의 '국제 수면장애 분류'에서 불면증과 관련성이 매우 크다고 인정한 장애를 중점적으로 설명한다.[1]

폐쇄성수면무호흡증

이 책 전반에 나오는 폐쇄성수면무호흡증 또는 수면호흡장애라는 표현 중 일부는 다음 세부 분류를 통칭하는 의미로 쓰였다.

- 폐쇄성수면무호흡증후군.
- 중추성수면무호흡증후군.
- 수면 관련 호흡저하장애.
- 수면 관련 저산소혈장애.

폐쇄성수면무호흡증은 수면 관련 호흡장애 중 가장 흔한 장애다. 환자는 잠을 자다가 물리적인 원인에 의해 상기도가 막혀서(예를 들어 혀가 이완되면서 목구멍 뒤쪽을 막는 등) 호흡이 10초 이상 멈추는 폐쇄성무호흡 현상을 겪는다. 그 결과 혈중 산소가 감소하고, 뇌에 경계 신호가 전달되어 강제로 다시 숨을 쉬도록 만들려고 잠깐 잠이 깬다. 무호흡 상태는 보통 10~30초 정도 지속되지만 때때로 1분 이상 지속되며 혈중 산소 포화도가 최대 40퍼센트까지 떨어질 수 있다. 무호흡증보다 덜 심각한 환자는 저호흡으로 분류된다. 이 경우 기도가 완전히 막히지 않고 부분적으로 막히거나 호흡이 멎는 시간이 10초 미만이고 체내 공기 흐름이 줄어든다. 폐쇄성수면무호흡증의 중증도는 수면 중 시간당 무호흡이나 저호흡 횟수를 나타내는 무호흡·저호흡 지수apnea-hypopnea index(이하 AHI)로 평가한다. 예를 들어 AHI가 시간당 5라면 자는 동안 무호흡이나 저호흡이 1시간에 평균 5회 발생한다는 의미고 이 정도는 경미한 상태로 간주한다. 중증 폐쇄성수면무호흡증은 AHI가 시간당 30 이상으로, 거의 2분마다 호흡이 멈춘다는(또는 공기 흐름이 크게 줄어든다는) 의미다. 폐쇄성수면무호흡증 환자가 자고 일어나도 영 개운하지 않고 낮에 졸린 건 '밤새도록' 몇 분 단위로 잠이 깨고, 깊은 수면에는 전혀 진입하지 못하기 때문이다. 불면증과 폐쇄성수면무호흡증을 동시에 겪는 사람들은 무호흡증으로 잠이 계속 깨서 불면증 증상이 악화될 수 있다. 밤에 잠이 깰 확률도 훨씬 높다.

폐쇄성수면무호흡증은 수면의 질을 떨어뜨릴 뿐만 아니라, 몸 전체에 모자란 산소를 공급하려고 심장이 더 힘들게 일하게 되므로 심장질환 위험성도 높아진다. 그래서 폐쇄성수면무호흡증 환자는 고혈압이나 높은 심박수가 만성적으로 나타날 가능성이 크고 심장 발작, 뇌졸중 위험도 크다. 또한 포도당 내성(내당성)과 인슐린 저항성으로 당뇨병이 발생할 위험성도 높아진다. 수면과 뇌 산소량에 발생하는 영향으로 기분과 인지 기능까지 나빠질 수 있다. 폐쇄성수면무호흡증로 인한 졸음에 시달리면 운전 중에 깜박 졸다가 교통사고로 이어질 위험성도 높아진다. 폐쇄성수면무호흡증을 겪고 있는지는 어떻게 알 수 있을까? 다음은 몇 가지 위험 요소와 경고 징후다.

- 코골이. 특히 큰 소리로 코를 고는 것.
- 자다가 호흡이 잠시 멈추거나 숨을 헐떡이고 콧숨을 몰아쉬는 증상, 또는 호흡에 다른 이상이 나타나는 경우.
- 낮에 졸음이 너무 심한 것. 특히 의도와 상관없이 깜박 조는 것.
- 아침에 일어나면 입안이 마르거나 두통이 있고 몸이 개운하지 않은 것.
- 완경기 또는 50대 이상.
- 특별한 원인 없이 혈압이 높은 경우.
- 과체중 또는 비만.
- 목둘레가 큰 경우(남성은 43센티미터, 여성은 40센티미터 이상).
- 흡연.

- 폐쇄성수면무호흡증 가족력.
- 다운증후군.
- 코막힘을 유발하거나 얼굴·머리·목뼈 및 연조직에 구조적인 문제를 유발하는 다른 질환이 있는 경우.

폐쇄성수면무호흡증에 관한 몇 가지 고정관념(예를 들어 노인과 비만인 사람에게만 생기는 문제라는 등)을 근거로 자신은 폐쇄성수면무호흡증 환자일 가능성이 없다고 확신하는 사람들도 있다. 하지만 내가 상담한 폐쇄성수면무호흡증 환자 중에는 대학 스포츠팀 소속 선수와 체지방률이 한 자릿수인 요가 강사도 있었다. 코 고는 소리가 크거나 밤에 충분히 잤는데도 다음 날 낮에 계속 졸음이 온다면 나중에 후회하기보다는 안전을 위해 폐쇄성수면무호흡증일 가능성을 철저히 확인해보는 게 좋다.

다행히 폐쇄성수면무호흡증은 치료할 수 있다. 표준 치료법은 지속형 기도양압술continuous positive airway pressure(이하 CPAP)로, 어떤 환자는 치료 장치에 '다스 베이더 기계'라는 멋진 이름을 붙여주기도 했다. 하지만 겁낼 것 없다! CPAP는 자는 동안 얼굴에 착용하는 마스크로 공기를 일정하게 공급해서 기도가 계속 열려 있도록 하는 치료다. 양압술은 1981년에 처음 발명된 이후 지금까지 크게 발전해서 오늘날에는 기계가 더욱 가볍고, 조용하고, 편안하고, 편리하게 발전했다. 예를 들어 이용자가 더 편안히 호흡할 수 있도록 숨을 내쉴 때 압력을 낮추는 이중형 양압기도 있고, 이용자의 기본적인 호흡 상태를 토대로 기도의 개폐 상태에 따라 공기의 최소 압력을 자동으로 조절해 공급하는 자동형 양압기도 있다. 폐쇄성수면무호흡증 치료에는 그 외에도 구강에 착용하는 장치를 이용하는 치료나, 자세 요법(등을 바닥에 대고 반듯이 눕지 못하게 하는 치료), 체중 감량, 수술 등이 활용된다. 효과가 가장 좋은 치료법은 환자의

무호흡증 중증도와 원인에 따라 다르다.

폐쇄성수면무호흡증으로 처음 진단받고 치료를 시작하면, 모든 게 성가시게만 느껴질 수 있다. 병원에 여러 번 와야 하고, 밤새 수면 상태를 분석하는 검사도 받아야 하고, 침실에 웬 침입자 같은(최소한 처음에는 그렇다) 낯선 의료 장비까지 두어야 하니 말이다.* 이런 이유로 폐쇄성수면무호흡증 환자의 80~90퍼센트가 정식 진단을 받지 않으며, 치료받지 않는 환자는 그보다 더 많다. 말 그대로 생명을 구하는 치료를 마다하다니 정말 안타까운 일이다. 나는 폐쇄성수면무호흡증에 시달리느라 늘 피곤하고, 짜증스럽고, 컨디션이 나쁘던 환자가 치료 후에 다시 태어난 것처럼 확 바뀌는 사례를 거듭 목격한다. 내 어머니도 50대 중반에 폐쇄성수면무호흡증 진단을 받았고 양압 치료를 시작한 후에 완전히 다른 사람이 되셨다. 취미가 생기고, 체중이 줄고, 일에 다시 매진하고, 여행도 다니고, 등산과 정원 일도 즐길 수 있을 만큼 새로운 활력을 찾으셨다. 이제는 영화 한 편을 끝까지 졸지 않고 보신다! 이런 변화는 어머니에게만 반가운 일로 끝나지 않았다. 몸도 정신도 훨씬 건강해지신 덕분에 가족 모두가 더 행복해졌다(확실히 예전보다 덜 싸운다).

의심되는 증상이 있는데도 혹시 폐쇄성수면무호흡증은 아닌지 병원에 가서 확인해볼 마음이 여전히 생기지 않는다면, 꼭 알아둘 사실이 있다. 폐쇄성수면무호흡증이 해결되지 않으면 불면증이 완전히 치료되기가 더 힘들다는 것이다. 아침에 일어나기 싫은 날이 많고, 자다가 깨면 다시 잠들 수 없고, 자고 일어나도 트럭에 치인 듯 몸이 피곤하다면 불면증치료보다 밤에 호흡이 수백 번씩 멈추는 문제부터 치료하는 게 훨씬 더 중요하다.

---

* CPAP가 영 별로라고 이야기하는 환자들도 있다. 하지만 기차처럼 시끄럽게 코를 골아대고, 늘 기운이 없어 축축 처지고, 발기부전 위험성이 높아지는 등 폐쇄성수면무호흡증 환자들이 흔히 겪는 문제가 훨씬 더 별로다.

- **CPAP 치료에 적응하기가 힘들 수 있다.** 불편하고, 거슬리고, 심한 경우 폐소공포증이나 공황장애 증상을 유발할 가능성도 있다. 하지만 첫 시도에서 힘들었다고 치료를 포기하면 안 된다. CPAP의 힘든 점을 극복할 수 있도록 도와주는 행동요법이 마련되어 있다. 치료받으려는 의욕이 생기지 않는 문제부터 극심한 폐소공포증까지 모두 도움을 받을 수 있으므로 이런 문제가 있다면 행동수면의학 전문가를 찾아가보라(부록에 정보가 나와 있다).

- **불면증과 폐쇄성수면무호흡증 중 어느 쪽을 먼저 치료해야 할지 판단하기가 어려울 수 있다.** 때로는 진퇴양난처럼 느껴지기도 한다. 폐쇄성수면무호흡증을 치료하지 않으면 불면증이 개선되기 힘든데, 쉽게 잠들지 못하고 수면이 유지되지 않으면 CPAP를 이용하기가 어렵다. 나는 그런 환자와 만나면 두 가지를 동시에 치료한다. 폐쇄성수면무호흡증이라는 정식 진단을 받고 치료가 끝날 때까지 기다렸다가 불면증치료를 시작할 필요는 없다. 이 책의 프로그램을 시작하고(또는 행동수면의학 전문가와 불면증치료를 시작하고), 기상 시각을 일정하게 유지하면서 일주기 리듬을 강화할 수 있는 노력(예를 들어 밝은 빛을 더 많이 쐬는 등)에 더욱 중점을 두자.

- **폐쇄성수면무호흡증 치료를 시작한 후에도 낮에 졸음이 완전히 사라지지 않는 경우도 있다.** CPAP 치료를 잘 받고 다른 부분에서는 효과를 봤지만 낮에 졸린 건 여전하다고 이야기하는 경우가 있다. 이런 증상이 계속되면 오후나 저녁에 깨어 있기가 힘들고 아무렇게나 낮잠을 자거나 낮잠을 너무 길게, 또는 너무 늦은 시간대에 자서 밤에 자는 데 지장이 생겨 불면증치료가 힘들어진다. 이런 경우에는 일주기 리듬에 혼란이 생기거나 수면 욕구를 미리 다 써버리지 않도록 낮에 낮잠 계획을 세우고 일정한 시각에 자는 것이 좋다.

하지불안증후군과 주기성사지운동장애

하지불안증후군과 주기성사지운동장애는 수면 관련 운동장애로 분류된다. 둘 다 신체의 비정상적인 움직임과 관련이 있고 대부분 팔과 다리에서 이러한 문제가 나타난다. 하지불안증후군은 다리(때로는 다른 신체 부위)를 움직이고 싶은 충동이 억누를 수 없을 만큼 강하게 들며 대부분 다리에 이상하고 불편한 감각을 느낀다(예를 들어 다리를 떨거나, 따끔거리는 느낌 또는 '이상한 느낌'이 든다). 이러한 충동은 주로 저녁과 밤에 나타나고(또는 더 악화되고) 가만히 앉아 있거나 누워 있을 때 심해졌다가 다리를 움직이면 나아진다.

주기성사지운동장애도 비슷하다. 근육(주로 다리 아래쪽)이 의지와 상관없이 씰룩거리거나 긴장되는 증상으로 엄지발가락을 쭉 펴는 것과 같은 동작이 나타난다. 이러한 증상은 대부분 자는 동안 발생하지만, 심한 경우 깨어 있을 때도 나타난다. 하지불안증후군 환자는 대부분 주기성사지운동장애가 함께 나타난다. 이처럼 몸이 의지와 상관없이 움직이거나, 움직이고 싶은 충동이 참을 수 없을 만큼 크게 들면 잠들기가 어려울 수밖에 없다(또 같이 자는 사람의 수면에도 방해가 된다). 증상이 심하면 수면의 질이 크게 나빠지고, 낮에 졸리거나 피로감을 느낄 수 있다.

성인 인구의 약 5~10퍼센트가 하지불안증후군을 겪는다. 성별로는 여성 환자가 1.5~2배 정도 더 많다. 그 외에 위험 요소는 다음과 같다.

- 철분 결핍 또는 이를 유발하는 질병.
- 하지불안증후군을 촉발하거나 병을 악화시킬 수 있는 약물. 베나드릴(그리고 항히스타민제가 함유된 일반의약품 감기약), 항우울제, 신경 안정제 등.
- 임신. 특히 첫 번째 임신이 아닌 경우.

- 하지불안증후군 가족력.

주기성사지운동장애의 위험 요소도 이와 비슷하며, 그중 가장 큰 위험 요소는 하지불안증후군이다. 이 두 가지를 전부 앓거나 한 가지를 겪고 있는 환자는 철분 결핍을 치료하고 증상을 촉발하지 않도록 주의하면서 저·중강도의 운동을 적당히 늘리면 대부분 크게 호전된다. 가장 먼저 해야 할 일은 페리틴 검사로 체내 철분 저장량을 확인하는 것이다. 정기 검진을 받을 때 혈액 검사의 한 부분으로 이 검사를 받을 수 있다. 한 가지 중요한 사실은 페리틴 검사후 수치가 '매우 낮음' 수준이 아니더라도 철분 보충제가 필요할 수도 있다는 것이다. 예를 들어 여성의 경우 페리틴 수치가 리터당 11마이크로그램이면 '정상' 범위지만 최저치에 가깝고, 하지불안증후군 환자라면 리터당 75마이크로그램 미만은 치료가 적극 권장된다. 이 경우 수면의학 전문가에게 페리틴 검사결과를 보여주고 치료 방법을 의논해보는 것이 좋다.

하지불안증후군·주기성사지운동장애와 불면증

- 졸릴 때 잠자리에 들고, 잠잘 때 외에는 잠자리에 머무르지 않는 것이 특히 중요하다. 하지불안증후군 증상은 가만히 누워 있을 때 심해진다. 그런 증상으로 좌절하고, 불편하고, 잠이 깨면 조건화된 각성과 불면증이 악화될 수 있다. 그러므로 수면 욕구가 모든 걸 압도할 만큼 '잔뜩' 쌓였을 때 잠자리에 들어야 한다(자다가 깼을 때도 마찬가지다).
- 수면 욕구를 최대한 모으려면 이 책의 프로그램 중 빛 많이 쬐기 + 많이 움직이기에 더욱 신경 써야 한다. 아침에 일어나면 일찍부터 햇볕을 많이 쬐는 습관을

들이고 하루 종일 활동적으로 생활하는 것이 가장 효과적이다. 아침마다 산책하면 이 두 가지를 한꺼번에 달성할 수 있다.

- **따로 자는 것을 고민해보자.** 하지불안증후군과 주기성사지운동장애는 같이 자는 사람의 수면에도 방해가 될 수 있고 환자 본인도 자꾸 자다 깨기 때문에 힘들다. 계속 함께 자면 이 악순환이 반복된다. 둘 다 자고 일어나도 개운하지 않고 신경이 곤두서봐야 좋을 게 없다.
- **베나드릴과 항히스타민제가 포함된 비슷한 일반의약품의 복용을 최소화하자.** 의사와 상담해서 하지불안증후군을 악화시키지 않는 대안을 찾아보자.

일주기리듬수면각성장애

나는 일주기 리듬이 수면 분야에서 과소평가되고 있다고 생각한다. 일주기 리듬은 우리가 생각하는 것보다 훨씬 많은 수면 문제를 일으키며, 따라서 수면 개선에도 그만큼 큰 영향을 준다. 일주기리듬수면각성장애는 뇌에서 일어난 변화, 또는 환자의 행동이 원인이며 이 두 가지가 동시에 작용하기도 한다. 원인이 둘 중 무엇이든 몸의 생체 시계가 실제 시각(태양의 위치), 그리고 사회적인 시각(사회적 의무 등)과 어긋난다는 점은 같다.

교대 근무와 야간 근무

국제암연구소는 교대 근무를 "발암 가능성이 있는" 요인으로 분류했다.[2] 괜히 겁주려는 의도는 없지만 교대 근무가 건강에 끼치는 영향을 실제보다 축소해서 말할 생각도 없다. 우리의 뇌와 몸은 예측할 수 있는 일정한 패턴에 따라 기능을 발휘한다. 빛의 파장 범위가 넓은 낮에는 각성 상태로 활발히 움직이고 빛이 훨씬 적은 밤에는 활동을 줄이고 잠을 자는 것도 그러한 패턴이다. 이 패턴이 반대로 뒤집히거나, 낮과 밤이 뒤바뀌었다가 다시 원래대로 돌아가는 더 나쁜 상황이 반복되면 몸이 극도의 스트레스를 받는다. 당연히 잠들기도 힘들어진다. 그 결과 다음과 같은 증상이 나타날 수 있다.

- 불면증 증상.
- 심한 졸음(깨어 있어야 하거나 깨어 있고 싶을 때).
- 극심한 피로.
- 수면 관련 기이한 증상(다음에 나올 내용에서 수면 중 이상행동 참고).
- 수면 관성(자고 일어난 후 정신 차리기가 힘듦).

안타깝게도 교대 근무에 그다지 선택권이 없는 사람들이 많다. 미국에서는 소수 인종과 민족이 특히 그렇다. 우리 사회의 필수 직종 중 일부 역시 이런 불편한 교대 근무를 피할 수 없다. 의료보건 분야 종사자, 소방관, 법을 집행하는 직업, 청소부, 요식업계 종사자 등 많은 직종이 그렇다. 나는 우리 사회에 큰 공헌을 하는 이런 분들께 정말 감사하고, 그 희생정신 덕분에 세상이 돌아간다고 생각한다. 교대 근무를 피할 수 없거나 스스로 원해서 그러한 근무 형태를 감수하는 분들을 위해 수면과 건강의 다른 측면에 발생하는 부정적인 영향을 최소화할 수 있는 몇 가지 요령을 소개한다.

- 교대 근무는 최대한 줄이고, 일하는 날과 쉬는 날 모두 취침 시각과 기상 시각을 일정하게 유지할 수 있도록 최선을 다하자. 취침 시각과 기상 시각의 변동을 최소화하면서 가족과 최대한 많은 시간을 보낼 방법을 창의적으로 생

각해보자.

- 교대 근무를 꼭 해야 한다면 시계 방향 순환 방식을 요청하자. 즉, 근무 시간이 변동될 때 다음 근무 시간은 이전보다 더 늦게 업무를 시작하는 방식이다. 전보다 이른 시각에 근무하는 것보다 이 방식이 더 적응하기가 쉽다.
- 각성 상태를 유지하고 안전을 지키기 위해 짧은 낮잠을 잘 활용하자. 가능한 경우 근무 시간 전이나 근무 시간 중에 따로 짬을 내서 짧게 낮잠을 자면(30분 정도), 의지와 상관없이 졸거나 위험한 실수를 저지를 가능성을 줄일 수 있다.
- 잠자리에 들기 전과 자는 동안에는 선글라스와 암막 커튼, 안대를 활용해서 빛 노출을 최소화하자.
- 일할 시간이 가까워질 때와 활동할 때는 밝은 빛을 많이 쬘 기회를 확보해서 (자연광, 광치료용 스탠드나 빛을 발생시키는 특수 안경 등) 각성도를 높인다.
- 규칙적으로 생활하려고 직장이나 직업을 바꾸는 방안을 고민할 때는 그러한 생활이 건강에 주는 중요한 이점을 잊지 말고 함께 고려하자.

시차와 사회적 시차

생활 시간대가 갑자기 바뀌는 경우, 특히 그런 일이 빈번할 때 교대 근무와 비슷한 영향이 발생한다. 이런 변화는 뇌와 몸이 지금이 몇 시고 어떻게 기능해야 하는지 헷갈리게 만든다. 프로 농구 선수들도 시차가 나는 지역에서는 골 정확도와 승률이 떨어진다. 코로나19가 기승을 부리던 기간에 전미농구협회가 플로리다주 올랜도에 '격리 경기장'을 만들어서 선수들이 다른 지역으로 이동할 필요 없이 한 곳에서 모든 경기를 치르도록 하자, 일주기 리듬에 혼란이 생기는 팀이 사라져서 홈그라운드 경기만의 이점도 사라졌다.

사회적 시차는 시간대가 다른 곳으로 물리적인 이동을 하지 않았는데도 수면과 기상 시각에 1시간 이상 차이가 생겨서 물리적 시차를 겪을 때와 비슷한 영향이 나타나는 현상을 말한다. 예를 들어 주중에는 매일 아침 6시 정각에 일어나고 주말에는 아침 9시까지 자면, 뇌는 주말마다 뉴욕과 로스앤젤레스를 오간 듯한 변화를 겪는다. 그 영향으로 시차를 겪을 때와 비슷한 증상이 나타난다.

- 불면증 증상.
- 낮에 졸림.
- 피로와 수면 관성.
- 전반적으로 컨디션이 나쁨.

만성적인 사회적 시차는 수면과 관련된 증상 외에도 체중 증가, 비만, 우울증, 인지 기능 손상, 신진대사와 심혈관 건강 악화와도 관련이 있다.[3]

내가 해줄 수 있는 조언은 이렇다. 시간대가 다른 장소로, 그것도 여러 군데를 불필요하게 자주 이동하는 것과 같은 영향이 발생하지 않도록 일주일 내내 자고 일어나는 시각을 일정하게 유지하는 게 가장 좋다. 1시간 정도는 여유롭게 조정해도 된다(이 경우 시차가 1시간 나는 곳을 여행하는 것과 같다). 규칙적인 리듬을 유지한다는 이유로 휴가를 포기하거나, 결혼식에 참석하지 않거나, 금요일 밤 친구들과 늦게까지 즐길 중요한 기회를 마다하거나 그밖에 즐거운 시간을 포기하라는 소리가 아니다. 인생을 사는 것도 중요하다! 사회적 필요성과 일주기 리듬을 유지하려는 노력 간에 균형을 유지하면서 그때그때 무엇이 더 중요한지를 판단하자. 멀리 여행을 가게 된 경우(또는 업무 시간대가 크게 바뀌는 경우) 다음 사항을 참고하자.

- 여행 일주일쯤 전부터 취침·기상 시각을 여행지의 새로운 시간대에 맞게 조

금씩 조정한다. 통제하기 힘든 부분(얼른 잠들길 기대하며 평소보다 일찍 잠자리에 들기 등)보다는 통제하기가 더 쉬운 변화(평소보다 늦게 자고 더 일찍 일어나기 등)를 먼저 시도하자.

· 위와 같은 조정을 너무 일찍부터 시작할 필요는 없다. 그랬다가는 현재 살고 있는 시간대를 벗어난 영향에 필요 이상으로 오래 시달릴 수 있다.

· 시차가 나는 지역에서는 태양광과 밝은 빛을 활용하면 시차 적응에 도움이 된다. 현지 시간대가 낮일 때, 특히 오전에는 실외에서 시간을 보내거나 실내에 있을 때는 광치료용 스탠드나 빛을 발생시키는 특수 안경을 활용하면 좋다.

수면위상지연장애와 수면위상전진장애

둘 다 생물학적으로 고정된 취침 시각과 기상 시각이 사회 대다수가 생각하는 '일반적인' 범위에서 벗어나는 것을 의미한다. 어느 쪽도 본질적으로 나쁘지는 않지만, 이러한 생물학적인 성향과 사회의 기대가 충돌해서 대인 관계나 업무 기능에 영향을 주면 문제가 생긴다.

수면 위상*이 일반적인 범위보다 지연되는 사람은 태생적인 올빼미족이다. 전문 용어로는 '저녁 일주기 유형'이라고 하며 다음과 같은 특징이 나타난다.

· 늘 '적절한 시각'**에 잠들지 못한다.

· 보편적인 기상 시각에 꼭 일어나야만 하는 날이 아니면 보통 자연스럽게 늦잠을 잔다.

· 아침마다 알람 시계가 울리면 그냥 끄고 자는 습관이 있고 꾸역꾸역 겨우 일

---

*　위상은 수면의학에서 쓰이는 용어로 잠자는 시간대를 뜻한다. — 옮긴이
**　자정이 지나서 잠자리에 드는 사람은 뭔가 문제가 있다고 여기는 부모, 배우자나 연인, 그 외 세상 사람들이 꼭 있다.

어나기 일쑤다.

- 저녁에는 정신이 말똥말똥하고, 힘이 넘치고, 창의적이다.
- 보편적인 취침 시간대에는 자고 싶을 때가 거의 없다.
- 시계도 없고 '정상적인' 시각에 일어나야 한다는 기대가 전혀 없는 무인도에 살면 수면 시간과 수면의 질이 크게 좋아질 것 같다고 생각한다.

수면위상전진장애도 이와 특징이 비슷하다. 차이점은 대다수가 정상적이라고 생각하는 시간대보다 자연적으로 더 일찍 자고 일찍 일어나는 경향이 있다는 것이다. '아침 일주기 유형'보다 더 극단적인 경우가 해당된다.

수면위상지연장애는 청소년기와 청년기에 흔히 나타나고, 수면위상전진장애는 노년기에 더 흔히 나타난다. 이처럼 연령대의 패턴이 나타난다는 점에서도 인체의 생물학적 특성이 전 생애에 걸쳐 자연스럽게 변화한다는 것을 알 수 있다. 같은 연령대라도 사람마다 특징은 다양하다. 타고난 올빼미족도 있고, 타고난 아침형 인간도 있다. 진화의 원리상, 이러한 다양성은 인간이라는 종의 생존에 도움이 되었을 것이다.

하지만 사회는 임의로 규칙을 정하고 규칙에서 어긋나는 이에게 낙인을 찍곤 한다. 일주기 유형이 일반적이지 않은 사람들은 그런 특성 때문에 생활을 힘들어하기도 하고* 꽤 심각한 결과가 발생하기도 한다. 즉, 수면위상지연장애는 불면증 증상과 충분히 예상할 수 있는 수면 문제(낮에 졸음이 오고 피로감이 심한 문제) 외에도 우울증, 계절성정동장애를 겪을 가능성이 훨씬 크다. 주의력

---

* 사회 때문이 아닐 때도 있다. 어느 잔인한 신의 설계인지는 모르겠지만, 어린아이들은 꼭두새벽부터 잠이 깨는 존재로 만들어졌다. 이들은 아침 6시부터 부모의 침실로 가차 없이 들이닥쳐 손으로 눈꺼풀을 들어 올리면서 "일어나서 나랑 놀 건지 그냥 확인해보는 거야"라고 말한다.

결핍과잉행동장애가 있는 경우 증상이 악화될 수 있다.[4] 태생적인 올빼미족이나 아침형 인간인 사람들에게 내가 권장하는 요령은 다음과 같다.

- 가능하면 직장과 가족, 주변 사람들과 의논해서 자연스럽게 자고 일어나는 시각을 최대한 지킬 수 있는 방법을 찾아본다. 수면위상지연이 극단적이라면 교대 근무하는 직업을 선택하고 3교대 기준 두 번째 근무 시간에 일하는 것이 최선일 수 있다. 다행히 원격 근무가 가능한 직업이라면, 생활 시간대가 다른 곳의 회사 중에 자신의 생체 리듬과 잘 맞는 시간대에 근무할 수 있는 곳이 있는지 찾아본다.

- 주중·주말 모두 취침 시각과 기상 시각을 일정하게 유지하도록 최선을 다하자. 올빼미족이라면 주말만이라도 실컷 늦잠 자고 싶은 마음이 굴뚝같겠지만, 그랬다가는 사회적 시차에 시달리느라 평일에 더 힘들 수 있다. 대신 주말에는 1시간 정도 늦잠을 자도 된다. 그래도 졸리면 낮잠을 활용하자.

- 적절한 시간대에 전략적으로 밝은 빛을 쬐자. 올빼미족은 아침에 일어나서 최대한 빨리 밝은 빛에 듬뿍 노출되어야 한다(태양광이 가장 좋다). 그리고 저녁에는 빛 노출을 최소화해야 한다. 수면위상전진장애가 있다면 저녁에 밝은 빛을 쬐고 아침에 일어나면 너무 일찍부터 빛에 과도하게 노출되지 않도록 주의하자.

- 의사와 상담해서 적정 시점에 멜라토닌을 소량 복용한다. 올빼미족은 잠자리에 들기 4~6시간 전에 멜라토닌을 소량 복용하면 일주기 리듬을 앞당기는 데 도움이 된다.

- 수면위상지연장애가 있다면, 저녁에 잠자리에 들기 전 긴장을 푸는 습관이 특히 중요하다. 몸의 기능이 낮에서 밤으로 전환될 수 있도록 좀 더 도울 필요가 있다. 이런 습관을 저녁마다 규칙적으로 긴장을 푸는 활동을 수행하

면 이 과정을 촉진할 수 있다. 이런 습관을 꼬박꼬박 일정하게 실천하다 보면 나중에는 졸음이 자동 반응처럼 찾아올 수도 있다. 예를 들어 매일 잠자리에 들 시간이 될 때마다 조명을 어둡게 하고 양치질하면, 이런 활동과 졸음이 연계되어 조건화된 각성과 정반대의 효과가 발휘될 수 있다.

악몽, 몽유병, 그밖에 수면 중 이상행동

'수면 중 이상행동(사건수면)'은 다음을 포함해서 수면과 관련된 특이한 경험을 포괄적으로 가리킨다.

- 몽유병, 잠꼬대, 자다가 음식을 섭취하거나 그 외에 다른 일을 하는 것.
- 수면마비(잠이 깼는데도 몸을 움직이지는 못하는 상태).
- 수면환각(잠들었을 때 또는 잠에서 깨어날 때 실제로 없는 것을 보거나 듣는 것).
- 잦은 악몽(굉장히 무섭거나 혼란스러운 꿈).
- 야경증으로도 불리는 수면 공포(악몽을 꾼 것도 아닌데 극심한 공포를 느껴서 잠이 깨고 깨어난 후 방향을 잃은 기분이 드는 것).
- 렘수면행동장애(꿈을 실제 행동으로 표출하는 것. 주먹으로 치거나, 발로 차거나, 침대 밖으로 뛰쳐나가는 등 주로 폭력적인 행동).
- 혼돈 각성(잠에서 깼을 때 극도로 혼란스럽고 방향을 잃은 것처럼 행동하는 것).
- 야뇨증.
- 폭발머리증후군(잠들었을 때, 또는 잠에서 깨어날 때 실제로 없는 큰 소음이 들리는 것).

이러한 증상 때문에 큰 괴로움을 겪는 사람도 있다. 또한 수면 중 이상행동은 사람들에게 온갖 초자연적인 믿음을 불러일으켜서 미신으로 발전하기도 했다. 예를 들어 일본에서는 수면마비가 복수하려는 귀신 때문에 생긴다는 이야기가 있고, 나이지리아에서는 수면마비가 악마의 공격이라는 설화가 전해진다. 수면마비가 발생하면 몸을 움직이지 못하고 가슴에 압박감과 함께 곧 죽을 것 같은 기분이 들고 환각 증상이 나타나는데, 현대 미국 문화에서는 이를 외계인에게 붙잡혔을 때 겪는 경험으로 해석하기도 한다.[5]

　수면 중 이상행동은 어린이에게서 더 흔히 나타나고 나이가 들수록 발생률이 점차 감소한다. 어쩌다 한 번 이런 이상행동이 나타날 수도 있으며 그런 경우라면 걱정하지 않아도 된다. 다른 정신질환이나 질병(예를 들어 PTSD는 악몽을, 파킨슨병은 렘수면행동장애를 유발할 수 있다), 수면 부족, 일주기 리듬의 극심한 혼란, 각종 물질의 영향, 특정 수면제가 수면 중 이상행동의 원인이 되기도 한다. 정상적인 취침 시각과 기상 시각을 되찾고, 잠을 충분히 자고, 물질이나 약물의 사용량을 최소화하거나 양을 조절하면 수면 중 이상행동 증상이 해결되는 경우가 많다. 드물지만 전반적으로 수면 패턴이 양호한 성인이 지속적으로 수면 중 이상행동을 겪기도 한다. 이는 기면증 같은 다른 수면 관련 장애가 있다는 적신호거나, 그러한 이상행동을 유발하는 약물의 영향일 수 있다. 몽유병이나 렘수면행동장애처럼 위험한 결과가 초래될 수 있는 수면 중 이상행동이 지속되면 계단 맨 위에 안전문을 설치하고, 위험한 물건은 잠금장치가 있는 곳이나 손이 닿기 힘든 곳에 두고, 화재 위험성이 있는 물건에 접근을 막는 등 자신과 가족을 보호할 수 있는 조치가 필요하다. 또한 다른 사람과 따로 자는 것도 진지하게 고려해야 한다.

　가장 흔한 수면 중 이상행동은 악몽이다. 다른 희귀한 수면장애가 없고 수면 습관에 심각한 문제가 없는 성인이 지속적으로 겪을 확률이 가장 높은 이상행동이기도 하다. PTSD로 인해, 또는 그와 상관없이 악몽을 꾸는 빈도가 높을 때 내가 권장하는 요령은 다음과 같다.

- 악몽이 두려워서 잠을 안 자려고 하면 안 된다(다른 방식으로 잘 수 있는 때를 없애는 것도 포함). 취침 시각과 기상 시각을 일정하게 유지하자. 수면 기회를 스스로 박탈하거나 일주기 리듬이 불규칙해지면 악몽이 더 심해질 수 있다.
- 악몽 때문에 잠이 깨면, 완전히 정신을 차린 다음 다시 잠을 청해라. 오감을 모두 동원해서 현실로 돌아오자. 물을 마시거나 화장실에 다녀오는 것도 좋다.
- 낮에 긴장을 풀 수 있는 활동을 하고 마음챙김도 활용하자. 몸이 '실행' 모드를 계속 유지하도록 두거나 미디어를 소비하느라 정신을 산만하게 만들지 말고, 충분한 시간을 들여서 긴장을 풀자.
- 알코올과 다른 향정신성 물질의 이용을 최소화하고, 복용 중인 약이 있다면 의사와 상담해서 복용량이 적절한지 확인하자.
- 밤에 꾼 악몽을 낮에 반복해서 떠올리지 마라. 뇌가 악몽의 내용에 익숙해지면 렘수면 단계에 그 꿈으로 곧장 진입할 가능성이 커진다.
- 위의 요령을 실천해도 악몽을 계속 자주 꾼다면, 행동수면의학 전문가와 상담해서 심상시연치료를 고려해보자. 트라우마 경험이 있다면 악몽장애에 효과가 입증된 치료법인 노출·이완·재구성치료 [6]를 고려할 수 있다.

과다수면증

과도하게 졸린 것을 과다수면증이라고 한다. 앞서도 설명했듯이 과다수면의 원인은 잘 수 있는 기회가 충분하지 않은 것, 수면무호흡증이나 그 외 수면장애, 불규칙한 일주기 리듬, 특정 약물의 영향, 정신질환이나 질병 등 다양하다. 기면증 같은 신경학적인 과다수면장애 진단이 어려운 것도 이렇게 원인이 다양해서다. 불면증을 알고 싶어서 지금 이 책을 읽고 있는 독자들은 과도한 졸음이 고민인 경우는 많지 않으리라고 생각하지만, 만약 그런 문제를 겪고 있다면 불면증과 함께 폐쇄성수면무호흡증이나 불규칙한 일주기 리듬 문제가 있을 가능성이 크다. 그와 달리 불면증이 주된 문제가 아니거나 이상하게 잠이 과한 사람이 주변에 있을 수도 있으므로 과다수면증의 기초적인 내용을 간략히 정리했다.

기면증

기면증은 심신을 쇠약하게 만드는 신경질환으로, 졸음을 통제하기가 극히 어려운 것이 특징이다. 일부 경우 너무 심하게 졸려서 수면발작이 일어나고 낮잠을 자도 졸음 해소에 별로 도움이 되지 않는다. 갑작스러운 근육위축(탈력발작)이 일어나 느닷없이 말이 느려지거나 심지어 쓰러지는 경우도 있다. 기면증이 있으면 밤잠에도 문제가 생긴다. 자다 깨는 일이 많아지고 수면마비, 수면환각 같은 수면 중 이상행동 증상도 더 많이 나타난다. 기면증의 특징은 극심한 불면증과 낮에 심하게 졸린 증상이 동시에 나타나는 것인데, 대부분 불면증이 있으면 졸린 게 당연하다고 여기므로 자신이 기면증을 앓고 있다는 사실을 모르는 사람들이 많다. 기면증 진단과 치료를 위해서는 수면 분석과 함께 낮에 수면 신경 전문의가 진행하는 몇 가지 검사를 받아야 한다.

특발성과다수면증

'특발성'이란 가능성 있는 병을 모두 확인했으나 해당되지 않고, 원인이 불분명하다는 뜻이다. 과도한 졸음을 유발하는 일반적인 의심 요인이 없으면 특발성과다수면증으로 간주된다. 일반적인 수준보다 훨씬 오래 자고, 잠에서 깨기가 힘들고, 밤잠을 오래 자거나 낮잠을 길게 잔 후에도 개운하지 않은 증상이 지속되어 기능에 부정적인 영향을 주는 것이 특징이다. 특발성과다수면증 진단은 심한 졸음의 원인이 될 수 있는 여러 요인을 배제하는 방식으로 이루어지므로 야간에 진행하는 수면 분석과 낮에 수면 신경 전문의가 진행하는 검사를 모두 실시한다. 약물치료와 함께 취침 시각과 기상 시각 일정하게 유지하기, 계획적인 낮잠, 수면 위생을 잘 지키는 노력으로 증상을 관리할 수 있다.

한 가지 유념할 점은, 그냥 남들보다 잠을 더 많이 자야 하는 사람도 있다는 것이다. 사람마다 필요한 수면의 범위는 넓다. 수면 시간이 매우 긴 쪽에 속하는 사람들도 필요한 만큼 충분히, 꾸준히 자면 아무 이상 없이 기능할 수 있다. 잠을 충분히 자고 나면 기력이 회복되거나 수면 시간이 길어도 생활의 전반적인 기능에 문제가 없다면 특발성과다수면증이 아니다.

수면부족증후군

이 문제는 수면 상황에서 발생하는 수면장애는 아니며, 잠을 충분히 못 자는 상황이 지속될 때 발생한다. 다시 한번 강조하지만, 수면부족증후군과 불면증은 '다른 문제'다. 수면부족증후군은 잘 기회가 없어서 생기는 문제고 불면증은 잘 기회는 충분하지만 잠들거나 수면 상태를 유지하기 힘든 것이다. 불면증이 '잠을 충분히 못 자는 것'과 같지 않은 이유는 2장에 자세히 나와 있다(56~63쪽). 수면부족증후군을 해결하는 유일한 방법은 수면 기회를 늘리는 것이다.

수면장애와 일주기리듬장애에 관해
더 자세히 알고 싶다면

지금까지 주요 진단 분류를 기준으로 가장 흔히 발생하는 수면장애와 일주기리듬장애를 살펴보았다. 보다시피 수면장애의 종류는 정말 다양하고, 하나하나가 전부 복잡하다. 겹치는 증상도 많고 여러 장애를 한꺼번에 겪는 경우 다양한 증상이 서로 영향을 주기도 한다. 그러므로 자가 진단으로 끝내지 말고 수면 전문의와의 상담을 적극적으로 권장한다. 의사의 적절한 질문을 통해 현재 겪고 있는 수면 문제의 정체를 밝혀낼 수 있을 것이다. 수면장애에 관한 정보를 찾을 때는 파도 파도 끝이 보이지 않는 인터넷 검색에 의존하지 말고 믿을 만한 정보원 한두 곳(예를 들어 미국수면의학회 웹사이트 등)을 고정적으로 활용하자. 인터넷에는 잘못된 정보가 너무 많고, 맞는 내용이라고 해도 전문가의 설명 없이는 잘못 전달·해석되기 쉽다.

이 책을 통해 여러분이 잠을 해결해야 할 문제가 아닌 친구로 여기게 되었기를 바란다. 무엇이든 문제가 아닌 친구로 대하면 내 의지대로 강요하기보다 상대방에게 호기심을 갖고 경청하게 된다. 친구에게는 엄격한 기대를 거는 대신 다정하게 챙기게 되고, 비난하기보다 용서하려는 마음이 더 커지게 마련이다. 잠을 친구로 대하면 단기적·장기적으로 잠과 더 건강한 관계를 맺을 수 있다.

이제는 잠을 더 수월하게 잘 수 있을지도 모르겠다. 마음이 한결 가뿐해지고, 불면증에서 벗어나려고 안간힘을 쓰는 대신 삶을 채워주는 일들에 시간과 에너지를 편하게 쏟을 수 있게 되었을 수도 있다. 아니면 그렇게 되려고 아직 노력 중일 수도 있다. 그래도 괜찮다. 건강에 큰 변화를 주려면 시간이 걸리는 법이다. 특히 건강에 해로운 패턴이 오랫동안 굳어졌거나 다른 건강 문제까지 함께 안고 있다면 더욱 그렇다. 인내심을 갖고, 조금이라도 나아진 게 있다면 스스로 칭찬하자. 이 책에서 꾸준히 생각해볼 만한 아이디어와 지속적으로 실천할 수 있는 기술을 얻었기를 바란다. 언젠가는 여러분이 바라는 결과를 얻을 것이다.

여기서 소개한 방법들은 임상학에서 최근에 밝혀진 불면증과 수면에 관한 사실을 토대로 한다. 하지만 연구가 불완전하다는 점도 인정해야 한다. 수면 연구에서 소외된 사람들을 위한 불면증치료법 개발 등 아직 해야 할 일이 많다. 현재 나와 동료들이 마무리 단계에 이른 대규모 연구도 그중 하나다. 우리는 불면증인지행동치료에 관한 임상시험 수십 건에 참여한 여러 인구 집단의 특성을 정밀 분석했고, 이 분석으로 임상시험 참가자 대다수가 미국·캐나다·호주·서유럽에 사는 고학력의 생활수준이 풍족한 백인이라는 사실을 알게 됐다. 이는 인지행동치료가 현재 불면증의 가장 효과적인 표준 치료법으로 여겨지지만 전 세계 대다수 인구에도 효과가 있을지는 알 수 없다는 의미다.

왜 같은 치료법도 사람마다 효과가 다를까? 예를 들어 미국에 사는 소수 인종이나 소수 민족은 문화적으로 생긴 깊은 상처나 세대 간 트라우마가 수면과의 관계에 영향을 주는 경우가 많다. 조상 세대가 권력자들로부터 조직적으로 수면을 박탈당하고 낮에 잠들었다고 고문을 당했다면, 그리고 토머스 제퍼슨 같은 존경 받는 지성인이 '노예들은 낮잠을 자는 경향이 있다'는 이유로 노예 제도를 지지한 역사가 있었다면(그는 그런 경향을 지능이 떨어지는 증거라고 여겼다)[1] 수면을 두려움이나 오명과 떼어놓을 수 없을 것이다. 실제로 흑인 환자들에게 자주 듣는 말이 있다. "나는 죽어야 잘 수 있을 거예요." (또는 "우리 할머니는 제가 아는 모든 사람 중에 가장 강한 분인데, 늘 '나는 죽고 나서야 겨우 잘 거다'라고 말씀하셨죠"라는 말도 듣는다)

미국에는 건강한 수면을 유지하기가 힘든 구조적인 장벽도 많다. 이 책에서 설명했듯이 수면 환경은 수면과 일주기 리듬에 직접적인 영향을 줄 수 있다. 공기·소음·빛 공해는 단순히 성가신 문제에 그치지 않고 이런 문제에 늘 시달리면서 생활할 가능성이 높은 사람들, 즉 경제적으로 어렵고 인종 때문에 차별받는 사람들에게는 수면의 실질적인 방해물이 된다. 동네에 나무가 얼마나 무성한지만 봐도 그 지역 주민들의 수면을 예측할 수 있다.[2] 수면건강을 해치는 가장 분명한 요소인 교대 근무도 저임금 근로자나 소수 인종, 소수 민족이의 종사자 비율이 훨씬 크다.[3] 수면과학자들은 좋은 마음에서 불면증인지

행동치료·광치료·마음챙김 같은 효과적인 치료법이 있다고 알리고 그런 치료법을 지지하지만, 생활이 비교적 유연한 화이트칼라 직종에 경제적으로 풍족한 사람도 이런 치료를 받거나 전문가를 찾기가 힘들다. 그러니 시골 지역에 사는 사람이나 시간, 경제적 자원이 부족한 사람은 더더욱 이런 치료를 받을 기회가 없다.[4]

수면건강의 중요성을 지지하는 나와 같은 사람들은 할 일이 많다. 불면증과 그 밖에 수면장애 치료법을 환자 개개인에게 잘 맞는 치료법으로 다듬는 노력도 해야 하고 시야도 더 넓혀야 한다. 수면은 공중보건 문제다. 정확한 수면 정보를 찾아내는 일을 각자의 손에 맡기기보다는(솔직히 나도 이 분야를 전공하고 박사과정을 밟지 않았다면 수면에 관해서는 제대로 모르고 살았을 것 같다), 우리 사회 전체의 수면건강이 증진될 수 있도록 좀 더 큰 그림을 볼 수 있어야 한다.

- 모두가 햇볕을 더 많이 쬘 수 있는 방향으로 건물을 설계하고 실외 공간을 마련한다.
- 업무와 학교 일정을 어린이·청소년·성인의 자연적인 일주기 리듬에 맞게 조정한다.
- 근로자를 경제적 성과를 높이는 자원으로만 여기지 말고 그들이 휴식·수면과 건강한 관계를 맺도록 장려하는 업무 문화를 조성한다.
- 기후 변화가 재앙에 이르지 않도록 환경을 지킨다. 기후 변화는 수면건강을 포함한 건강의 모든 측면에 영향을 준다.
- 극심한 수면건강 격차를 줄인다.

이런 노력에 힘을 보태고 싶다면 수면이 공중보건 문제라는 사실을 사람들에게 알리자. 학교 이사회에 등교 시각에 관해 건의하고, 국회의원들에게 수면 연구를 지원해달라고 요청하고, 직장에서도 좋은 본보기가 될 만한 일들을 먼저 실행한다. 친구들에게 불면증치료와 폐쇄성수면무호흡증의 이상 징후에 관해 알려주고 아이들이 낮잠을 자면 내버려둬라.

그리고 자신의 수면건강을 위해 가장 먼저 잠을 든든한 친구라 생각하고 잠을 믿어야 한다. 잠은 늘 우리에게 아낌없이 베푸는 충실한 친구다. 우리에게는 이 친구의 그런 배려를 당연한 일로 여기지 말고 관계가 더욱 돈독해지도록 노력할 책임이 있다. 그러려면 몸이 필요로 하는 것들을 제공해야 한다. 낮에 햇볕을 쬐고, 신체적·사회적 활동을 하고, 영양을 충분히 섭취하고, 향정신성 물질은 적당히 이용하고(일부 경우에는 아예 피하고), 충분히 휴식해야 한다. 생각에 너무 머물지 말고 머릿속에서 빠져나와 몸속으로 가야 한다는 사실도 잊지 말자. 생각이 마음껏 방황하고 여기저기 탐색할 기회를 줘야 잠자리에 누웠을 때 무익한 생각이 몽땅 터져 나오지 않는다. 피로는 우리 몸에 휴식·수분·빛·웃음·편안함 등 뭔가가 필요하다는 신호다. 몸에 평가의 잣대를 들이대지 말고 가만히 귀를 기울이면 필요한 게 무엇인지 알 수 있을 것이다.

이런 사실들을 기억하면서 잠과 탄탄하고 다정한 관계를 유지하길 바란다. 잠은 우리가 인생에서 맞닥뜨리는 폭풍우를 견디게 하고, 우리에게 건강과 평화를 선사한다. 모두 좋은 밤 보내길!

감사의 말

과학 커뮤니케이션 분야에서 일할 기회를 주신 엘런 헨드릭슨Ellen Hendriksen 박사와 이 책을 완성할 수 있게 해준 맥밀란 출판사에 감사드린다. 특히 애나 드 브리스, 캐시 도일, 캐런 허츠버그, 에밀리 밀러, 모건 래트너께 많은 도움을 받았다.

에리카 애플먼Erica Appleman 박사, 스펜서 도슨Spencer Dawson 박사, 제시카 다이치Jessica Dietch 박사, 레이첼 포이어Rachel Feuer 박사, 저스틴 그로소Justine Grosso 박사, 아비 제이원트Abhi Jaywant 박사, 제니퍼 문트Jennifer Mundt 박사, 가브리엘라 나지Gabriela Nagy 박사, 제이슨 옹Jason Ong 박사, 크리스틴 라인하르트Kristen Reinhardt 박사, 클레어 로빈스Clair Robbins 박사, 얼리셔 로스Alicia Roth 박사, 폴 베르트Paul Werth 박사, 크리스 윈터Chris Winter 박사까지, 귀중한 시간과 전문 지식을 나눠준 친구들, 동료들께도 감사 인사를 전한다. 이분들이 주신 통찰력은 내게 너무나 귀중한 도움이 되었다. 수면과학 분야의 최신 정보를 책에 담을 수 있도록 도와주신 캐롤라이나 클리먼트 산츠Carolina Climent Sanz 박사와 데클런 맥라렌Declan McLaren 께도 감사드린다.

내가 수면심리학자로 처음 일을 시작할 때 길을 터주신 멘토들, 앨리스 크로닌골롬브Alice Cronin-Golomb 박사, 멕 댄포스Meg Danforth 박사, 제이슨 옹 박사, 크리스티 울머Christi Ulmer 박사께는 더욱 특별한 감사 인사를 전한다. 특히 내 곁에서 가장 든든하게 응원해준 찰리가 아니었다면 이 모든 일은 불가능했을 것이다. 늘 자리를 지켜줘서 너무나도 고맙다.

마지막으로, 나를 믿어준 모든 환자에게 마음 깊이 감사드린다. 그분들 덕분에 나는 임상의로, 과학자로 성장할 수 있었다. 모두 잠과 계속해서 좋은 친구로 지내시길 바란다.

마음챙김 관련 자료

마음챙김에 관한 정보

* www.mindful.org.

* 타라 브랙^{Tara Brach}의 팟캐스트.

* 《틱낫한 명상》등 틱낫한^{Thich Nhat Hanh}의 저서.

* UCLA '마음챙김' 어플리케이션.

* 특히 마음챙김 호흡법과 몸 살피기 명상을 적극 추천한다.

그밖에 어플리케이션과 가이드

* 샤인(유색인종 여성을 위해 특별히 제작됐다).^{Shine}

* 캄.^{Calm}

* 헤드스페이스.^{Headspace}

수면 일기 양식

수면 일기								
아침에 작성할 항목		월	화	수	목	금	토	일
A. 취침 시각	어젯밤 잠자리에 누운 시각은?							
B. 소등 시각	잠을 자려고 한 시각은?							
C. 잠드는 데 걸린 시각 (분 단위)	잠들기까지 시간이 얼마나 걸렸나?							
D. 자다가 깬 횟수	밤에 자다가 몇 번 깼나?							
E. 밤에 깨어 있었던 시간	밤에 깨어 있었던 총 시간은?							
F. 기상 시각	오늘 잠이 깬 시각은?							
G. 잠자리에서 나온 시각	오늘 잠자리에서 나온 시각은?							
침대에 머무른 시간(X)	A부터 G까지 총시간							
총수면시간(Y)	B부터 F까지 총시간에서 C와 E를 뺀 시간							
수면 효율	X/Y × 100%							
낮잠 시간	어제 낮잠을 얼마나 잤나?							
특이사항								

매일 잘 자고 싶은 사람들을 위한 책

수면 일기 예시		월	화	수	목	금	토	일
아침에 작성할 항목								
A. 취침 시각	어젯밤 잠자리에 누운 시각은?	오후 10:30	오후 10:00	오후 9:15	오후 10:45	오후 10:45	오후 11:30	오후 10:30
B. 소등 시각	잠을 자려고 한 시각은?	오후 10:40	오후 10:00	오후 10:15	오후 10:45	오후 11:00	오후 11:50	오후 10:15
C. 잠드는 데 걸린 시각 (분 단위)	잠들기까지 시간이 얼마나 걸렸나?	30분	45분	60분	5분	10분	0분	10분
D. 자다가 깬 횟수	밤에 자다가 몇 번 깼나?	2번	5번	1번	2번	4번	3번	2번
E. 밤에 깨어 있었던 시간	밤에 깨어 있었던 총 시간은?	40분	75분	5분	10분	35분	60분	5분
F. 기상 시각	오늘 잠이 깬 시각은?	오전 5:20	오전 6:05	오전 5:45	오전 6:30	오전 5:30	오전 6:00	오전 7:15
G. 잠자리에서 나온 시각	오늘 잠자리에서 나온 시각은?	오전 6:30	오전 6:30	오전 6:30	오전 6:30	오전 6:00	오전 7:30	오전 7:30
침대에 머무른 시간(X)	A부터 G까지 총시간	8시간	8시간 30분	9시간 15분	7시간 45분	7시간 15분	8시간	9시간 30분
총수면시간(Y)	B부터 F까지 총시간에서 C와 E를 뺀 시간	5시간 30분	6시간 5분	6시간 25분	7시간 30분	5시간 45분	5시간 10분	8시간 45분
수면 효율	X/Y × 100%	69%	72%	69%	97%	79%	65%	92%
낮잠 시간	어제 낮잠을 얼마나 잤나?	0분	20분	0분	0분	40분	0분	90분
특이사항		없음	아내가 운전하는 동안 졸았음	스트레스가 심한 날	없음	밤 10시쯤 소파에서 깜박 졸았음	없음	등산 다녀옴

생각 기록 1

상황	자동으로 떠오르는 생각	결과
잠을 못잠. 최소 1시간은 지났음.	'내일 하루도 망했다.'	절망감. 긴장을 풀려고 절박하게 노력함.

생각 기록 2

상황	자동으로 떠오르는 생각	결과 (감정·행동)	더 정확하고, 치우침 없는 유익한 생각	결과 (감정·행동)
회사에서 너무 피곤함.	'간밤에 잠을 거의 못 잔 게 분명해.'	절망감 짜증	"잠을 제대로 못 자서 이럴 수도 있지만, 다른 이유로 피곤할 수도 있어."	스트레칭하기, 물 마시기, 친구에게 안부 묻기. 기분이 한결 나아짐.

매일 잘 자고 싶은 사람들을 위한 책

불면증 해결을 위한 각종 기술의 실천 기록

이 책의 프로그램에서 익힌 기술을 스스로 상기하기 좋은 도구다. 열심히 노력한 자신을 칭찬하는 용도로도 요긴하게 쓸 수 있다!

이번주에 실천해볼 기술	월	화	수	목	금	토	일
예시: 생각 쓰레기통 만들기							

수면 전문가 찾기

- 행동수면의학회 제공 정보: https://behavioralsleep.org/index.php/directory
- 펜실베이니아대학교 국제 불면증인지행동치료 서비스 제공 업체 정보: https://cbti.directory/

참고 사항

- 미국에서 의료 서비스 종사자는 대부분 주 한 곳, 또는 법적 관할지 한 곳에서 면허를 취득하지만, 이제는 심리학 다지역 협약PSYPACT에 따라 여러 주에서 원격 진료로 서비스를 제공하는 심리학자도 많다. 그러므로 현 거주 지역 내에서만 전문가를 찾을 필요가 없다. 범위를

넓혀서 찾아보고, 서비스를 받을 수 있는지 문의하자.

- 불면증인지행동치료는 서비스 제공자마다 교육 수준과 전문성의 깊이에 차이가 있다. 그러므로 만족스러운 결과를 얻지 못했더라도 낙심하지 말자. 자신에게 꼭 맞는 사람을 '두루 둘러보며 찾는' 과정이 필요할 수도 있다.

- 전문가 이름 뒤에 'DBSM'이나 'CBSM'이 붙어 있으면 불면증 분야에 특화된 훈련을 받았고 전문성이 높은 사람이다. 행동수면의학회에서 자격증을 취득했음을 의미한다.

불면증을 스스로 해결해보고자 할 때 요긴하게 쓸 수 있는 디지털 정보원

- 솜리스트Somryst: 불면증인지행동치료 디지털 프로그램. 의사의 처방이 있어야 이용할 수 있다. 현재는 미국건강보험 보장 범위에 포함되지 않는다. www.somryst.com

- 슬리피오Sleepio: 디지털 불면증인지행동치료 건강 앱. 고용주가 제공하는 경우 직장을 통해 이용할 수 있다. www.sleepio.com

- 통합 수면 일기: 이 책의 프로그램을 실천하거나 그 이후에도 활용할 수 있는 무료 디지털 수면 일기 어플리케이션. www.consensussleep-diary.com

- 불면증 코치Insomnia Coach: 미국 보훈청이 개발한 무료 불면증인지행동치료 어플리케이션. 수면 일기 양식과 불면증, 수면에 관한 교육 자료를 제공한다.

수면과 수면장애에 관한 상세한 정보를 얻을 수 있는 곳

- 미국수면의학회: https://aasm.org/clinical-resources/patient-info

우울증, 불안, PTSD 관련 자료를 얻거나 도움을 받을 수 있는 곳

- 행동·인지치료협회: www.abct.org/get－help

- 트라우마 인지행동치료 안내 자료: https://tfcbt.org/therapists

- 국제산후지원협회: www.postpartum.net

한국에서 수면과 수면장애에 관한 정보를 얻을 수 있는 곳

- 대한수면연구학회: https://www.sleepnet.or.kr

- 대한수면학회: https://www.sleepmed.or.kr/intro.html

- 한국임상심리학회: https://kcp.or.kr/new/intro.asp

후주

1   J. G. Ellis, M. L. Perlis, L. F. Neale, C. A. Espie, and C. H. Bastien, "The Natural History of Insomnia: Focus on Prevalence and Incidence of Acute Insomnia," *Journal of Psychiatric Research 46*, no. 10 (2012): 1278–85.

2   Roger A. Ekirch, "Sleep we have Lost: Pre-Industrial Slumber in the British Isles," *The American Historical Review 106*, no. 2 (2001): 343–86.

3   B. Reiss, *Wild Nights: How Taming Sleep Created our Restless World* (New York: Basic Books, 2017).

4   Business Communications Company, Inc. "Sleep Aids Market Size, Share & Industry Growth Analysis Report." Market Research Reports. 2021. https://www.bccresearch.com/market-research/healthcare/sleep-aids-techs-markets-report.html.

1장 건강한 수면이란 무엇일까

1   Joshua J. Emrick, Brooks A. Gross, Brett T. Riley, and Gina R. Poe, "Different Simultaneous Sleep States in the Hippocampus and Neocortex," *SLEEP 39*, no. 12 (2016): 2201–09. https://doi.org/10.5665/sleep.6326.

2   Yval Nir, Richard J. Staba, Thomas Andrillon, Vladyslav V. Vyazovskiy, Chiara Cirelli, Itzhak Fried, and Giulio Tononi, "Regional Slow Waves and Spindles in Human Sleep," *Neuron 70*, no.1 (2011): 153–69. https://doi.org/10.1016/j.neuron.2011.02.043.

3   Tomoyuki Ohara, Takanori Honda, Jun Hata, Daigo Yoshida, Naoko Mukai, Yoichiro

Hirakawa, Mao Shibata, et al., "Association Between Daily Sleep Duration and Risk of Dementia and Mortality in a Japanese Community," *Journal of the American Geriatrics Society 66*, no. 10 (2018): 1911–18. https://doi.org/10.1111/jgs.15446.

4   Li Fan, Weihao Xu, Yulun Cai, Yixin Hu, and Chenkai Wu, "Sleep Duration and the Risk of Dementia: A Systematic Review and Meta-Analysis of Prospective Cohort Studies," *Journal of the American Medical Directors Association 20*, no. 12 (2019): 1480–1487. https://doi.org/10.1016/j.jamda.2019.06.009.

5   Lisa Gallicchio, and Bindu Kalesan, "Sleep Duration and Mortality: A Systematic Review and Meta-Analysis," *Journal of Sleep Research 18*, no. 2 (2009): 148–58. https://doi.org/10.1111/j.1365–2869.2008.00732.x.

6   Max Hirshkowitz, Kaitlyn Whiton, Steven M. Albert, Cathy Alessi, Oliviero Bruni, Lydia DonCarlos, Nancy Hazen, et al., "National Sleep Foundation's Sleep Time Duration Recommendations: Methodology and Results Summary," *Sleep Health: Journal of the National Sleep Foundation 1*, no. 1 (2015): 40–43. https://doi.org/10.1016/J.SLEH.2014.12.010.

7   J. Au and J. Reece, "The Relationship Between Chronotype and Depressive Symptoms: A Meta-analysis," *Journal of Affective Disorders, 218* (2017), 93–104.

2장 불면증이 생기는 이유

1   American Psychiatric Association, *Diagnostic and Statistical Manual-5th Edition* (American Psychiatric Association Publishing: 2013), 362–368. https://doi.org/10.1176/appi.books.9780890425596.744053.

2   P. R. Jansen, K. Watanabe, S Stringer, N Skene, J. Bryois, A. R. Hammerschlag, et al., "Genome-wide Analysis of Insomnia in 1,331,010 Individuals Identifies New Risk Loci and Functional Pathways," *Nature genetics 5*, no. 3: 394–403.

3   M. H. Bonnet and D. L. Arand, "The Consequences of a Week of Insomnia," *Sleep 19*, no. 6: 453–61.

4   A. G. Harvey and N. K. Tang, "(Mis) Perception of Sleep in Insomnia: A Puzzle and a Resolution," *Psychological Bulletin 138*, no. 1 (2012): 77.

5 Aurélie M. Stephan, Sandro Lecci, Jacinthe Cataldi, and Francesca Siclari, "Conscious Experiences and High-Density EEG Patterns Predicting Subjective Sleep Depth," *Current Biology 31*, no. 24 (2021): 5487- 5500. https://doi.org/10.1016/J.CUB.2021.10.012.

6 Christopher B. Miller, Christopher J. Gordon, Leanne Toubia, Delwyn J. Bartlett, Ronald R. Grunstein, Angela L. D'Rozario, and Nathaniel S. Marshall, "Agreement between Simple Questions about Sleep Duration and Sleep Diaries in a Large Online Survey," *Sleep Health 1*, no. 2 (2015): 133- 37. https://doi.org/10.1016/J.SLEH.2015.02.007.

7 A. J. Spielman, L. S. Caruso, and P. B. Glovinsky, "A Behavioral Perspective on Insomnia Treatment," *Psychiatric Clinics of North America* 10, no. 4 (1987): 541-53.

3장 잠과 친해지기 위한 준비

1 P. Kahawage, R. Jumabhoy, K. Hamill, M. de Zambotti, and S. P. Drummond, "Validity, Potential Clinical Utility, and Comparison of Consumer and Research-Grade Activity Trackers in Insomnia Disorder I: Inlab Validation Against Polysomnography," *Journal of Sleep Research 29*, no. 1 (2020): e12931.

2 K. G. Baron, S. Abbott, N. Jao, N. Manalo, and R. Mullen, "Orthosomnia: Are Some Patients Taking the Quantified Self too Far?" *Journal of Clinical Sleep Medicine 13*, no. 2 (2017): 351-54.

3 Jack D. Edinger, J. Todd Arnedt, Suzanne M. Bertisch, Colleen E. Carney, John J. Harrington, Kenneth L. Lichstein, Michael J. Sateia, et al., "Behavioral and Psychological Treatments for Chronic Insomnia Disorder in Adults: An American Academy of Sleep Medicine Clinical Practice Guideline," *Journal of Clinical Sleep Medicine 17*, no. 2 (2021): 255-62. https://doi.org/10.5664/jcsm.8986.

4 Colleen E. Carney, Daniel J. Buysse, Sonia Ancoli- Israel, Jack D. Edinger, Andrew D. Krystal, Kenneth L. Lichstein, and Charles M. Morin, "The Consensus Sleep Diary: Standardizing Prospective Sleep Self-Monitoring," *Sleep 35*, no. 2 (2012): 287-302. https://doi.org/10.5665/sleep.1642.

4장 졸음을 차곡차곡 모으는 방법

1   Alexander A. Borbély, Serge Daan, Anna Wirz- Justice, and Tom Deboer, "The Two-Process Model of Sleep Regulation: A Reappraisal," *Journal of Sleep Research 25*, no. 2 (2016): 131–43. https://doi.org/1 .1111/JSR.12371.

2   A. J. Spielman, P. Saskin, and M. J. Thorpy, "Treatment of Chronic Insomnia by Restriction of Time in Bed," *Sleep 10*, no. 1 (1987): 45–56.

3   Leonie F. Maurer, Colin A. Espie, Ximena Omlin, Richard Emsley, and Simon D. Kyle, "The Effect of Sleep Restriction Therapy for Insomnia on Sleep Pressure and Arousal: A Randomised Controlled Mechanistic Trial," *Sleep 45*, no. 1 (January 2022): zsab223. https://doi.org/10.1093/SLEEP/ZSAB223.

5장 뇌가 한밤중에도 말짱히 깨어 있는 이유

1   Eric A. Nofzinger, Daniel J. Buysse, Anne Germain, Julie C. Price, Jean M. Miewald, and Ba J. David Kupfer, "Functional Neuroimaging Evidence for Hyperarousal in Insomnia," *American Journal of Psychiatry 161*, no. 11 (2004): 2126–29. http://ajp.psychiatryonline.org.

2   Alison G. Harvey and Nicole K.Y. Tang, "(Mis)Perception of Sleep in Insomnia: A Puzzle and a Resolution," *Psychological Bulletin 138*, no. 1 (2012): 77–101. https://doi.org/10.1037/a0025730.

3   Ibraheem Rehman, Navid Mahabadi, Terrence Sanvictores, and Chaudhry I. Rehman, "Classical Conditioning," *Encyclopedia of Human Behavior: Second Edition* (August 2021): 484–91. https://doi.org/10.1016 /B978-0-12-375000-6.00090-2.

4   M. L. Perlis, D. E. Giles, W. B. Mendelson, R. R. Bootzin, and J. K. Wyatt, "Psychophysiological Insomnia: The Behavioural Model and a Neurocognitive Perspective," *Journal of Sleep Research 6*, no. 3 (1997): 179–88. https://doi.org/10.1046/ J.1365-2869.1997.00045.X.

5   R. R. Bootzin, "Stimulus Control Treatment for Insomnia," *Proceedings of the American Psychological Association 7*, 395–96. https://doi.org/10.1037/e465522008-198.

1   Seog Ju Kim, Somin Kim, Sehyun Jeon, Eileen B. Leary, Fiona Barwick, and Emmanuel Mignot, "Factors Associated with Fatigue in Patients with Insomnia," *Journal of Psychiatric Research 117*, (October 2019): 24–30. https://doi.org/10.1016/j.jpsychires.2019.06.021.

2   Émilie Fortier-Brochu, Simon Beaulieu-Bonneau, Hans Ivers, and Charles M. Morin, "Relations between Sleep, Fatigue, and Health-Related Quality of Life in Individuals with Insomnia," *Journal of Psychosomatic Research 69*, no. 5 (2010): 475–83. https://doi.org/10.1016/j.jpsychores.2010.05.005.

3   Andrea L. Harris, Nicole E. Carmona, Taryn G. Moss, and Colleen E. Carney, "Testing the Contiguity of the Sleep and Fatigue Relationship: A Daily Diary Study," *Sleep 44*, no. 5 (2021). https://doi.org/10.1093/SLEEP/ZSAA252.

4   Annette van Maanen, Anne Marie Meijer, Kristiaan B. van der Heijden, and Frans J. Oort, "The Effects of Light Therapy on Sleep Problems: A Systematic Review and Meta-Analysis," *Sleep Medicine Reviews 29* (October 2016): 52–62. https://doi.org/10.1016/J.SMRV.2015.08.009.

5   Angus C. Burns, Richa Saxena, Céline Vetter, Andrew J. K. Phillips, Jacqueline M. Lane, and Sean W. Cain, "Time Spent in Outdoor Light Is Associated with Mood, Sleep, and Circadian Rhythm-Related Outcomes: A Cross-Sectional and Longitudinal Study in over 400,000 UK Biobank Participants," *Journal of Affective Disorders 295* (January 2021): 347–52. https://doi.org/10.1016/J.JAD.2021.08.056.

6   Emma J. Wams, Tom Woelders, Irene Marring, Laura Van Rosmalen, Domien G. M. Beersma, Marijke C. M. Gordijn, and Roelof A. Hut, "Linking Light Exposure and Subsequent Sleep: A Field Polysomnography Study in Humans," *Sleep 40*, no. 12 (2017). https://doi.org/10.1093/SLEEP/ZSX165.

7   Maurice M. Ohayon, and Cristina Milesi, "Artificial Outdoor Nighttime Lights Associate with Altered Sleep Behavior in the American General Population," *Sleep 39*, no. 6 (2016): 1311–20. https://doi.org/10.5665/SLEEP.5860.

8   Tomoaki Kozaki, Ayaka Kubokawa, Ryunosuke Taketomi, and Keisuke Hatae, "Effects

of Day-Time Exposure to Different Light Intensities on Light- Induced Melatonin Suppression at Night," *Journal of Physiological Anthropology 34*, no. 1 (2015): 1–5. https:// doi.org/10.1186/S40101-015-0067-1/FIGURES/4.

9   Robert E. Thayer, "Energy, Tiredness, and Tension Effects of a Sugar Snack Versus Moderate Exercise," *Journal of Personality and Social Psychology 52*, no. 1 (1987): 119–25. https://doi.org/10.1037/0022-3514.52.1.119.

10   Laura D. Ellingson, Alexa E. Kuffel, Nathan J. Vack, and Dane B. Cook, "Active and Sedentary Behaviors Influence Feelings of Energy and Fatigue in Women," *Medicine and Science in Sports and Exercise 46*, no. 1 (2014): 192–200. https://doi.org/10.1249/ MSS.0B013E3182A036AB.

11   Juriena D. de Vries, Madelon L. M. van Hooff, Sabine A. E. Geurts, and Michiel A. J. Kompier, "Exercise as an Intervention to Reduce Study- Related Fatigue among University Students: A Two- Arm Parallel Randomized Controlled Trial," *PloS One* 11, no. 3 (2016). https://doi.org/10.1371/JOURNAL.PONE.0152137.

12   Golden, Robert N., Bradley N. Gaynes, R. David Ekstrom, Robert M. Hamer, Frederick M. Jacobsen, Trisha Suppes, Katherine L. Wisner, and Charles B. Nemeroff. "The Efficacy of Light Therapy in the Treatment of Mood Disorders: A Review and Meta-Analysis of the Evidence," *American Journal of Psychiatry 162* (2005): 656–62. https://doi. org/10.1176/APPI.AJP.162.4.656/ASSET/IMAGES/LARGE / N93F5 . JPEG.

13   Schuch, Felipe B., Davy Vancampfort, Justin Richards, Simon Rosenbaum, Philip B. Ward, and Brendon Stubbs. "Exercise as a Treatment for Depression: A Meta- Analysis Adjusting for Publication Bias," *Journal of Psychiatric Research 77*(June 2016): 42–51. https://doi.org/10.1016/J.JPSYCHIRES.2016.02.023.

7장 날뛰는 생각을 버리는 쓰레기통 만들기

1   Jan Stutz, Remo Eiholzer, and Christina M. Spengler, "Effects of Evening Exercise on Sleep in Healthy Participants: A Systematic Review and Meta-Analysis," *Sports Medicine 49*, no. 2 (2019): 269–87. https:// doi.org/10.1007/S40279-018-1015-0.

8장 불면증은 걱정할수록 심해진다

1 Allison G. Harvey, Ann L. Sharpley, Melissa J. Ree, Katheen Stinson, and David M. Clark, "An Open Trial of Cognitive Therapy for Chronic Insomnia," *Behaviour Research and Therapy 45*, no. 10 (2007): 2491-2501. https://doi.org/10.1016/J.BRAT.2007.04.007.

9장 자려고 애쓸수록 잠은 더 멀리 달아난다

1 Niall M. Broomfield and Colin A. Espie, "Towards a Valid, Reliable Measure of Sleep Effort," *Journal of Sleep Research 14*, no. 4 (2005): 401-7. https://doi.org/10.1111/J.1365-2869.2005.00481.X.

2 Steven C. Hayes, "Acceptance and Commitment Therapy, Relational Frame Theory, and the Third Wave of Behavioral and Cognitive Therapies," *Behavior Therapy 35*, no. 4 (2004): 639-65. https://doi.org/10.1016/S0005-7894(04)80013-3.

3 《행복 전환 연습》, 러스 해리스 지음, 김미옥 옮김, 마인드빌딩, 2023.07. (Russ Harris, *The Happiness Trap: How to Stop Struggling and Start Living* (Wollombi, Australia: Exisle Publishing Limited, 2008), 246. https://books.google.com/books/about/The_Happiness_Trap.html?id=K9m-EI04pgcC.)

4 Lara Hilton, Susanne Hempel, Brett A. Ewing, Eric Apaydin, Lea Xenakis, Sydne Newberry, Ben Colaiaco, et al., "Mindfulness Meditation for Chronic Pain: Systematic Review and Meta-Analysis," *Annals of Behavioral Medicine 51*, no. 2 (2017): 199-213. https://doi.org/10.1007/S12160-016-9844-2.

5 Nicole KY Tang, D. Anne Schmidt, and Allison G. Harvey, "Sleeping with the Enemy: Clock Monitoring in the Maintenance of Insomnia," *Journal of Behavior Therapy and Experimental Psychiatry 38*, no. 1 (2007): 40-55.

6 H. Woods, L. M. Marchetti, S. M. Biello, and C. A. Espie, "The Clock as a Focus of Selective Attention in Those with Primary Insomnia: An Experimental Study Using a Modified Posner Paradigm," *Behaviour Research and Therapy 47*, no. 3 (2009): 231-36. https://doi.org/10.1016/J.BRAT.2008.12.009.

10장 수면제와 작별하는 법

1 Jennifer Glass, Krista L. Lanctôt, Nathan Herrmann, Beth A. Sproule, and Usoa E

Busto, "Sedative Hypnotics in Older People with Insomnia: Meta- Analysis of Risks and Benefits," *BMJ: British Medical Journal 331*, no. 7526 (2005): 1169. https://doi.org/10.1136/BMJ.38623.768588.47.

2   Michael J. Sateia, Daniel J. Buysse, Andrew D. Krystal, David N. Neubauer, and Jonathan L. Heald, "Clinical Practice Guideline for the Pharmacologic Treatment of Chronic Insomnia in Adults: An American Academy of Sleep Medicine Clinical Practice Guideline," *Journal of Clinical Sleep Medicine 13*, no. 2 (2017): 307. https://doi.org/10.5664/JCSM.6470.

3   Jack D. Edinger, J. Todd Arnedt, Suzanne M. Bertisch, Colleen E. Carney, John J. Harrington, Kenneth L. Lichstein, Michael J. Sateia, et al., "Behavioral and Psychological Treatments for Chronic Insomnia Disorder in Adults: An American Academy of Sleep Medicine Clinical Practice Guideline," *Journal of Clinical Sleep Medicine 17*, no. 2 (2021): 255 – 62. https://doi.org/10.5664/jcsm.8986.

4   Amir Qaseem, Devan Kansagara, Mary Ann Forciea, Molly Cooke, and Thomas D. Denberg, "Management of Chronic Insomnia Disorder in Adults: A Clinical Practice Guideline from the American College of Physicians," *Annals of Internal Medicine 165*, no. 2 (2016): 125. https://doi.org/10.7326/M15-2175.

5   Glenna Brewster, Barbara Riegel, and Philip R Gehrman, "Insomnia in the Older Adult," *Sleep Medicine Clinics 13*, no. 1 (2018): 13. https://doi.org/10.1016/J.JSMC.2017.09.002.

6   L. Leanne Lai, Mooi Heong Tan, and Yen Chi Lai, "Prevalence and Factors Associated with Off- Label Antidepressant Prescriptions for Insomnia," *Drug, Healthcare and Patient Safety 3*, no. 1 (2011): 27. https://doi.org/10.2147/DHPS.S21079.

7   Suzanne M. Bertisch, Shoshana J. Herzig, John W. Winkelman, and Catherine Buettner, "National Use of Prescription Medications for Insomnia: NHANES 1999 – 2010," *Sleep 37*, no. 2 (2014): 343 – 49. https://doi.org/10.5665/SLEEP.3410.

8   Olufunmilola Abraham, Loren J. Schleiden, Amanda L. Brothers, and Steven M. Albert, "Managing Sleep Problems Using Non- Prescription Medications and the Role of Community Pharmacists: Older Adults' Perspectives," *International Journal of Pharmacy Practice 25*, no. 6 (2017): 438 – 46. https://doi.org/10.1111/IJPP.12334.

9   Madeleine M. Grigg- Damberger, and Dessislava Ianakieva, "Poor Quality Control of Over-the-Counter Melatonin: What They Say Is Often Not What You Get," *Journal of Clinical Sleep Medicine 13*, no. 2 (2017): 163. https://doi.org/10.5664/JCSM.6434.

10 Lauren A. E. Erland, and Praveen K. Saxena, "Melatonin Natural Health Products and Supplements: Presence of Serotonin and Significant Variability of Melatonin Content," *Journal of Clinical Sleep Medicine : JCSM : Official Publication of the American Academy of Sleep Medicine 13*, no. 2 (2017): 275. https://doi.org/10.5664/JCSM.6462.

11 Carmen M. Schroder, Tobias Banaschewski, Joaquin Fuentes, Catherine Mary Hill, Allan Hvolby, Maj-Britt Posserud, and Oliviero Bruni, "Pediatric Prolonged- Release Melatonin for Insomnia in Children and Adolescents with Autism Spectrum Disorders," *Expert Opinion on Pharmacotherapy 22*, no. 18 (2021): 2445-2454.

12 Frank A. J. L. Scheer, Christopher J. Morris, Joanna I. Garcia, Carolina Smales, Erin E. Kelly, Jenny Marks, Atul Malhotra, and Steven A. Shea, "Repeated Melatonin Supplementation Improves Sleep in Hypertensive Patients Treated with Beta- Blockers: A Randomized Controlled Trial," *Sleep 35*, no. 10 (2012): 1395-1402. https://doi.org/10.5665/SLEEP.2122.

13 W. Vaughn McCall, Ralph D'Agostino, and Aaron Dunn, "A Meta- Analysis of Sleep Changes Associated with Placebo in Hypnotic Clinical Trials," *Sleep Medicine 4*, no. 1 (2003): 57-62. https://doi.org/10.1016/S1389-9457(02)00242-3.

14 Jonathan P. Hintze, and Jack D. Edinger, "Hypnotic Discontinuation in Chronic Insomnia," *Sleep Medicine Clinics 15*, no. 2 (2020): 147-54. https://doi.org/10.1016/J.JSMC.2020.02.003.

11장 완벽한 수면 환경은 없다

1   Michal Kahn, Topi Korhonen, Leena Leinonen, Kaisu Martinmaki, Liisa Kuula, Anu Katriina Pesonen, and Michael Gradisar, "Is It Time We Stop Discouraging Evening Physical Activity? New Real- World Evidence From 150,000 Nights," *Frontiers in Public Health 9* (November 2021): 1680. https://doi.org/10.3389/FPUBH.2021.772376/BIBTEX.

2   Jennifer R. Dubose, and Khatereh Hadi, "Improving Inpatient Environments to Support

Patient Sleep," *International Journal for Quality in Health Care 28*, no. 5 (2016): 540–53. https://doi.org/10.1093/INTQHC/MZW079.

3   Jounhong Ryan Cho, Eun Yeon Joo, Dae Lim Koo, and Seung Bong Hong, "Let There Be No Light: The Effect of Bedside Light on Sleep Quality and Background Electroencephalographic Rhythms," *Sleep Medicine 14*, no. 12 (2013): 1422–25. https://doi.org/10.1016/J.SLEEP.2013.09.007.

4   "Coffee Consumption U.S. 2019/2020," Statista, 2021, https://www.statista.com/statistics/804271 /domestic-coffee-consumption-in-the-us/.

5   Ian Clark, and Hans Peter Landolt, "Coffee, Caffeine, and Sleep: A Systematic Review of Epidemiological Studies and Randomized Controlled Trials," *Sleep Medicine Reviews 31* (February 2017): 70–78. https://doi.org/10.1016/J.SMRV.2016.01.006.

6   Mark J. Davis, Zuowei Zhao, Howard S. Stock, Kristen A. Mehl, James Buggy, and Gregory A. Hand, "Central Nervous System Effects of Caffeine and Adenosine on Fatigue," *American Journal of Physiology-Regulatory Integrative and Comparative Physiology 284*, no. 2 (2003): 399–404. https://doi.org/10.1152/AJPREGU.00386.2002/ASSET/IMAGES/LARGE/H60231550004.JPEG.

7   Ian Clark and Hans Peter Landolt, "Coffee, Caffeine, and Sleep: A Systematic Review of Epidemiological Studies and Randomized Controlled Trials," *Sleep Medicine Reviews 31* (February 2017): 70–78. https://doi.org/10.1016/J.SMRV.2016.01.006.

8   Christopher Drake, Timothy Roehrs, John Shambroom, and Thomas Roth, "Caffeine Effects on Sleep Taken 0, 3, or 6 Hours before Going to Bed," *Journal of Clinical Sleep Medicine 9*, no. 11 (2013): 1195–1200. https://doi.org/10.5664/JCSM.3170.

9   Leah A. Irish, Michael P. Mead, Li Cao, Allison C. Veronda, and Ross D. Crosby, "The Effect of Caffeine Abstinence on Sleep among Habitual Caffeine Users with Poor Sleep," *Journal of Sleep Research 30*, no. 1 (2021). https://doi.org/10.1111/JSR.13048

10 Mahesh M. Thakkar, Rishi Sharma, and Pradeep Sahota, "Alcohol Disrupts Sleep Homeostasis," *Alcohol 49*, no. 4 (2015): 299–310. https://doi.org/10.1016/J.ALCOHOL.2014.07.019

11 Jana Steinig, Ronja Foraita, Svenja Happe, and Martin Heinze, "Perception of Sleep and

Dreams in Alcohol-Dependent Patients during Detoxication and Abstinence," *Alcohol and Alcoholism 46*, no. 2 (2011): 143–47. https://doi.org/10.1093/ALCALC/AGQ087.

12 Julia Pietilë, Elina Helander, Ilkka Korhonen, Tero Myllymëki, Urho M. Kujala, and Harri Lindholm, "Acute Effect of Alcohol Intake on Cardiovascular Autonomic Regulation During the First Hours of Sleep in a Large Real-World Sample of Finnish Employees: Observational Study," *JMIR Mental Health 5*, no. 1 (2018). https://doi.org/10.2196/MENTAL.9519

13 National Center for Complementary and Integrative Health, "Cannabis (Marijuana) and Cannabinoids: What You Need to Know," November 2019, https://www.nccih.nih.gov/health/cannabis-marijuana-and-cannabinoids-what-you-need-to-know.

14 Kimberly A. Babson, James Sottile, and Danielle Morabito, "Cannabis, Cannabinoids, and Sleep: A Review of the Literature," *Current Psychiatry Reports 19*, no. 4 (2017): 1–12. https://doi.org/10.1007/S11920-017-0775-9.

15 Karen I. Bolla, Suzanne R. Lesage, Charlene E. Gamaldo, David N. Neubauer, Nae Yuh Wang, Frank R. Funderburk, Richard P. Allen, Paula M. David, and Jean Lud Cadet, "Polysomnogram Changes in Marijuana Users Who Report Sleep Disturbances during Prior Abstinence," *Sleep Medicine 11*, no. 9 (2010): 882–89. https://doi.org/10.1016/J.SLEEP.2010.02.013.

16 Calvin Diep, Chenchen Tian, Kathak Vachhani, Christine Won, Duminda N Wijeysundera, Hance Clarke, Mandeep Singh, and Karim S Ladha, "Recent Cannabis Use and Nightly Sleep Duration in Adults: A Population Analysis of the NHANES from 2005 to 2018," *Regional Anesthesia & Pain Medicine 47* (December 2021): 100–104. https://doi.org/10.1136/RAPM-2021-103161.

17 Kimberly A. Babson, James Sottile, and Danielle Morabito, "Cannabis, Cannabinoids, and Sleep: A Review of the Literature," *Current Psychiatry Reports 19*, no. 4 (2017): 1–12. https://doi.org/10.1007/S11920-017-0775-9.

18 Henning Johannes Drews, Sebastian Wallot, Philip Brysch, Hannah Berger-Johannsen, Sara Lena Weinhold, Panagiotis Mitkidis, Paul Christian Baier, Julia Lechinger, Andreas Roepstorff, and Robert Göder, "Bed-Sharing in Couples Is Associated with Increased and

Stabilized REM Sleep and Sleep-Stage Synchronization," *Frontiers in Psychiatry 11* (June 2020): 1. https://doi.org/10.3389/FPSYT.2020.00583.

19 Salma I. Patel, Bernie W. Miller, Heidi E. Kosiorek, James M. Parish, Philip J. Lyng, and Lois E. Krahn, "The Effect of Dogs on Human Sleep in the Home Sleep Environment," *Mayo Clinic Proceedings 92*, no. 9 (2017): 1368-72. https://doi.org/10.1016/J.MAYOCP.2017.06.014.

20 Lieve T. van Egmond, Olga E. Titova, Eva Lindberg, Tove Fall, and Christian Benedict, "Association between Pet Ownership and Sleep in the Swedish CArdioPulmonary BioImage Study (SCAPIS)," *Scientific Reports 11*, no. 1 (2017). https://doi.org/10.1038/S41598-021-87080-7.

21 Jianghong Liu, Tina Wu, Qisijing Liu, Shaowei Wu, and Jiu Chiuan Chen, "Air Pollution Exposure and Adverse Sleep Health across the Life Course: A Systematic Review," *Environmental Pollution 262* (July 2020): 114263. https://doi.org/10.1016/J.ENVPOL.2020.114263.

22 Michal Šmotek, Eva Fárková, Denisa Manková, and Jana Kopřivová, "Evening and Night Exposure to Screens of Media Devices and Its Association with Subjectively Perceived Sleep: Should 'Light Hygiene' Be given More Attention?" *Sleep Health 6*, no. 4 (2020): 498-505. https://doi.org/10.1016/J.SLEH.2019.11.007.

23 A. Green, M. Cohen-Zion, A. Haim, and Y. Dagan, "Evening Light Exposure to Computer Screens Disrupts Human Sleep, Biological Rhythms, and Attention Abilities," *Chronobiology International 34*, no. 7 (2017): 855-65. https://doi.org/10.1080/07420528.2017.1324878.

24 Federico Salfi, Giulia Amicucci, Domenico Corigliano, Aurora D'Atri, Lorenzo Viselli, Daniela Tempesta, and Michele Ferrara, "Changes of Evening Exposure to Electronic Devices during the COVID-19 Lockdown Affect the Time Course of Sleep Disturbances," *Sleep 44*, no. 9 (2021): 1-9, https://doi.org/10.1093/SLEEP/ZSAB080.

25 Frida H. Rångtell, Emelie Ekstrand, Linnea Rapp, Anna Lagermalm, Lisanne Liethof, Marcela Olaya Búcaro, David Lingfors, Jan Erik Broman, Helgi B. Schiöth, and Christian Benedict, "Two Hours of Evening Reading on a Self-Luminous Tablet vs. Reading

a Physical Book Does Not Alter Sleep after Daytime Bright Light Exposure," *Sleep Medicine 23* (July 2016): 111–18. https://doi.org/10.1016/j.sleep.2016.06.016.

26   Ari Shechter, Kristal A. Quispe, Jennifer S. Mizhquiri Barbecho, Cody Slater, and Louise Falzon, "Interventions to Reduce Short- Wavelength ('Blue') Light Exposure at Night and Their Effects on Sleep: A Systematic Review and Meta- Analysis," *SLEEP Advances 1*, no. 1 (2020): 1–13. https://doi.org/10.1093/SLEEPADVANCES/ZPAA002.

27   Ari Shechter, Elijah Wookhyun Kim, Marie Pierre St- Onge, and Andrew J. Westwood, "Blocking Nocturnal Blue Light for Insomnia: A Randomized Controlled Trial," *Journal of Psychiatric Research 96* (January 2018): 196–202. https://doi.org/10.1016/J.JPSYCHIRES.2017.10.015.

28   Karolina Janků, Michal Šmotek, Eva Fárková, and Jana Kopřivová, "Block the Light and Sleep Well: Evening Blue Light Filtration as a Part of Cognitive Behavioral Therapy for Insomnia," *Chronobiology International 37*, no. 2 (2020): 248–59. https://doi.org/10.1080/07420528.2019.1692859.

12장 잠과 건강한 관계를 평생 유지하는 법

1   Ronald J. Ozminkowski, Shaohung Wang, and James K. Walsh, "The Direct and Indirect Costs of Untreated Insomnia in Adults in the United States," *Sleep 30*, no. 3 (2007): 263–73. https://doi.org/10.1093/SLEEP/30.3.263.

13장 임신, 출산, 완경과 수면

1   Christine H. J. Won, "Sleeping for Two: The Great Paradox of Sleep in Pregnancy," *Journal of Clinical Sleep Medicine 11*, no. 6 (2015): 593–94. https://doi.org/10.5664/JCSM.4760.

2   Sooyeon Suh, Nayoung Cho, and Jihui Zhang, "Sex Differences in Insomnia: From Epidemiology and Etiology to Intervention," *Current Psychiatry Reports 20*, no. 9 (2018): 1–12. https://doi.org/10.1007/S11920-018-0940-9.

3   Jihui Zhang, Ngan Yin Chan, Siu Ping Lam, Shirley Xin Li, Yaping Liu, Joey W.Y. Chan, Alice Pik Shan Kong, et al., "Emergence of Sex Differences in Insomnia Symptoms in

Adolescents: A Large- Scale School-Based Study." *Sleep 39*, no. 8 (2016): 1563 –70. https://doi.org/10.5665/SLEEP.6022.

4   Ivan D. Sedov, Emily E. Cameron, Sheri Madigan, and Lianne M. Tomfohr- Madsen, "Sleep Quality During Pregnancy: A Meta-Analysis," *Sleep Medicine Reviews 38* (April 2018): 168 –176.

5   Bilgay Izci Balserak, and Kathryn Aldrich Lee, "Sleep and Sleep Disorders Associated with Pregnancy," in *Principles and Practice of Sleep Medicine*, ed. Meir Kryger, Thomas Roth, and William C. Dement (New York: Elsevier, 2017), 1525 –39.

6   Cheryl Tatano Beck, "A Meta- Analysis of the Relationship between Postpartum Depression and Infant Temperament," *Nursing Research 45*, no. 4 (1996): 225 –30. https://doi.org/10.1097/00006199-199607000-00006.

7   Deepika Goyal, Caryl Gay, and Kathryn Lee, "Fragmented Maternal Sleep Is More Strongly Correlated with Depressive Symptoms than Infant Temperament at Three Months Postpartum," *Archives of Women's Mental Health 12*, no. 4 (2009): 229 –37. https://doi.org/10.1007/S00737-009-0070-9/TABLES/4.

8   Lisa M. Christian, Judith E. Carroll, Douglas M. Teti, and Martica H. Hall, "Maternal Sleep in Pregnancy and Postpartum Part I: Mental, Physical, and Interpersonal Consequences," *Current Psychiatry Reports 21*, no. 3 (2019): 1 –8. https://doi.org/10.1007/S11920-019-0999-Y.

9   Kari Grethe Hjorthaug Gallaher, Anastasiya Slyepchenko, Benicio N. Frey, Kristin Urstad, and Signe K Dørheim, "The Role of Circadian Rhythms in Postpartum Sleep and Mood," Sleep Medicine Clinics 13, no. 3 (2018): 359 –74. https://doi.org/10.1016/j.jsmc.2018.04.006.

10   Karen A. Thomas, and Robert L. Burr, "Melatonin Level and Pattern in Postpartum Versus Nonpregnant Nulliparous Women," *Journal of Obstetric, Gynecologic & Neonatal Nursing 35*, no. 5 (2006): 608 –15. https://doi.org/10.1111/J.1552-6909.2006.00082.X.

11   Shao Yu Tsai, Kathryn E. Barnard, Martha J. Lentz, and Karen A. Thomas, "Mother-Infant Activity Synchrony as a Correlate of the Emergence of Circadian Rhythm," *Biological Research for Nursing 13*, no. 1 (2011): 80 –88. https://doi.

org/10.1177/1099800410378889.

12 Kathryn A. Lee, Mary Ellen Zaffke, and Geoffry McEnany, "Parity and Sleep Patterns during and after Pregnancy," *Obstetrics and Gynecology 95*, no. 1 (2000): 14–18, https://doi.org/10.1016/S0029-7844(99)00486-X.

13 Diane M. Blyton, C. E. Sullivan, and N. Edwards, "Lactation Is Associated with an Increase in Slow-Wave Sleep in Women," *Journal of Sleep Research 11*, no. 4 (2002): 297–303.

14 Therese Doan, Annelise Gardiner, Caryl L. Gay, and Kathryn A. Lee, "Breast-Feeding Increases Sleep Duration of New Parents," *The Journal of Perinatal & Neonatal Nursing 21*, no. 3 (2007): 200–6. https://doi.org/10.1097/01.JPN.0000285809.36398.1B.

15 Hadine Joffe, Anda Massler, and Katherine M. Sharkey, "Evaluation and Management of Sleep Disturbance during the Menopause Transition," *Seminars in Reproductive Medicine 28*, no. 5 (2010): 404–21. https://doi.org /10.1055/S-0030-1262900.

16 Fiona C. Baker, Laura Lampio, Tarja Saaresranta, and Päivi Polo-Kantola, "Sleep and Sleep Disorders in the Menopausal Transition," *Sleep Medicine Clinics 13*, no. 3 (2018): 443–56. https://doi.org/10.1016/J.JSMC.2018.04.011.

17 Anna G. Mirer, Terry Young, Mari Palta, Ruth M. Benca, Amanda Rasmuson, and Paul E. Peppard, "Sleep-Disordered Breathing and the Menopausal Transition among Participants in the Sleep in Midlife Women Study," *Menopause 24*, no. 2 (2017): 157–62. https://doi.org/10.1097/GME.0000000000000744.

18 Terry Young, Laurel Finn, Diane Austin, and Andrea Peterson, "Menopausal Status and Sleep-Disordered Breathing in the Wisconsin Sleep Cohort Study," *American Journal of Respiratory and Critical Care Medicine 167*, no. 9 (2003): 1181–85. https://doi.org/10.1164/RCCM.200209-1055OC.

19 Fiona C. Baker, Laura Lampio, Tarja Saaresranta, and Päivi Polo-Kantola, "Sleep and Sleep Disorders in the Menopausal Transition," *Sleep Medicine Clinics 13*, no. 3 (2018): 443–56. https://doi.org/10.1016/J.JSMC.2018.04.011.

20 Susan M. McCurry, Katherine A. Guthrie, Charles M. Morin, Nancy F. Woods, Carol A. Landis, Kristine E. Ensrud, Joseph C. Larson, et al., "Telephone-Based Cognitive

Behavioral Therapy for Insomnia in Perimenopausal and Postmenopausal Women with Vasomotor Symptoms," *JAMA Internal Medicine 176*, no. 7 (July 2016): 913–920. https://doi.org/10.1001/jamainternmed.2016.1795.

21 Ahazia Jehan, Alina Masters- Isarilov, Idoko Salifu, Ferdinand Zizi, Girardin Jean-Louis, Seithikurippu R. Pandi- Perumal, Ravi Gupta, Amnon Brzezinski, and Samy I. McFarlane, "Sleep Disorders in Postmenopausal Women," *Journal of Sleep Disorders & Therapy 4*, no. 5, 1–7 (2015). https://www.ncbi.nlm.nih.gov /pmc/articles/ PMC4621258/.

22 Beverly Ayers, Melanie Smith, Jennifer Hellier, Eleanor Mann, and Myra S. Hunter, "Effectiveness of Group and Self- Help Cognitive Behavior Therapy in Reducing Problematic Menopausal Hot Flushes and Night Sweats (MENOS 2): A Randomized Controlled Trial," *Menopause 19*, no. 7 (July 2012): 749–59. https://doi.org/10.1097/GME.0B013E31823FE835.

14장 노화가 수면에 미치는 영향

1 Desana Kocevska, Thom S. Lysen, Aafje Dotinga, M. Elisabeth Koopman- Verhoeff, Maartje P. C. M. Luijk, Niki Antypa, Nienke R. Biermasz, et al., "Sleep Characteristics across the Lifespan in 1.1 Million People from the Netherlands, United Kingdom and United States: A Systematic Review and Meta-Analysis," *Nature Human Behaviour 5*, no. 1 (2021): 113–22. https://doi.org/10.1038/S41562-020-00965-X.

2 Patricia Stenuit and Myriam Kerkhofs, "Age Modulates the Effects of Sleep Restriction in Women," *Sleep 28*, no. 10 (2005): 1283–88. https://doi.org/10.1093/SLEEP/28.10.1283.

3 Michael K. Scullin and Donald L. Bliwise, "Sleep, Cognition, and Normal Aging: Integrating a Half-Century of Multidisciplinary Research," *Perspectives on Psychological Science 10*, no. 1 (2015): 97. https://doi.org/10.1177/1745691614556680.

4 같은 자료.

5 "Mild Cognitive Impairment-Symptoms and Causes-Mayo Clinic," Mayo Clinic, 2020, https://www.mayoclinic.org/diseases-conditions/mild-cognitive-impairment/symptoms-causes/syc-20354578.

6   Wei Xu, Chen Tan, Juan Zou, Xi Peng Cao, and Lan Tan, "Sleep Problems and Risk of All-Cause Cognitive Decline or Dementia: An Updated Systematic Review and Meta-Analysis," *Journal of Neurology, Neurosurgery & Psychiatry 91*, no. 3 (2020): 236–44. https://doi.org/10.1136/JNNP-2019-321896.

7   Kristine Yaffe, Cherie M. Falvey, and Tina Hoang, "Connections between Sleep and Cognition in Older Adults," *The Lancet Neurology 13*, no. 10 (2014): 1017–28. https://doi.org/10.1016/S1474-4422(14)70172-3.

8   Desana Kocevska, Thom S. Lysen, Aafje Dotinga, M. Elisabeth Koopman- Verhoeff, Maartje P. C. M. Luijk, Niki Antypa, Nienke R. Biermasz, et al., "Sleep Characteristics across the Lifespan in 1.1 Million People from the Netherlands, United Kingdom and United States: A Systematic Review and Meta-Analysis," *Nature Human Behaviour 5*, no. 1 (2021): 113–22. https://doi.org/10.1038/S41562-020-00965-X.

9   Daniel J. Buysse, Kaitlin E. Browman, Timothy H. Monk, Charles F. Reynolds, Amy L. Fasiczka, and David J. Kupfer, "Napping and 24-Hour Sleep/Wake Patterns in Healthy Elderly and Young Adults," *Journal of the American Geriatrics Society 40*, no. 8 (1992): 779–86. https://doi.org/10.1111/J.1532-5415.1992.TB01849.X.

10 Jeanne F. Duffy, Kirsi Marja Zitting, and Evan D. Chinoy, "Aging and Circadian Rhythms," *Sleep Medicine Clinics 10*, no. 4 (2015): 423–34. https://doi.org/10.1016/J.JSMC.2015.08.002.

11 Michael R. Irwin, Carmen Carrillo, Nina Sadeghi, Martin F. Bjurstrom, Elizabeth C. Breen, and Richard Olmstead, "Prevention of Incident and Recurrent Major Depression in Older Adults with Insomnia: A Randomized Clinical Trial," *JAMA Psychiatry 79*, no. 1 (November 2021): 33–41. https://doi.org/10.1001/JAMAPSYCHIATRY.2021.3422.

15장 아픈 몸과 마음이 잠을 방해하는 경우

1   J. Q. Wu, E. R. Appleman, R. D. Salazar, and J. C. Ong, "Cognitive Behavioral Therapy for Insomnia Comorbid with Psychiatric and Medical Conditions a Meta-Analysis," *JAMA Internal Medicine 175*, no. 9 (2015). https://doi.org/10.1001/jamainternmed.2015.3006.

2   J. L. Mathias, M. L. Cant, and A. L. J. Burke, "Sleep Disturbances and Sleep Disorders in
     Adults Living with Chronic Pain: A Meta- Analysis," *Sleep Medicine 52* (December 2018):
     198–210. https://doi.org/10.1016/J.SLEEP.2018.05.023.

3   Ruth M. Benca, Sonia Ancoli-Israel, Harvey, and Harvey Moldofsky, "Special
     Considerations in Insomnia Diagnosis and Management: Depressed, Elderly, and
     Chronic Pain Populations," *Journal of Clinical Psychiatry 65*, no. 8 (2004).

4   Carolina Climent-Sanz, Genís Morera- Amenós, Filip Bellon, Roland Pastells-
     Peiró, Joan Blanco-Blanco, Fran Valenzuela- Pascual, and Montserrat Gea- Sánchez,
     "Poor Sleep Quality Experience and Self-Management Strategies in Fibromyalgia: A
     Qualitative Metasynthesis," *Journal of Clinical Medicine 9*, no. 12 (2020): 4000. https://
     doi.org/10.3390/JCM9124000.

5   Carolina Climent-Sanz, Montserrat Gea- Sánchez, Helena Fernández- Lago, José Tomás
     Mateos- García, Francesc Rubí-Carnacea, and Erica Briones- Vozmediano, "Sleeping
     Is a Nightmare: A Qualitative Study on the Experience and Management of Poor Sleep
     Quality in Women with Fibromyalgia," *Journal of Advanced Nursing 77*, no. 11 (2021):
     4549–62. https://doi.org/10.1111/JAN.14977.

6   Maria Eva Pickering, Roland Chapurlat, Laurence Kocher, and Laure Peter- Derex, "Sleep
     Disturbances and Osteoarthritis," *Pain Practice 16*, no. 2 (2016): 237–44. https://doi.
     org/10.1111/PAPR.12271.

7   David J. Nutt, Sue Wilson, and Louise Paterson, "Sleep Disorders as Core Symptoms of
     Depression," *Dialogues in Clinical Neuroscience 10*, no. 3 (2008): 329–36. https://doi.
     org/10.31887/DCNS.2008.10.3/DNUTT.

8   Ruth M. Benca and Michael J. Peterson, "Insomnia and Depression," *Sleep Medicine 9*
     (2008) (SUPPL. 1): S3–9. https://doi.org/10.1016/S1389–9457(08)70010–8.

9   Dieter Riemann and Christoph Nissen, "Sleep and Psychotropic Drugs," in *The
     Oxford Handbook of Sleep and Sleep Disorders*, ed. Charles Morin and Colin
     Espie (New York: Oxford University Press, 2012). https://doi.org/10.1093/OXFORD
     HB/9780195376203.013.0011.

10   David A. Kalmbach, Andrea S. Cuamatzi- Castelan, Christine V. Tonnu, Kieulinh

Michelle Tran, Jason R. Anderson, Thomas Roth, and Christopher L. Drake, "Hyperarousal and Sleep Reactivity in Insomnia: Current Insights," *Nature and Science of Sleep 10* (2018): 193–201. https://doi.org/10.2147/NSS.S138823.

11 Andrea N. Goldstein, Stephanie M. Greer, Jared M. Saletin, Allison G. Harvey, Jack B. Nitschke, and Matthew P. Walker, "Tired and Apprehensive: Anxiety Amplifies the Impact of Sleep Loss on Aversive Brain Anticipation," *The Journal of Neuroscience 33*, no. 26: 10607–15. https://doi.org/10.1523/JNEUROSCI.5578-12.2013.

12 Philip Gehrman, *Sleep Problems in Veterans with PTSD-PTSD: National Center for PTSD*, U.S. Department of Veterans Affairs, 2020, https://www.ptsd.va.gov/professional/treat/cooccurring/sleep_problems_vets.asp.

13 Daniel P. Chapman, Anne G. Wheaton, Robert F. Anda, Janet B. Croft, Valerie J. Edwards, Yong Liu, Stephanie L. Sturgis, and Geraldine S. Perry, "Adverse Childhood Experiences and Sleep Disturbances in Adults," *Sleep Medicine 12*, no. 8 (2011): 773–79. https://doi.org/10.1016/J.SLEEP.2011.03.013.

14 Fiona Yan Yee Ho, Christian S. Chan, and Kristen Nga Sze Tang, "Cognitive–Behavioral Therapy for Sleep Disturbances in Treating Posttraumatic Stress Disorder Symptoms: A Meta-Analysis of Randomized Controlled Trials," *Clinical Psychology Review 43* (February 2016): 90–102. https://doi.org/10.1016/J.CPR.2015.09.005.

15 Aleksandar Videnovic, and Diego Golombek, "Circadian and Sleep Disorders in Parkinson's Disease," *Experimental Neurology 243* (2013): 45–56. https://doi.org/10.1016/j.expneurol.2012.08.018.

16 Anna Michela Gaeta, Ivan D. Benítez, Carmen Jorge, Gerard Torres, Faride Dakterzada, Olga Minguez, Raquel Huerto, et al., "Prevalence of Obstructive Sleep Apnea in Alzheimer's Disease Patients," *Journal of Neurology 267*, no. 4 (2019): 1012–22. https://doi.org/10.1007/S00415-019-09668-4.

17 Malik Nassan and Aleksandar Videnovic, "Circadian Rhythms in Neurodegenerative Disorders," *Nature Reviews Neurology 18*, no. 1 (2021): 7–24. https://doi.org/10.1038/s41582-021-00577-7.

18 Okeanis E. Vaou, Shih Hao Lin, Chantale Branson, and Sandford Auerbach, "Sleep

and Dementia," *Current Sleep Medicine Reports 4*, no. 2 (2018): 134–42. https://doi.org/10.1007/S40675-018-0112-9.

19   Jessica R. Dietch and Ansgar J. Furst, "Perspective: Cognitive Behavioral Therapy for Insomnia Is a Promising Intervention for Mild Traumatic Brain Injury," *Frontiers in Neurology 11* (October 2020): 1208. https://doi.org/10.3389/FNEUR.2020.530273/BIBTEX.

20   Jessica R. Dietch and Ansgar J. Furst, "Perspective: Cognitive Behavioral Therapy for Insomnia Is a Promising Intervention for Mild Traumatic Brain Injury," *Frontiers in Neurology 11* (October 2020): 1208. https://doi.org/10.3389/FNEUR.2020.530273/BIBTEX.

16장 불면증 외 수면장애를 다스리는 법

1   American Academy of Sleep Medicine, *International Classification of Sleep Disorders*, 3rd ed. (Darien, CT: American Academy of Sleep Medicine).

2   Elizabeth M. Ward, Dori Germolec, Manolis Kogevinas, David McCormick, Roel Vermeulen, Vladimir N. Anisimov, Kristan J. Aronson et al., "Carcinogenicity of Night Shift Work," *Lancet Oncology 20* (2019): 1058–59. https://doi.org/10.1016/S1470-2045(19)30455-3.

3   Rocco Caliandro, Astrid A. Streng, Linda W. M. Van Kerkhof, Gijsbertus T. J. Van Der Horst, and Inês Chaves, "Social Jetlag and Related Risks for Human Health: A Timely Review," *Nutrients 13*, no. 12 (2021): 4543. https://doi.org/10.3390/nu13124543.

4   Alexander D. Nesbitt and Derk Jan Dijk, "Out of Synch with Society: An Update on Delayed Sleep Phase Disorder," *Current Opinion in Pulmonary Medicine 20*, no. 6 (2014): 581–87. https://doi.org/10.1097/MCP.0000000000000095.

5   José F.R. de Sá and Sérgio A. Mota-Rolim, "Sleep Paralysis in Brazilian Folklore and Other Cultures: A Brief Review," *Frontiers in Psychology 7* (September 2016): 1–8. https://doi.org/10.3389/fpsyg.2016.01294.

6   Joanne L. Davis and David C. Wright, "Exposure, Relaxation, and Rescripting Treatment for Trauma-Related Nightmares," *7*, no. 1 (2008): 5–18. https://doi.org/10.1300/

J229V07N01_02.

맺음말

1   Benjamin Reiss, *Wild Nights: How Taming Sleep Created Our Restless World* (New York: Basic Books, 2017).

2   Benjamin S. Johnson, Kristen M. Malecki, Paul E. Peppard, and Kirsten M. M. Beyer, "Exposure to Neighborhood Green Space and Sleep: Evidence from the Survey of the Health of Wisconsin," *Sleep Health 4*, no. 5 (2018): 413–19. https://doi.org/10.1016/J.SLEH.2018.08.001.

3   Population Reference Bureau, *A Demographic Profile of U.S. Workers Around the Clock*, September 18, 2008, https://www.prb.org/resources/a-demographic-profile-of-u-s-workers-around-the-clock/.

4   Erin Koffel, Adam D. Bramoweth, and Christi S. Ulmer, "Increasing Access to and Utilization of Cognitive Behavioral Therapy for Insomnia (CBT-I): A Narrative Review," *Journal of General Internal Medicine 33*, no. 6 (2018): 955–62.

머리말

Business Communications Company, Inc. "Sleep Aids Market Size, Share & Industry Growth
Analysis Report." *Market Research Reports.* January 2021. https://www.bccresearch.com/
market-research/healthcare/sleep-aids-techs-markets-report.html.

Ekirch, Roger A. "Sleep We Have Lost: Pre-Industrial Slumber in the British Isles." *The
American Historical Review* 106, no. 2 (2001): 343-86. https://doi.org/10.1086/
AHR/106.2.343.

Ellis, Jason G., Michael L. Perlis, Laura F. Neale, Colin A. Espie, and Célyne H. Bastien. "The
Natural History of Insomnia: Focus on Prevalence and Incidence of Acute Insomnia."
Journal of Psychiatric Research 46, no. 10 (2012): 1278-85. https://doi.org/10.1016/J
.JPSYCHIRES.2012.07.001.

Reiss, Benjamin. *Wild Nights: How Taming Sleep Created Our Restless World.* New York: Basic
Books, 2017.

1장 건강한 수면이란 무엇일까

Au, Jacky, and John Reece. "The Relationship between Chronotype and Depressive Symptoms:
A Meta-Analysis." *Journal of Affective Disorders 218* (August 2017): 93-104. https://doi.
org/10.1016/J.JAD.2017.04.021.

Emrick, Joshua J., Brooks A. Gross, Brett T. Riley, and Gina R. Poe. "Different Simultaneous
Sleep States in the Hippocampus and Neocortex." *SLEEP 39*, no. 12 (2016): 2201-9.
https://doi.org/10.5665/sleep.6326.

Fan, Li, Weihao Xu, Yulun Cai, Yixin Hu, and Chenkai Wu. "Sleep Duration and the Risk

of Dementia: A Systematic Review and Meta- Analysis of Prospective Cohort Studies."
Journal of the American Medical Directors Association 20, no. 12 (2019): 1480–1487.
https://doi.org/10.1016/j.jamda.2019.06.009.

Gallicchio, Lisa, and Bindu Kalesan. "Sleep Duration and Mortality: A Systematic Review
and Meta-Analysis." *Journal of Sleep Research* 18, no. 2 (2009): 148–58. https://doi.
org/10.1111/j.1365-2869.2008.00732.x.

Hirshkowitz, Max, Kaitlyn Whiton, Steven M. Albert, Cathy Alessi, Oliviero Bruni, Lydia
DonCarlos, Nancy Hazen et al. "National Sleep Foundation's Sleep Time Duration
Recommendations: Methodology and Results Summary." *Sleep Health: Journal
of the National Sleep Foundation* 1, no. 1 (2015): 40–43. https://doi.org/10.1016/
J.SLEH.2014.12.010.

Lee-Chiong, and L. Teofilo. *Sleep: A Comprehensive Handbook*. Wilmington, DE: Wiley-Liss,
2006. https://psycnet.apa.org/record/2005-16427-000.

Nir, Yuval, Richard J. Staba, Thomas Andrillon, Vladyslav V. Vyazovskiy, Chiara Cirelli, Itzhak
Fried, and Giulio Tononi. "Regional Slow Waves and Spindles in Human Sleep." *Neuron*
70, no. 1 (2011): 153–69. https://doi.org/10.1016/j.neuron.2011.02.043.

Ohara, Tomoyuki, Takanori Honda, Jun Hata, Daigo Yoshida, Naoko Mukai, Yoichiro
Hirakawa, Mao Shibata, et al. "Association Between Daily Sleep Duration and Risk of
Dementia and Mortality in a Japanese Community." *Journal of the American Geriatrics
Society* 66, no. 10 (2018): 1911–18. https://doi.org/10.1111/jgs.15446.

2장 불면증이 생기는 이유

American Psychiatric Association. *Diagnostic and Statistical Manual-5th Edition*. 2013. https://
doi.org/10.1176/appi.books.9780890425596.744053.

Bonnet, M. H., and D. L. Arand. "Insomnia- Nocturnal Sleep Disruption- Daytime Fatigue:
The Consequences of a Week of Insomnia." Sleep 19, no. 6 (1996): 453–461.

Harvey, Allison G., and Nicole K.Y. Tang. "(Mis)Perception of Sleep in Insomnia: A Puzzle
and a Resolution." *Psychological Bulletin* 138, no. 1 (2012): 77. https://doi.org/10.1037/
a0025730.

Jansen, Philip R., Kyoko Watanabe, Sven Stringer, Nathan Skene, Julien Bryois, Anke R.
Hammerschlag, Christiaan A. de Leeuw et al. "Genome-Wide Analysis of Insomnia

in 1,331,010 Individuals Identifies New Risk Loci and Functional Pathways." *Nature Genetics* 51, no. 3 (2019): 394–403. https://doi.org/10.1038/s41588-018-0333-3.

Miller, Christopher B., Christopher J. Gordon, Leanne Toubia, Delwyn J. Bartlett, Ronald R. Grunstein, Angela L. D'Rozario, and Nathaniel S. Marshall. "Agreement between Simple Questions about Sleep Duration and Sleep Diaries in a Large Online Survey." *Sleep Health* 1, no. 2 (2015): 133–37. https://doi.org/10.1016/J.SLEH.2015.02.007.

Spielman, A. J., L. S. Caruso, and P. B. Glovinsky. "A Behavioral Perspective on Insomnia Treatment." *Psychiatric Clinics of North America* 10, no. 4 (1987): 541–53. https://doi.org/10.1016/S0193-953X(18)30532-X.

Stephan, Aurélie M., Sandro Lecci, Jacinthe Cataldi, and Francesca Siclari. "Conscious Experiences and High-Density EEG Patterns Predicting Subjective Sleep Depth." *Current Biology* 31, no. 24 (2021): 5487–5500.e3. https://doi.org/10.1016/J.CUB.2021.10.012.

3장 잠과 친해지기 위한 준비

Baron, Kelly Glazer, Sabra Abbott, Nancy Jao, Natalie Manalo, and Rebecca Mullen. "Orthosomnia: Are Some Patients Taking the Quantified Self Too Far?" *Journal of Clinical Sleep Medicine* 13, no. 2 (2017): 351–54. https://doi.org/10.5664/JCSM.6472.

Carney, Colleen E., Daniel J. Buysse, Sonia Ancoli-Israel, Jack D. Edinger, Andrew D. Krystal, Kenneth L. Lichstein, and Charles M Morin. "The Consensus Sleep Diary: Standardizing Prospective Sleep Self-Monitoring." *Sleep* 35, no. 2 (2012): 287–302. https://doi.org/10.5665/sleep.1642.

Edinger, Jack D., J. Todd Arnedt, Suzanne M. Bertisch, Colleen E. Carney, John J. Harrington, Kenneth L. Lichstein, Michael J. Sateia et al. "Behavioral and Psychological Treatments for Chronic Insomnia Disorder in Adults: An American Academy of Sleep Medicine Clinical Practice Guideline." *Journal of Clinical Sleep Medicine* 17, no. 2 (2021): 255–62. https://doi.org/10.5664/jcsm.8986.

Kahawage, Piyumi, Ria Jumabhoy, Kellie Hamill, Massimiliano Zambotti, and Sean P. A. Drummond. "Validity, Potential Clinical Utility, and Comparison of Consumer and Research-grade Activity Trackers in Insomnia Disorder I: In-lab Validation against Polysomnography." *Journal of Sleep Research* 29, no. 1 (2020): e12931. https://doi.

org/10.1111/jsr.12931.

4장 졸음을 차곡차곡 모으는 방법

Borbély, Alexander A., Serge Daan, Anna Wirz-Justice, and Tom Deboer. "The Two-Process Model of Sleep Regulation: A Reappraisal." *Journal of Sleep Research* 25, no. 2 (2016): 131–43. https://doi.org/10.1111/JSR.12371.

Maurer, Leonie F., Colin A. Espie, Ximena Omlin, Richard Emsley, and Simon D. Kyle. "The Effect of Sleep Restriction Therapy for Insomnia on Sleep Pressure and Arousal: A Randomised Controlled Mechanistic Trial." *Sleep 45*, no 1. (January 2022): zsab223. https://doi.org/10.1093/SLEEP/ZSAB223.

Spielman, Arthur J., Paul Saskin, and Michael J. Thorpy. "Treatment of Chronic Insomnia by Restriction of Time in Bed." *Sleep* 10, no. 1 (1987): 45–56.

5장 뇌가 한밤중에도 말짱히 깨어 있는 이유

Bootzin, Richard R. "Stimulus Control Treatment for Insomnia." *Proceedings of the American Psychological Association* 7, no. 1 (1972): 395–396.

Harvey, Allison G., and Nicole K. Y. Tang. "(Mis)Perception of Sleep in Insomnia: A Puzzle and a Resolution." *Psychological Bulletin* 138, no. 1 (2012): 77. https://doi.org/10.1037/a0025730.

Nofzinger, Eric A., Daniel J. Buysse, Anne Germain, Julie C. Price, Jean M. Miewald, and Ba J. David Kupfer. "Functional Neuroimaging Evidence for Hyperarousal in Insomnia." *American Journal of Psychiatry* 161, no. 11 (2004): 2126–29. http://ajp.psychiatryonline.org.

Perlis, M. L., D. E. Giles, W. B. Mendelson, R. R. Bootzin, and J. K. Wyatt. "Psychophysiological Insomnia: The Behavioural Model and a Neurocognitive Perspective." *Journal of Sleep Research* 6, no. 3 (1997): 179–88. https://doi.org/10.1046/J.1365-2869.1997.00045.X.

Rehman, Ibraheem, Navid Mahabadi, Terrence Sanvictores, and Chaudhry I. Rehman. "Classical Conditioning." *Encyclopedia of Human Behavior: Second Edition* (August 2021): 484–91. https://doi.org/10.1016/B978-0-12-375000-6.00090-2.

Shechter, Ari, Elijah Wookhyun Kim, Marie Pierre St-Onge, and Andrew J. Westwood. "Blocking Nocturnal Blue Light for Insomnia: A Randomized Controlled Trial."

Journal of Psychiatric Research 96 (January 2018): 196–202. https://doi.org/10.1016/J.JPSYCHIRES.2017.10.015.

6장 피로를 해소하는 열쇠, 빛

Burns, Angus C., Richa Saxena, Céline Vetter, Andrew J. K. Phillips, Jacqueline M. Lane, and Sean W. Cain. "Time Spent in Outdoor Light Is Associated with Mood, Sleep, and Circadian Rhythm- Related Outcomes: A Cross- Sectional and Longitudinal Study in over 400,000 UK Biobank Participants." *Journal of Affective Disorders* 295 (January 2021): 347–52. https://doi.org/10.1016/J.JAD.2021.08.056.

de Vries, Juriena D., Madelon L. M. van Hooff, Sabine A. E. Geurts, and Michiel A. J. Kompier. "Exercise as an Intervention to Reduce Study-Related Fatigue among University Students: A Two-Arm Parallel Randomized Controlled Trial." *PloS One* 11, no. 3 (2016): 1– 21. https://doi.org/10.1371/JOURNAL.PONE.0152137.

Ellingson, Laura D., Alexa E. Kuffel, Nathan J. Vack, and Dane B. Cook. "Active and Sedentary Behaviors Influence Feelings of Energy and Fatigue in Women." *Medicine and Science in Sports and Exercise* 46, no. 1 (2014): 192–200. https://doi.org/10.1249/MSS.0B013E3182A036AB.

Fortier-Brochu, Émilie, Simon Beaulieu- Bonneau, Hans Ivers, and Charles M. Morin. "Relations between Sleep, Fatigue, and Health- Related Quality of Life in Individuals with Insomnia." *Journal of Psychosomatic Research* 69, no. 5 (2010): 475–83. https://doi.org/10.1016/j.jpsychores.2010.05.005.

Golden, Robert N., Bradley N. Gaynes, R. David Ekstrom, Robert M. Hamer, Frederick M. Jacobsen, Trisha Suppes, Katherine L. Wisner, and Charles B. Nemeroff. "The Efficacy of Light Therapy in the Treatment of Mood Disorders: A Review and Meta-Analysis of the Evidence." *American Journal of Psychiatry* 162, no. 4 (2005): 656–62. https://doi.org/10.1176/APPI.AJP.162.4.656/ASSET/IMAGES/LARGE/N93F5.JPEG.

Harris, Andrea L., Nicole E. Carmona, Taryn G. Moss, and Colleen E. Carney. "Testing the Contiguity of the Sleep and Fatigue Relationship: A Daily Diary Study." *Sleep* 44, no. 5 (2021): 1–12. https://doi.org/10.1093/SLEEP/ZSAA252.

Jackson, Chandra L., Jenelle R. Walker, Marishka K. Brown, Rina Das, and Nancy L. Jones. "A Workshop Report on the Causes and Consequences of Sleep Health Disparities." *Sleep* 43, no. 8 (2020): 1–11. https://doi.org/10.1093/SLEEP/ ZSAA037.

Kim, Seog Ju, Somin Kim, Sehyun Jeon, Eileen B. Leary, Fiona Barwick, and Emmanuel Mignot. "Factors Associated with Fatigue in Patients with Insomnia." *Journal of Psychiatric Research* 117 (October 2019): 24–30. https://doi.org/10.1016/j.jpsychires.2019.06.021.

Kozaki, Tomoaki, Ayaka Kubokawa, Ryunosuke Taketomi, and Keisuke Hatae. "Effects of Day- Time Exposure to Different Light Intensities on Light-Induced Melatonin Suppression at Night." *Journal of Physiological Anthropology* 34, no. 1 (2015): 1–5. https://doi.org/10.1186/S40101-015-0067-1/FIGURES/4.

Maanen, Annette van, Anne Marie Meijer, Kristiaan B. van der Heijden, and Frans J. Oort. "The Effects of Light Therapy on Sleep Problems: A Systematic Review and Meta-Analysis." *Sleep Medicine Reviews* 29 (October 2016): 52–62. https://doi.org/10.1016/J.SMRV.2015.08.009.

Ohayon, Maurice M., and Cristina Milesi. "Artificial Outdoor Nighttime Lights Associate with Altered Sleep Behavior in the American General Population." *Sleep* 39, no. 6 (2016): 1311–20. https://doi.org/10.5665/SLEEP.5860.

Schuch, Felipe B., Davy Vancampfort, Justin Richards, Simon Rosenbaum, Philip B. Ward, and Brendon Stubbs. "Exercise as a Treatment for Depression: A Meta-Analysis Adjusting for Publication Bias." *Journal of Psychiatric Research* 77 (June 2016): 42–51. https://doi.org/10.1016/J.JPSYCHIRES.2016.02.023.

Thayer, Robert E. "Energy, Tiredness, and Tension Effects of a Sugar Snack Versus Moderate Exercise." *Journal of Personality and Social Psychology* 52, no. 1 (1987): 119–25. https://doi.org/10.1037/0022-3514.52.1.119.

Wams, Emma J., Tom Woelders, Irene Marring, Laura Van Rosmalen, Domien G. M. Beersma, Marijke C. M. Gordijn, and Roelof A. Hut. "Linking Light Exposure and Subsequent Sleep: A Field Polysomnography Study in Humans." *Sleep* 40, no. 12 (2017). https://doi.org/10.1093/SLEEP/ZSX165.

7장 날뛰는 생각을 버리는 쓰레기통 만들기

Huang, Chiung Yu, En Ting Chang, and Hui Ling Lai. "Comparing the Effects of Music and Exercise with Music for Older Adults with Insomnia." *Applied Nursing Research* 32

(November 2016): 104–10. https://doi.org/10.1016/J.APNR.2016.06.009.

Stutz, Jan, Remo Eiholzer, and Christina M. Spengler. "Effects of Evening Exercise on Sleep in Healthy Participants: A Systematic Review and Meta-Analysis." *Sports Medicine* 49, no. 2 (2019): 269–87. https://doi.org/10.1007/S40279-018-1015-0.

8장 불면증은 걱정할수록 심해진다

Harvey, Allison G., Ann L. Sharpley, Melissa J. Ree, Katheen Stinson, and David M. Clark. "An Open Trial of Cognitive Therapy for Chronic Insomnia." *Behaviour Research and Therapy* 45, no. 10 (2007): 2491–2501. https://doi.org/10.1016/J.BRAT.2007.04.007.

9장 자려고 애쓸수록 잠은 더 멀리 달아난다

Broomfield, Niall M., and Colin A. Espie. "Towards a Valid, Reliable Measure of Sleep Effort." *Journal of Sleep Research* 14, no. 4 (2005): 401–7. https://doi.org/10.1111/J.1365-2869.2005.00481.X.

Harris, Russ. *The Happiness Trap: How to Stop Struggling and Start Living*. Wollombi, Australia: Exisle Publishing Limited, 2008.

Hayes, Steven C. "Acceptance and Commitment Therapy, Relational Frame Theory, and the Third Wave of Behavioral and Cognitive Therapies." *Behavior Therapy* 35, no. 4 (2004): 639–65. https://doi.org/10.1016/S0005-7894(04)80013-3.

Hilton, Lara, Susanne Hempel, Brett A. Ewing, Eric Apaydin, Lea Xenakis, Sydne Newberry, Ben Colaiaco et al. "Mindfulness Meditation for Chronic Pain: Systematic Review and Meta-Analysis." *Annals of Behavioral Medicine* 51, no. 2 (2017): 199–213. https://doi.org/10.1007/S12160-016-9844-2.

Woods, H., L. M. Marchetti, S. M. Biello, and C. A. Espie. "The Clock as a Focus of Selective Attention in Those with Primary Insomnia: An Experimental Study Using a Modified Posner Paradigm." *Behaviour Research and Therapy* 47, no. 3 (2009): 231–36. https://doi.org/10.1016/J.BRAT.2008.12.009.

10장 수면제와 작별하는 법

Abraham, Olufunmilola, Loren J. Schleiden, Amanda L. Brothers, and Steven M. Albert. "Managing Sleep Problems Using Non-Prescription Medications and the Role of

Community Pharmacists: Older Adults' Perspectives." *International Journal of Pharmacy Practice* 25, no. 6 (2017): 438–46. https://doi.org/10.1111/IJPP.12334.

Bertisch, Suzanne M., Shoshana J. Herzig, John W. Winkelman, and Catherine Buettner. "National Use of Prescription Medications for Insomnia: NHANES 1999–2010." *Sleep* 37, no. 2 (2014): 343–49. https://doi.org/10.5665/SLEEP.3410.

Brewster, Glenna, Barbara Riegel, and Philip R Gehrman. "Insomnia in the Older Adult." *Sleep Medicine Clinics* 13, no. 1 (2018): 13. https://doi.org/10.1016/J.JSMC.2017.09.002.

Edinger, Jack D., J. Todd Arnedt, Suzanne M. Bertisch, Colleen E. Carney, John J. Harrington, Kenneth L. Lichstein, Michael J. Sateia et al. "Behavioral and Psychological Treatments for Chronic Insomnia Disorder in Adults: An American Academy of Sleep Medicine Clinical Practice Guideline." *Journal of Clinical Sleep Medicine* 17, no. 2 (2021): 255–62. https://doi.org/10.5664/jcsm.8986.

Erland, Lauren A. E., and Praveen K. Saxena. "Melatonin Natural Health Products and Supplements: Presence of Serotonin and Significant Variability of Melatonin Content." *Journal of Clinical Sleep Medicine* 13, no. 2 (2017): 275. https://doi.org/10.5664/JCSM.6462.

Glass, Jennifer, Krista L. Lanctôt, Nathan Herrmann, Beth A. Sproule, and Usoa E. Busto. "Sedative Hypnotics in Older People with Insomnia: Meta-Analysis of Risks and Benefits." *BMJ : British Medical Journal* 331, no. 7526 (2005): 1169. https://doi.org/10.1136/BMJ.38623.768588.47.

Grigg-Damberger, Madeleine M., and Dessislava Ianakieva. "Poor Quality Control of Over-the- Counter Melatonin: What They Say Is Often Not What You Get." *Journal of Clinical Sleep Medicine* 13, no. 2 (2017): 163. https://doi.org/10.5664/JCSM.6434.

Hintze, Jonathan P., and Jack D. Edinger. 2020. "Hypnotic Discontinuation in Chronic Insomnia." *Sleep Medicine Clinics* 15, no. 2 (2020): 147–54. https://doi.org/10.1016/J.JSMC.2020.02.003.

Lai, L. Leanne, Mooi Heong Tan, and Yen Chi Lai. "Prevalence and Factors Associated with Off-Label Antidepressant Prescriptions for Insomnia." *Drug, Healthcare and Patient Safety* 3, no. 1 (2011): 27. https://doi.org/10.2147/DHPS.S21079.

McCall, W. Vaughn, Ralph D'Agostino, and Aaron Dunn. "A Meta-Analysis of Sleep Changes Associated with Placebo in Hypnotic Clinical Trials." *Sleep Medicine* 4, no. 1 (2003): 57–

62. https://doi.org/10.1016/S1389-9457(02)00242-3.

Qaseem, Amir, Devan Kansagara, Mary Ann Forciea, Molly Cooke, and Thomas D. Denberg. "Management of Chronic Insomnia Disorder in Adults: A Clinical Practice Guideline from the American College of Physicians." *Annals of Internal Medicine* 165, no. 2 (2016): 125. https://doi.org/10.7326/M15-2175.

Sateia, Michael J., Daniel J. Buysse, Andrew D. Krystal, David N. Neubauer, and Jonathan L. Heald. "Clinical Practice Guideline for the Pharmacologic Treatment of Chronic Insomnia in Adults: An American Academy of Sleep Medicine Clinical Practice Guideline." *Journal of Clinical Sleep Medicine* 13, no. 2 (2017): 307. https://doi.org/10.5664/JCSM.6470.

Scheer, Frank A. J. L., Christopher J. Morris, Joanna I. Garcia, Carolina Smales, Erin E. Kelly, Jenny Marks, Atul Malhotra, and Steven A. Shea. "Repeated Melatonin Supplementation Improves Sleep in Hypertensive Patients Treated with Beta- Blockers: A Randomized Controlled Trial." *Sleep* 35, no. 10 (2012): 1395-1402. https://doi.org/10.5665/SLEEP.2122.

Schroder, Carmen M., Tobias Banaschewski, Joaquin Fuentes, Catherine Mary Hill, Allan Hvolby, Maj-Britt Posserud, and Oliviero Bruni. "Pediatric Prolonged-Release Melatonin for Insomnia in Children and Adolescents with Autism Spectrum Disorders." *Expert Review of Clinical Pharmacology* 22, no. 15 (2021): 2445-2454.: https://doi.org/10.1080/14656566.2021.1959549.

11장 완벽한 수면 환경은 없다

Babson, Kimberly A., James Sottile, and Danielle Morabito. "Cannabis, Cannabinoids, and Sleep: A Review of the Literature." *Current Psychiatry Reports* 19, no. 4 (2017): 1-12. https://doi.org/10.1007/S11920-017-0775-9.

Bolla, Karen I., Suzanne R. Lesage, Charlene E. Gamaldo, David N. Neubauer, Nae Yuh Wang, Frank R. Funderburk, Richard P. Allen, Paula M. David, and Jean Lud Cadet. "Polysomnogram Changes in Marijuana Users Who Report Sleep Disturbances during Prior Abstinence." *Sleep Medicine* 11, no. 9 (2010): 882-89. https://doi.org/10.1016/J.SLEEP.2010.02.013.

Cho, Jounhong Ryan, Eun Yeon Joo, Dae Lim Koo, and Seung Bong Hong. "Let There

Be No Light: The Effect of Bedside Light on Sleep Quality and Background Electroencephalographic Rhythms." Sleep Medicine 14, no. 12 (2013): 1422–25. https://doi.org/10.1016/J.SLEEP.2013.09.007.

Clark, Ian, and Hans Peter Landolt. "Coffee, Caffeine, and Sleep: A Systematic Review of Epidemiological Studies and Randomized Controlled Trials." *Sleep Medicine Reviews* 31 (February 2017): 70–78. https://doi.org/10.1016/J.SMRV.2016.01.006.

Davis, J. Mark, Zuowei Zhao, Howard S. Stock, Kristen A. Mehl, James Buggy, and Gregory A. Hand. "Central Nervous System Effects of Caffeine and Adenosine on Fatigue." *American Journal of Physiology-Regulatory Integrative and Comparative Physiology* 284, no. (2003): 399– 404. https://doi.org/10.1152/AJPREGU.00386.2002/ASSET/IMAGES/LARGE/H60231550004.JPEG.

Diep, Calvin, Chenchen Tian, Kathak Vachhani, Christine Won, Duminda N. Wijeysundera, Hance Clarke, Mandeep Singh, and Karim S. Ladha. "Recent Cannabis Use and Nightly Sleep Duration in Adults: A Population Analysis of the NHANES from 2005 to 2018." *Regional Anesthesia & Pain Medicine* 47 (December 2021): 100–104. https://doi.org/10.1136/RAPM-2021-103161.

Drake, Christopher, Timothy Roehrs, John Shambroom, and Thomas Roth. "Caffeine Effects on Sleep Taken 0, 3, or 6 Hours before Going to Bed." *Journal of Clinical Sleep Medicine* 9, no. 11 (2013): 1195–1200. https://doi.org/10.5664/JCSM.3170.

Drews, Henning Johannes, Sebastian Wallot, Philip Brysch, Hannah Berger– Johannsen, Sara Lena Weinhold, Panagiotis Mitkidis, Paul Christian Baier, Julia Lechinger, Andreas Roepstorff, and Robert Göder. "Bed– Sharing in Couples Is Associated With Increased and Stabilized REM Sleep and Sleep– Stage Synchronization." *Frontiers in Psychiatry* 11 (June 2020): https://doi.org /10.3389/FPSYT.2020.00583.

Dubose, Jennifer R., and Khatereh Hadi. "Improving Inpatient Environments to Support Patient Sleep." *International Journal for Quality in Health Care* 28, no. 5 (2016): 540–53. https://doi.org/10.1093/INTQHC/MZW079.

Egmond, Lieve T. van, Olga E. Titova, Eva Lindberg, Tove Fall, and Christian Benedict. "Association between Pet Ownership and Sleep in the Swedish CArdioPulmonary BioImage Study (SCAPIS)." *Scientific Reports* 11, no. 1 (2021): 1–7. https://doi.org/10.1038/S41598-021-87080-7.

Green, Amit, Merav Cohen-Zion, Abraham Haim, and Yaron Dagan. "Evening Light Exposure to Computer Screens Disrupts Human Sleep, Biological Rhythms, and Attention Abilities." *Chronobiology International* 34, no. 7 (2017): 855–865.

Irish, Leah A., Michael P. Mead, Li Cao, Allison C. Veronda, and Ross D. Crosby. "The Effect of Caffeine Abstinence on Sleep among Habitual Caffeine Users with Poor Sleep." *Journal of Sleep Research* 30, no. 1 (2021): https://doi.org/10.1111/JSR.13048.

Janků, Karolina, Michal Šmotek, Eva Fárková, and Jana Kopřivová. "Block the Light and Sleep Well: Evening Blue Light Filtration as a Part of Cognitive Behavioral Therapy for Insomnia." *Chronobiology International* 37, no. 2 (2020): 248–59. https://doi.org/10.1080/07420528.2019 .1692859.

Kahn, Michal, Topi Korhonen, Leena Leinonen, Kaisu Martinmaki, Liisa Kuula, Anu Katriina Pesonen, and Michael Gradisar. "Is It Time We Stop Discouraging Evening Physical Activity? New Real-World Evidence From 150,000 Nights." *Frontiers in Public Health* 9 (November 2021): 1680. https://doi.org/10.3389/FPUBH.2021.772376/BIBTEX.

Liu, Jianghong, Tina Wu, Qisijing Liu, Shaowei Wu, and Jiu Chiuan Chen. "Air Pollution Exposure and Adverse Sleep Health across the Life Course: A Systematic Review." *Environmental Pollution* 262 (July 2020): 114263. https://doi.org/10.1016/J.ENVPOL.2020.114263.

National Center for Complementary and Integrative Health. "Cannabis (Marijuana) and Cannabinoids: What You Need To Know | NCCIH." November 2019. https://www.nccih.nih.gov/health/cannabis-marijuana-and-cannabinoids-what-you-need-to-know.

Patel, Salma I., Bernie W. Miller, Heidi E. Kosiorek, James M. Parish, Philip J. Lyng, and Lois E. Krahn. "The Effect of Dogs on Human Sleep in the Home Sleep Environment." *Mayo Clinic Proceedings* 92, no. 9 (2017): 1368–72. https://doi.org/10.1016/J.MAYOCP.2017.06.014.

Pietilë, Julia, Elina Helander, Ilkka Korhonen, Tero Myllymëki, Urho M. Kujala, and Harri Lindholm. "Acute Effect of Alcohol Intake on Cardiovascular Autonomic Regulation During the First Hours of Sleep in a Large Real-World Sample of Finnish Employees: Observational Study." *JMIR Mental Health* 5, no. 1 (2018): 1–12. https: //doi.org/10.2196/MENTAL.9519.

Rångtell, Frida H., Emelie Ekstrand, Linnea Rapp, Anna Lagermalm, Lisanne Liethof, Marcela Olaya Búcaro, David Lingfors, Jan Erik Broman, Helgi B. Schiöth, and Christian Benedict. "Two Hours of Evening Reading on a Self- Luminous Tablet vs. Reading a Physical Book Does Not Alter Sleep after Daytime Bright Light Exposure." *Sleep Medicine* 23 (July 2016): 111–18. https://doi.org/10.1016/j.sleep.2016.06.016.

Salfi, Federico, Giulia Amicucci, Domenico Corigliano, Aurora D'Atri, Lorenzo Viselli, Daniela Tempesta, and Michele Ferrara. "Changes of Evening Exposure to Electronic Devices during the COVID- 19 Lockdown Affect the Time Course of Sleep Disturbances." *Sleep* 44, no. 9 (2021): 1–9. https://doi.org/10.1093/SLEEP/ZSAB080.

Shahbandeh, M. "Domestic Consumption of Coffee in the United States from 2013/14 to 2019/2020." Statista. October 2020. https://www.statista.com/statistics/804271/domestic-coffee-consumption-in-the-us/.

Shechter, Ari, Elijah Wookhyun Kim, Marie Pierre St- Onge, and Andrew J. Westwood. "Blocking Nocturnal Blue Light for Insomnia: A Randomized Controlled Trial." Journal of Psychiatric Research 96 (January 2018): 196–202. https://doi.org/10.1016/J.JPSYCHIRES.2017.10.015.

Shechter, Ari, Kristal A. Quispe, Jennifer S. Mizhquiri Barbecho, Cody Slater, and Louise Falzon. "Interventions to Reduce Short- Wavelength ('Blue') Light Exposure at Night and Their Effects on Sleep: A Systematic Review and Meta- Analysis." *SLEEP Advances* 1, no. 1 (2020): 1–13. https://doi.org/10.1093/SLEEPADVANCES/ZPAA002.

Šmotek, Michal, Eva Fárková, Denisa Manková, and Jana Kopřivová. "Evening and Night Exposure to Screens of Media Devices and Its Association with Subjectively Perceived Sleep: Should 'Light Hygiene' Be given More Attention?" *Sleep Health* 6, no. 4 (2020): 498–505. https://doi.org/10.1016/J.SLEH.2019.11.007.

Steinig, Jana, Ronja Foraita, Svenja Happe, and Martin Heinze. "Perception of Sleep and Dreams in Alcohol- Dependent Patients during Detoxication and Abstinence." *Alcohol and Alcoholism* 46, no. 2 (2011): 143–47. https://doi.org/10.1093/ALCALC/AGQ087.

Thakkar, Mahesh M., Rishi Sharma, and Pradeep Sahota. "Alcohol Disrupts Sleep Homeostasis." *Alcohol* 49, no. 4 (2015): 299–310. https://doi.org/10.1016/J.ALCOHOL.2014.07.019.

Ozminkowski, Ronald J., Shaohung Wang, and James K. Walsh. "The Direct and Indirect Costs of Untreated Insomnia in Adults in the United States." *Sleep* 30, no. 3 (2007): 263–73. https://doi.org/10.1093/SLEEP/30.3.263.

Ayers, Beverley, Melanie Smith, Jennifer Hellier, Eleanor Mann, and Myra S. Hunter. "Effectiveness of Group and Self-Help Cognitive Behavior Therapy in Reducing Problematic Menopausal Hot Flushes and Night Sweats (MENOS 2): A Randomized Controlled Trial." *Menopause* 19, no. 7 (July 2012): 749–59. https://doi.org/10.1097/GME.0B013E31823FE835.

Baker, Fiona C., Laura Lampio, Tarja Saaresranta, and Päivi Polo-Kantola. "Sleep and Sleep Disorders in the Menopausal Transition." *Sleep Medicine Clinics* 13, no. 3 (2018): 443–56. https://doi.org/10.1016/J.JSMC.2018.04.011.

Balserak, Bilgay Izci, and Kathryn Aldrich Lee. "Sleep and Sleep Disorders Associated with Pregnancy." In *Principles and Practice of Sleep Medicine*, edited by Achermann, P. and A. A. Borbély, 1525–39. New York: Elsevier, 2017.

Beck, Cheryl Tatano. "A Meta-Analysis of the Relationship between Postpartum Depression and Infant Temperament." *Nursing Research* 45, no. 4 (1996): 225–30. https://doi.org/10.1097/00006199-199607000-00006.

Christian, Lisa M., Judith E. Carroll, Douglas M. Teti, and Martica H. Hall. "Maternal Sleep in Pregnancy and Postpartum Part I: Mental, Physical, and Interpersonal Consequences." *Current Psychiatry Reports* 21, no. 3 (2019): 1–8. https://doi.org/10.1007/S11920-019-0999-Y.

Doan, Therese, Annelise Gardiner, Caryl L. Gay, and Kathryn A. Lee. "Breast-Feeding Increases Sleep Duration of New Parents." *The Journal of Perinatal & Neonatal Nursing* 21, no. 3 (2007): 200–206. https://doi.org/10.1097/01.JPN.0000285809.36398.1B.

Dunietz, Galit Levi, Wei Hao, Kerby Shedden, Claudia Holzman, Ronald D. Chervin, Lynda D. Lisabeth, Marjorie C. Treadwell, and Louise M. O'Brien. "Maternal Habitual Snoring and Blood Pressure Trajectories in Pregnancy." *Journal of Clinical Sleep Medicine* 18, no. 1 (2022): 31–38. https://doi.org/10.5664/JCSM.9474.

Gallaher, Kari Grethe Hjorthaug, Anastasiya Slyepchenko, Benicio N. Frey, Kristin Urstad, and Signe K. Dørheim. "The Role of Circadian Rhythms in Postpartum Sleep and Mood." *Sleep Medicine Clinics* 13, no. 3 (2018): 359–74. https://doi.org/10.1016/j.jsmc.2018.04.006.

Goyal, Deepika, Caryl Gay, and Kathryn Lee. "Fragmented Maternal Sleep Is More Strongly Correlated with Depressive Symptoms than Infant Temperament at Three Months Postpartum." *Archives of Women's Mental Health* 12, no. 4 (2009): 229–37. https://doi.org/10.1007/S00737-009-0070-9/TABLES/4.

Jehan, Shazia, Alina Masters-Isarilov, Idoko Salifu, Ferdinand Zizi, Girardin Jean-Louis, Seithikurippu R. Pandi-Perumal, Ravi Gupta, Amnon Brzezinski, and Samy I. McFarlane. "Sleep Disorders in Postmenopausal Women." *Journal of Sleep Disorders & Therapy* 4, no. 5 (2015): 1–18. https://www.ncbi.nlm.nih.gov/pmc/articles/PMC4621258/.

Joffe, Hadine, Anda Massler, and Katherine M. Sharkey. "Evaluation and Management of Sleep Disturbance during the Menopause Transition." *Seminars in Reproductive Medicine* 28, no. 5 (2010): 404–21. https://doi.org/10.1055/S-0030-1262900.

Lee, Kathryn A., Mary Ellen Zaffke, and Geoffry McEnany. "Parity and Sleep Patterns during and after Pregnancy." *Obstetrics & Gynecology* 95, no. 1 (2000): 14–18. https://doi.org/10.1016/S0029-7844(99)00486-X.

McCurry, Susan M., Katherine A. Guthrie, Charles M. Morin, Nancy F. Woods, Carol A. Landis, Kristine E. Ensrud, Joseph C. Larson et al. "Telephone-Based Cognitive Behavioral Therapy for Insomnia in Perimenopausal and Postmenopausal Women with Vasomotor Symptoms: A MsFLASH randomized clinical trial." *JAMA Internal Medicine* 176, no. 7 (2016): 913–920, https://doi.org/10.1001/jamainternmed.2016.1795.

Mirer, Anna G., Terry Young, Mari Palta, Ruth M. Benca, Amanda Rasmuson, and Paul E. Peppard. "Sleep-Disordered Breathing and the Menopausal Transition among Participants in the Sleep in Midlife Women Study." *Menopause* 24, no. 2 (2017): 157–62. https://doi.org/10.1097/GME.0000000000000744.

Sedov, Ivan D., Emily E. Cameron, Sheri Madigan, and Lianne M. Tomfohr-Madsen. "Sleep Quality during Pregnancy: A Meta-Analysis." *Sleep Medicine Reviews* 38 (April 2018): 168–176.

Stremler, R., K. M. Sharkey, and A. R. Wolfson. "Postpartum Period and Early Mother hood." In Principles and Practice of Sleep Medicine, edited by Kryger, Meir H., Thomas Roth, and William C. Dement, 1547–52. New York: Elsevier, 2017.

Suh, Sooyeon, Nayoung Cho, and Jihui Zhang. "Sex Differences in Insomnia: From Epidemiology and Etiology to Intervention." *Current Psychiatry Reports* 20, no. 9 (2018): 1–12. https://doi.org/10.1007/S11920-018-0940-9.

Thomas, Karen A., and Robert L. Burr. "Melatonin Level and Pattern in Postpartum Versus Nonpregnant Nulliparous Women." *Journal of Obstetric, Gynecologic & Neonatal Nursing* 35, no. 5 (2006): 608–15. https://doi.org/10.1111/J.1552-6909.2006.00082.X.

Tsai, Shao Yu, Kathryn E. Barnard, Martha J. Lentz, and Karen A. Thomas. "Mother-Infant Activity Synchrony as a Correlate of the Emergence of Circadian Rhythm." *Biological Research for Nursing* 13, no. 1 (2011): 80–88. https://doi.org/10.1177/1099800410378889.

Won, Christine H. J. "Sleeping for Two: The Great Paradox of Sleep in Pregnancy." Journal of Clinical Sleep Medicine 11, no. 6 (2015): 593–94. https://doi.org/10.5664/JCSM.4760.

Young, Terry, Laurel Finn, Diane Austin, and Andrea Peterson. "Menopausal Status and Sleep-Disordered Breathing in the Wisconsin Sleep Cohort Study." *American Journal of Respiratory and Critical Care Medicine* 167, no. 9 (2003): 1181–85. https://doi.org/10.1164/RCCM.200209-1055OC.

Zhang, Jihui, Ngan Yin Chan, Siu Ping Lam, Shirley Xin Li, Yaping Liu, Joey W. Y. Chan, Alice Pik Shan Kong, et al. "Emergence of Sex Differences in Insomnia Symptoms in Adolescents: A Large-Scale School-Based Study." *Sleep* 39, no. 8 (2016): 1563–70. https://doi.org/10.5665/SLEEP.6022.

14장 노화가 수면에 미치는 영향

Buysse, Daniel J., Kaitlin E. Browman, Timothy H. Monk, Charles F. Reynolds, Amy L. Fasiczka, and David J. Kupfer. "Napping and 24-Hour Sleep/Wake Patterns in Healthy Elderly and Young Adults." *Journal of the American Geriatrics Society* 40, no. 8 (1992): 779–86. https://doi.org/10.1111/J.1532-5415.1992.TB01849.X.

Dause, Tyler, and Elizabeth Kirby. "Aging Gracefully: Social Engagement Joins Exercise and Enrichment as a Key Lifestyle Factor in Resistance to Age- Related Cognitive Decline."

Neural Regeneration Research 14, no. 1 (2019): 39. https://doi.org/10.4103/1673-5374.243698.

Duffy, Jeanne F., Kirsi Marja Zitting, and Evan D. Chinoy. "Aging and Circadian Rhythms." *Sleep Medicine Clinics* 10, no. 4 (2015): 423-34. https://doi.org/10.1016/J.JSMC.2015.08.002.

Durán, Joaquin, Santiago Esnaola, Ramón Rubio, and Ángeles Iztueta. "Obstructive Sleep Apnea- Hypopnea and Related Clinical Features in a Population-Based Sample of Subjects Aged 30 to 70 Yr." *American Journal of Respiratory and Critical Care Medicine* 163, (3 Pt 1) (2001): 685-89. https://doi.org/10.1164/AJRCCM.163.3.2005065.

Irwin, Michael R., Carmen Carrillo, Nina Sadeghi, Martin F. Bjurstrom, Elizabeth C. Breen, and Richard Olmstead. "Prevention of Incident and Recurrent Major Depression in Older Adults with Insomnia: A Randomized Clinical Trial." *JAMA Psychiatry* 79, no. 1 (2022): 33-41, https://doi.org/10.1001/JAMAPSYCHIATRY.2021.3422.

Kocevska, Desana, Thom S. Lysen, Aafje Dotinga, M. Elisabeth Koopman- Verhoeff, Maartje P. C. M. Luijk, Niki Antypa, Nienke R. Biermasz, et al. "Sleep Characteristics across the Lifespan in 1.1 Million People from the Netherlands, United Kingdom and United States: A Systematic Review and Meta-Analysis." *Nature Human Behaviour* 5, no. 1 (2021): 113- 22. https://doi.org/10.1038/S41562-020-00965-X.

"Mild Cognitive Impairment- Symptoms and Causes- Mayo Clinic." Mayo Clinic. https://www.mayoclinic.org/diseases-conditions/mild-cognitive-impairment/symptoms-causes/syc-20354578.

Ohayon, Maurice M., Mary A. Carskadon, Christian Guilleminault, and Michael V. Vitiello. "Meta- Analysis of Quantitative Sleep Parameters From Childhood to Old Age in Healthy Individuals: Developing Normative Sleep Values Across the Human Lifespan." *Sleep* 27, no. 7 (2004): 1255-73. https://doi.org/10.1093/SLEEP/27.7.1255.

Scullin, Michael K., and Donald L. Bliwise. "Sleep, Cognition, and Normal Aging: Integrating a Half- Century of Multidisciplinary Research." *Perspectives on Psychological Science: A Journal of the Association for Psychological Science* 10, no. 1 (2015): 97. https://doi.org/10.1177/1745691614556680.

Stenuit, Patricia, and Myriam Kerkhofs. "Age Modulates the Effects of Sleep Restriction in Women." *Sleep* 28, no. 10 (2005): 1283-88. https://doi.org/10.1093/SLEEP/28.10.1283.

Xu, Wei, Chen Chen Tan, Juan Juan Zou, Xi Peng Cao, and Lan Tan. "Sleep Problems and Risk of All- Cause Cognitive Decline or Dementia: An Updated Systematic Review and Meta-Analysis." *Journal of Neurology, Neurosurgery & Psychiatry* 91, no. 3 (2020): 236–44. https://doi.org/10.1136/JNNP-2019-321896.

Yaffe, Kristine, Cherie M. Falvey, and Tina Hoang. "Connections between Sleep and Cognition in Older Adults." *The Lancet Neurology* 13, no. 10 (2014): 1017–28. https://doi.org/10.1016/S1474-4422(14)70172-3.

15장 아픈 몸과 마음이 잠을 방해하는 경우

Benca, Ruth M., and Michael J. Peterson. "Insomnia and Depression. *Sleep Medicine* 9, no. 1 (2008): S3–9. https://doi.org/10.1016/S1389-9457(08)70010-8.

Benca, Ruth M., Sonia Ancoli-Israel, and Harvey Moldofsky. "Special Considerations in Insomnia Diagnosis and Management: Depressed, Elderly, and Chronic Pain Populations." *Journal of Clinical Psychiatry* 65, no. 8 (2004) 26–35.

Chapman, Daniel P., Anne G. Wheaton, Robert F. Anda, Janet B. Croft, Valerie J. Edwards, Yong Liu, Stephanie L. Sturgis, and Geraldine S. Perry. "Adverse Childhood Experiences and Sleep Disturbances in Adults." *Sleep Medicine* 12, no. 8 (2011): 773–79. https://doi.org/10.1016/J.SLEEP.2011.03.013.

Climent-Sanz, Carolina, Genís Morera-Amenós, Filip Bellon, Roland Pastells-Peiró, Joan Blanco-Blanco, Fran Valenzuela-Pascual, and Montserrat Gea- Sánchez. "Poor Sleep Quality Experience and Self- Management Strategies in Fibromyalgia: A Qualitative Metasynthesis." *Journal of Clinical Medicine* 9, no. 12 (2020): 4000. https://doi.org/10.3390/JCM9124000.

Climent-Sanz, Carolina, Montserrat Gea- Sánchez, Helena Fernández- Lago, José Tomás Mateos- García, Francesc Rubí-Carnacea, and Erica Briones-Vozmediano. "Sleeping Is a Nightmare: A Qualitative Study on the Experience and Management of Poor Sleep Quality in Women with Fibromyalgia." *Journal of Advanced Nursing* 77, no. 11 (2021): 4549–62. https://doi.org/10.1111/JAN.14977.

Dietch, Jessica R., and Ansgar J. Furst. "Perspective: Cognitive Behavioral Therapy for Insomnia Is a Promising Intervention for Mild Traumatic Brain Injury." *Frontiers in Neurology* 11 (October 2020): 1208. https://doi.org/10.3389/FNEUR.2020.530273/BIBTEX.

Gaeta, Anna Michela, Ivan D. Benítez, Carmen Jorge, Gerard Torres, Faride Dakterzada, Olga Minguez, Raquel Huerto, et al. "Prevalence of Obstructive Sleep Apnea in Alzheimer's Disease Patients." *Journal of Neurology* 267, no. 4 (2019): 1012–22. https://doi.org/10.1007/S00415-019-09668-4.

Gehrman, Philip. *Sleep Problems in Veterans with PTSD-PTSD: National Center for PTSD.* U.S. Department of Veterans Affairs. 2020. https://www.ptsd.va.gov/professional/treat/cooccurring/sleep_problems_vets.asp.

Goldstein, Andrea N., Stephanie M. Greer, Jared M. Saletin, Allison G. Harvey, Jack B. Nitschke, and Matthew P. Walker. "Tired and Apprehensive: Anxiety Amplifies the Impact of Sleep Loss on Aversive Brain Anticipation." The Journal of Neuroscience 33, no. 26 (2013): 10607–15. https://doi.org/10.1523/JNEUROSCI.5578-12.2013.

Ho, Fiona Yan Yee, Christian S. Chan, and Kristen Nga Sze Tang. "Cognitive-Behavioral Therapy for Sleep Disturbances in Treating Posttraumatic Stress Disorder Symptoms: A Meta-Analysis of Randomized Controlled Trials." *Clinical Psychology Review* 43 (February 2016): 90–102. https://doi.org/10.1016/J.CPR.2015.09.005.

Kalmbach, David A., Andrea S. Cuamatzi-Castelan, Christine V. Tonnu, Kieulinh Michelle Tran, Jason R. Anderson, Thomas Roth, and Christopher L. Drake. "Hyperarousal and Sleep Reactivity in Insomnia: Current Insights." *Nature and Science of Sleep* 10 (2018): 193–201. https://doi.org/10.2147/NSS.S138823.

Mathias, J. L., M. L. Cant, and A. L. J. Burke. "Sleep Disturbances and Sleep Disorders in Adults Living with Chronic Pain: A Meta-Analysis." *Sleep Medicine* 52 (December 2018): 198–210. https://doi.org/10.1016/J.SLEEP.2018.05.023.

Nassan, Malik, and Aleksandar Videnovic. "Circadian Rhythms in Neurodegenerative Disorders." *Nature Reviews Neurology* 18, no. 1 (2021): 7–24. https://doi.org/10.1038/s41582-021-00577-7.

Nutt, David J., Sue Wilson, and Louise Paterson. "Sleep Disorders as Core Symptoms of Depression." *Dialogues in Clinical Neuroscience* 10, no. 3 (2008): 329–36. https://doi.org/10.31887/DCNS.2008.10.3/DNUTT.

Pickering, Marie Eva, Roland Chapurlat, Laurence Kocher, and Laure Peter-Derex. "Sleep Disturbances and Osteoarthritis." *Pain Practice* 16, no. 2 (2016): 237–44. https://doi.org/10.1111/PAPR.12271.

Riemann, Dieter, and Christoph Nissen. "Sleep and Psychotropic Drugs." In *Oxford Handbook of Sleep and Sleep Disorders*. Edited by Charles M. Morin, Colin A. Espie. Oxford University Press, Oxford: 2012, 190–222. https://doi.org/10.1093/OXFORD HB/9780195376203.013.0011.

Vaou, Okeanis E., Shih Hao Lin, Chantale Branson, and Sandford Auerbach. "Sleep and Dementia." *Current Sleep Medicine Reports* 4, no. 2 (2018): 134–42. https://doi.org/10.1007/S40675-018-0112-9.

Videnovic, Aleksandar, and Diego Golombek. "Circadian and Sleep Disorders in Parkinson's Disease." *Experimental Neurology* 243 (2013): 45–56. https://doi.org/10.1016/j.expneurol.2012.08.018.

Wu, J. Q., E. R. Appleman, R. D. Salazar, and J. C. Ong. "Cognitive Behavioral Therapy for Insomnia Comorbid with Psychiatric and Medical Conditions a Meta- Analysis." *JAMA Internal Medicine* 175, no. 9 (2015): https://doi.org/10.1001/jamainternmed.2015.3006.

Zeitzer, Jamie M., Leah Friedman, and Ruth O'Hara. "Insomnia in the Context of Traumatic Brain Injury." *Journal of Rehabilitation Research and Development* 46, no. 6 (2009): 827–36. https://doi.org/10.1682/JRRD.2008.08.0099.

16장 불면증 외 수면장애를 다스리는 법

Allen, Richard P., Daniel L. Picchietti, Michael Auerbach, Yong Won Cho, James R. Connor, Christopher J. Earley, Diego Garcia- Borreguero, et al. "Evidence-Based and Consensus Clinical Practice Guidelines for the Iron Treatment of Restless Legs Syndrome/Willis- Ekbom Disease in Adults and Children: An IRLSSG Task Force Report." *Sleep Medicine* 41 (January 2018): 27–44. https://doi.org/10.1016/J.SLEEP.2017.11.1126.

American Academy of Sleep Medicine. "Narcolepsy- Sleep Education by American Academy of Sleep Medicine." 2020. https://sleepeducation.org/sleep-disorders/narcolepsy/.

_____. "Advanced Sleep- Wake Phase- Sleep Education by AASM." 2020. https://sleepeducation.org/sleep-disorders/advanced-sleep-wake-phase/.

_____. "Delayed Sleep- Wake Phase- Sleep Education by the AASM." 2020. https://sleepeducation.org/sleep-disorders/delayed-sleep-wake-phase/.

_____. "Idiopathic Hypersomnia- Sleep Education by AASM."

2020. https://sleepeducation.org/sleep-disorders/idiopathic-hypersomnia/.

—————————————. "Insufficient Sleep Syndrome- Sleep Education by the AASM." 2020. https:// sleepeducation.org/sleep-disorders/insufficient-sleep-syndrome/.

—————————————. "Obstructive Sleep Apnea." AASM Fact Sheets. 2008. www.aasm.org/resources/factsheets/sleepapnea.pdf.

—————————————. "Parasomnias-Sleep Education by AASM." 2020. https://sleepeducation.org/sleep-disorders/.

—————————————. "Periodic Limb Movements- Sleep Education by AASM." 2020. https: // sleepeducation.org/sleep-disorders/periodic-limb-movements/.

—————————————. "Restless Legs Syndrome." AASM Fact Sheets. 2006.

—————————————. "Shift Work- Sleep Education by American Academy of Sleep Medicine." 2020. https://sleepeducation.org/sleep-disorders/shift-work/.

Caliandro, Rocco, Astrid A. Streng, Linda WM van Kerkhof, Gijsbertus TJ van der Horst, and Inês Chaves. "Social Jetlag and Related Risks for Human Health: A Timely Review." *Nutrients* 13, no. 12 (2021): 4543.

Davis, Joanne L., and David C. Wright. "Exposure, Relaxation, and Rescripting Treatment for Trauma- Related Nightmares." *Journal of Trauma and Dissociation* 7, no. 1 (2008): 5–18. https://doi.org/10.1300/J229V07N01_02.

McHill, Andrew W., and Evan D. Chinoy. "Utilizing the National Basketball Association's COVID- 19 Restart 'Bubble' to Uncover the Impact of Travel and Circadian Disruption on Athletic Performance." Scientific Reports 10, no. 1 (2020): 1–7. https://doi.org/10.1038/s41598-020-78901-2.

Merikanto, Ilona, Laura Kortesoja, Christian Benedict, Frances Chung, Jonathan Cedernaes, Colin A. Espie, Charles M. Morin et al. "Evening-Types Show Highest Increase of Sleep and Mental Health Problems during the COVID- 19 Pandemic— Multinational Study on 19267 Adults." *Sleep* 45, no. 2 (2022): 1– 13.

Nesbitt, Alexander D., and Derk Jan Dijk. "Out of Synch with Society: An Update on Delayed Sleep Phase Disorder." *Current Opinion in Pulmonary Medicine* 20, no. 6 (2014): 581–87. https://doi.org/10.1097/MCP.0000000000000095.

Sá, José F.R. de, and Sérgio A. Mota- Rolim. "Sleep Paralysis in Brazilian Folklore and Other

Cultures: A Brief Review." *Frontiers in Psychology* 7 (September 2016): 1−8. https://doi.
org/10.3389/fpsyg.2016.01294.

Ward, Elizabeth M., Dori Germolec, Manolis Kogevinas, David McCormick, Roel Vermeulen,
Vladimir N. Anisimov, Kristan J. Aronson, et al. "Carcinogenicity of Night Shift
Work." *Lancet Oncology* 20, no. 8 (2019): 1058−59. https://doi.org/10.1016/S1470−
2045(19)30455−3.

맺음말

Johnson, Benjamin S., Kristen M. Malecki, Paul E. Peppard, and Kirsten M. M. Beyer.
"Exposure to Neighborhood Green Space and Sleep: Evidence from the Survey of the
Health of Wisconsin." *Sleep Health* 4, no. 5 (2018): 413−19. https://doi.org/10.1016/
J.SLEH.2018.08.001.

Koffel, Erin, Adam D. Bramoweth, and Christi S. Ulmer. "Increasing Access to and Utilization
of Cognitive Behavioral Therapy for Insomnia (CBT- I): A Narrative Review." *Journal of
General Internal Medicine* 33, no. 6 (2018): 955− 962.

Population Reference Bureau. *A Demographic Profile of U.S. Workers Around the Clock.*
September 18, 2008. https://www.prb.org/resources/a-demographic-profile-of-u-s-
workers-around-the-clock/.

Reiss, Benjamin. *Wild Nights: How Taming Sleep Created Our Restless World.* New York: Basic
Books, 2017.

옮긴이 제효영

성균관대학교 유전공학과와 성균관대학교 번역대학원을 졸업했다. 옮긴 책으로는《몸은 기억한다》,
《과학이 사랑에 대해 말해줄 수 있는 모든 것》,《버자이너》,《우울에서 벗어나는 46가지 방법》,《또 화
내고 늘 후회하고 있다면》,《생각이 나를 괴롭힐 때》,《가족을 끊어내기로 했다》등이 있다.

매일 잘 자고 싶은 사람들을 위한 책

첫판 1쇄 펴낸날 2024년 9월 19일

지은이 제이드 우
옮긴이 제효영
발행인 조한나
책임편집 전하연
편집기획 김교석 유승연 문해림 김유진 곽세라 박혜인 조정현
디자인 한승연 성윤정
마케팅 문창운 백윤진 박희원
회계 양여진 김주연

펴낸곳 (주)도서출판 푸른숲
출판등록 2003년 12월 17일 제2003-000032호
주소 서울특별시 마포구 토정로 35-1 2층, 우편번호 04083
전화 02)6392-7871, 2(마케팅부) , 02)6392-7873(편집부)
팩스 02)6392-7875
홈페이지 www.prunsoop.co.kr
페이스북 www.facebook.com/prunsoop   **인스타그램** @prunsoop

ⓒ푸른숲, 2024
ISBN 979-11-7254-018-0(03510)